U0213812

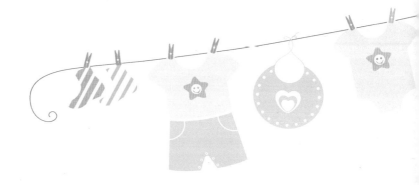

怀孕
坐月子 百科

范玲／编著

化学工业出版社
·北京·

全案策划： 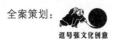 逗号张文化创意

编写人员： 吴 卫　何宪云　刘 瑜　代光聪　林莲春　刘菊华　许发兰　李正凯　王 涵　魏倩倩　朱力新
　　　　　陶 勇　周昀亮　刘文娟　袁 博　邓 苗　唐 峰　杨晓娟　陈小莹　邹 燕　胡 文　蒋晟群
　　　　　龙 蔚　胡东芳　夏晓燕　张 冰　张秀平　王乾文　周孝春　王凤鸣　陈 丽　许 婷　曹 荣
　　　　　龙伟源　彭 精　何易琼　吴晓静　朱叶琳　张志庄　胡兴涛　李天汉　张仕敏　张志海　张志安
　　　　　张仕均　何学宝
图文统筹： 葛星星　王振华　赵清刚　王晓彩　韦 娜
书籍设计： 张腾方　张 帆　夏晓燕　兰文辉
模　　特： 韩丽丽　李姗姗　马亚楠　孙 莹　李晗希　刘云鹤　徐 玉　张乐言　孔令媛　张其颢

图书在版编目（CIP）数据

怀孕坐月子百科／范玲编著. —北京：化学工业
出版社，2014.1
　ISBN 978-7-122-18922-6

　Ⅰ.①怀…　Ⅱ.①范…　Ⅲ.①妊娠期－妇幼保健－基本知识　②产褥期－妇幼
保健－基本知识　Ⅳ.①R715.3　②R714.6
　中国版本图书馆CIP数据核字（2013）第263672号

责任编辑：杨骏翼　高 霞　装帧设计：逗号张文化创意
责任校对：战河红

出版发行：化学工业出版社（北京市东城区青年湖南街13号　邮政编码100011）
印　　装：北京瑞禾彩色印刷有限公司
710mmx1000mm　1/16　印张21　字数600千字　2014年2月北京第1版第1次印刷

购书咨询：010-64518888（传真：010-64519686）　售后服务：010-64518899
网　　址：http://www.cip.com.cn
凡购买本书，如有缺损质量问题，本社销售中心负责调换。

前言

一本书，带你探索神奇的生命之旅

探索生命的旅程开始于一颗珍贵的受精卵，也开始于爱。当这颗小小的受精卵扎根于子宫的那一刻，旅程就拉开了帷幕，沿途的"风景"会向你展示新生命的神奇与伟大，你的责任就是照顾好这株萌芽，让它茁壮成长，直到枝繁叶茂，花开蒂落。那一天，就是宝宝出生的日子，是一个值得纪念的日子，也是这漫长旅程中支持你不断前行的动力。

本书将带你经历一次神奇的生命之旅，帮助你解决即将遇到的小问题、小麻烦以及一切让你彷徨、迷惘的事情。本书还会和你一起度过整整40周的孕期，帮你缓解身体的不适；给你制定健康美味的食谱；教你疏解身体不适的运动；助你舒缓情绪、排解抑郁。同时，还能带你了解新生命的起源，让你轻松享受怀孕的美妙与快乐。

每个新生命的到来，都会给家庭带来憧憬与幸福，这种感觉会不知不觉渗入你的心田。就像泰戈尔形容新生是"如夏花般灿烂"一样，期待孩子的降临，会让你的心情也同样的灿烂。也许，本书不能为你解决所有的困难和疑惑，却一定能教会你怎样去照顾胎宝宝，怎样去培育这个珍贵的小生命，还会教你去懂得母爱的真谛和意义。只要你跟着本书的指导前进，让一切困扰远离你的内心和生活，你将会拥有一个愉快、轻松、和谐、温暖的生命之旅。

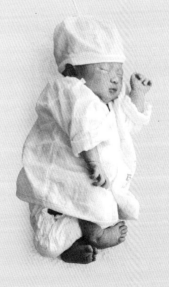

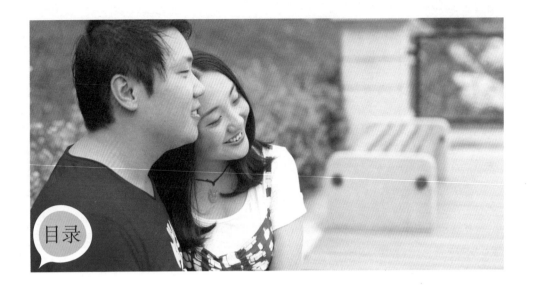

目录

孕前准备

怀孕第1月(0~4周) 不知不觉，胎宝宝来了 43

怀孕第4月 (13~16周) "好孕"来了 121

怀孕第5月 (17~20周)　看起来像个孕妇了　149

怀孕第6月 (21~24周) 进补的最佳时机 177

怀孕第8月(29~32周) 进入孕晚期 231

怀孕第9月 (33~36周) 坚持就是胜利 259

怀孕第10月 (37~40周) 迎接新生命的到来 285

分娩 关键时刻到了

新妈妈的护理 幸福的新妈妈

宝宝的喂养和护理 关爱新生宝宝 327

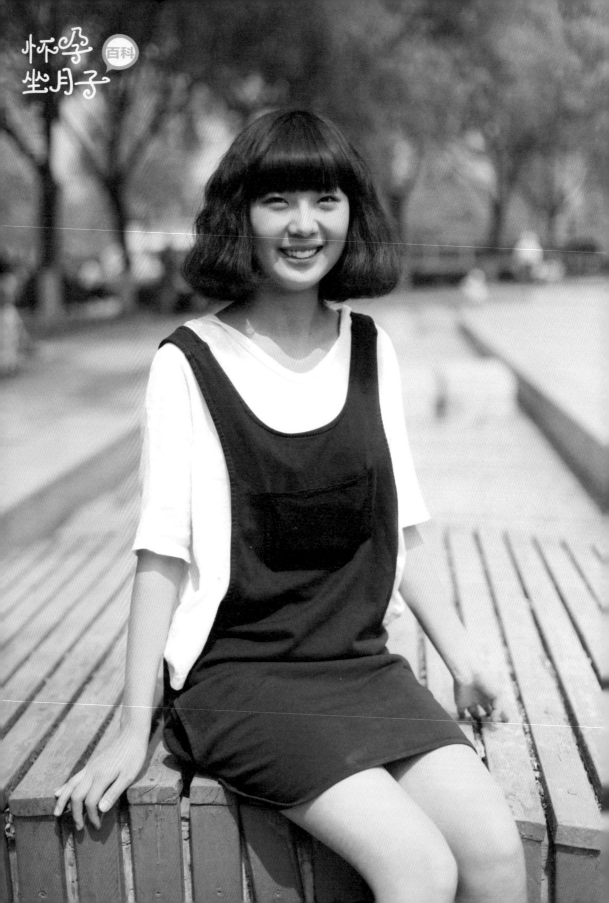

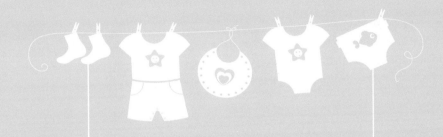

孕前准备

孕育生命，是一场艰辛又幸福的旅程
生一个漂亮、健康、聪明的孩子
是每个家庭最大的期盼
在这个过程中
责任感和使命感会时刻伴随在你左右
小宝贝降临的那一刻
你的家会充满幸福和快乐

放轻松，做好备孕的心理准备

调节好备孕的心情

♥ 给自己一个美好的早晨

一天之计在于晨，早晨能拥有一个美丽的心情十分重要。读读下面这段文字，看看能否给你一个美好的心情：

清晨

推开窗

接受第一缕阳光的洗礼

看见楼下的幼儿园在升旗

鲜艳的红旗迎风招展

小朋友的快乐感染我

让我突然感觉

不再害怕备孕不成功

不再担心备孕时间久

一个美好的清晨

让我忘却扰乱情绪的事情

不再让愁烦乘虚而入

释放掉压力

用一颗宽容平和的心

静静等待我的天使到来

——来自一位普通的备孕妈妈

♥ 轻音乐配热饮，缓解不良情绪

轻音乐旋律婉转，曲调温柔，富有诗意。多听轻音乐，可以平静心绪，疏解抑郁。当心情紧张、焦虑、恐慌的时候，不妨放一首节奏轻快的音乐，冲一杯温热的饮品，感受轻音乐加热饮的美好气氛，让温暖慢慢渗进心窝。也许你会发现忧虑和担心在不知不觉中已经随着音节的跳跃而烟消云散了。

音乐推荐：《彩云追月》《远方的寂静》《绿岛小夜曲》《天空之城》《少女的祈祷》等。

♥ 深呼吸，让心情放松

让心情放松，说起来容易，做起来却并不是一件容易的事。想要身心放松，不妨从调整呼吸开始，让身体慢慢进入放松的状态，具体可以参照如下做法：

闭上眼睛，尽量做到什么事也不想，让大脑慢慢进入一种"空"的状态。调整情绪，做一个深呼吸，想着自己马上就会抛开一切的忧愁和烦恼。接着开始连续做深呼吸，深深吸气后，间隔约1秒钟再呼气。用不了几分钟，你就会感觉身体已经慢慢放松。在这个过程中，如果能再配上一首慢节奏的钢琴曲，效果会更好。

钢琴曲推荐：《摇篮曲》《波兰舞曲》《致爱丽丝》等。

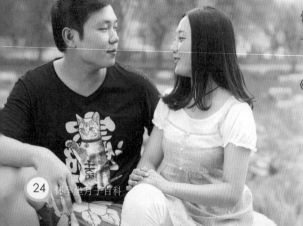

家庭关系融洽，更有利于备孕

爱是一种伟大的力量，没有什么比夫妻恩爱、家庭和睦更让人身心愉悦、幸福快乐。如果备孕妈妈时刻能感受到爱的力量，相信宝宝也会被这种力量所感动、吸引，很快降临。

♥ 夫妻之间——以"爱"为名

在怀孕前，最好先审视一下自己与老公的关系。如果生活中经常发生小矛盾、小摩擦，要尽快找到问题的症结并解决，给宝宝的降临创造一个健康、温暖的环境。

生活协调：不管多忙，都要适当留一些时间给温馨的二人世界。可以一起看场电影，一起到公园散散步，一起听听音乐。不管是什么事情，重要的是两个人一起去做，感受这种彼此相依相靠、心心相印的融洽氛围。

沟通愉快：夫妻二人要多沟通，彼此利用一切可以利用的时间聊聊天。可以聊工作，聊今天遇见的开心事、感人事，也可以一起回忆一下两人恋爱时的甜蜜时光。

完全信任：信任是维持夫妻关系的基石，夫妻之间一定要坦诚，相信对方，这样才能让你们的关系更融洽。

贴近婆婆小妙招

1.在婆婆家里，千万不要指使老公干活，尤其是端茶、倒水等。

2.不要和婆婆说老公的缺点，这会引起婆婆的反感。

3.见到婆婆嘴要甜，多说老公的优点，让婆婆感觉她培养了一个优秀的儿子，这是会令任何一个做母亲的都感到高兴的事情。

4.学会"糊涂"，婆媳之间有些事情过去了就算了，不要总翻旧账。

5.在婆婆的生日、一些节日时，想着给她买些小礼物，老人家一定笑得合不拢嘴。

♥ 婆媳之间——由"宠"而发

多花时间了解婆婆的心理，很多的问题就可以简单化。毕竟媳妇是做小辈的，应该学习去了解长辈的心理。古语有云："家和万事兴。"只有婆婆开心了，家庭的矛盾才会慢慢化解。

备孕倒计时

♥ 一年倒计时：戒烟、戒酒

从优生的角度考虑，最好从准备怀孕的一年前就开始戒烟、戒酒。因为烟和酒对男性的精子、女性的卵子都有不利的影响。为了确保受精卵的质量，夫妻双方最好都要这么做。

♥ 半年倒计时：做孕前检查

备孕期间，准爸妈不要忽略孕前检查，最好在准备怀孕的半年前做孕前检查，以确定身体是否适合怀孕。女性的基本孕前检查包括生殖系统、脱畸、尿常规、口腔检查，特殊检查包括妇科内分泌检查和染色体异常检查；男性的基本孕前检查包括传染病检查和生育能力的检查，特殊检查有对家族遗传疾病进行排查。

♥ 3个月倒计时：补充叶酸及营养

从怀孕前3个月开始，准妈妈应该每天补充0.4毫克的叶酸，这样能有效降低新生儿神经管畸形的风险（最好选择含0.4~0.8毫克叶酸的复合维生素片来补充）。同时，还要注意加强营养，多吃一些高蛋白和维生素丰富的食物，多补充矿物质、维生素等，以保证生殖细胞的发育。（关于叶酸详见本书第30页。）

总是怀不上，尽早做检查

♥ 导致不孕的因素及不孕检查

在有正常夫妻生活的前提下，且没有进行任何避孕措施，如果超过两年未能成功怀孕，那么夫妻双方就有必要去医院检查一下。导致不孕的原因有很多，有女性方面的原因，也有男性方面的原因，尽早找出原因，及时解决，才能让备孕的路程一路畅通。

夫妻都可能存在的因素	女方的原因	男方的原因
忽视排卵期的性行为	1.性生活失调 2.排卵功能障碍 3.输卵管损伤 4.黄体功能不全 5.宫颈或阴道局部严重炎症	1.性功能障碍 2.精子的数量减少 3.精子不健康 4.精液里没有精子（一是睾丸不能产生精子；二是附睾内由于某种原因通道阻塞）

女方需要做的检查	男方需要做的检查
子宫输卵管造影检查、免疫学检查、腹腔镜检查、子宫内膜检查、激素检查	精液检查、外生殖器检查、睾丸组织检查、血液中的激素检查、输精管造影术

♥ 走出备孕三大误区

⚠ 误区一：草率判断自己"不孕"

● 据统计，如果婚后保持正常的夫妻生活，第 1 年怀孕的概率是 87%，第 2 年怀孕的概率是 94%，就是说女性有可能在婚后的前两年都没有怀孕，但这不表示其没有怀孕的能力。所以，切不可轻易将"不孕不育"的帽子扣在自己头上，徒增精神负担，影响心情。

⚠ 误区二：把"相对不孕"等同于"绝对不孕"

● 夫妻一方或双方有先天性或后天性解剖、功能上的缺陷，并且无法治疗的不孕症叫做绝对不孕。而夫妻一方或双方因某种因素导致暂时性不孕，经过有效治疗后可以继续受孕的不孕症称为相对不孕。对此，备孕妈妈千万不要搞混。如果夫妻双方都没有患导致绝对不孕的病，就不要被检查单上"相对不孕"几个字吓倒，通过有效的治疗，受孕成功的机会还是很大的。

⚠ 误区三：为助孕盲目进补

● 不少备孕妈妈为了助孕，会买来各种各样的营养品。殊不知，过多进补营养品会破坏体内激素的平衡，容易出现肥胖、月经稀少等症状，影响内分泌系统，引起卵巢功能不全，造成排卵障碍，从而导致不孕。所以，进补不可盲目求多，要在医生的指导下有选择地进补。

算一笔账，做到心中有数

怀孕生宝宝是一项很大的花销，备孕—怀孕成功—孕早期—孕中期—孕晚期—分娩—宝宝成长到 1 岁前，这个漫长的阶段需要花很多钱，备孕妈妈不妨动手算一算，究竟需要花费多少，提前预算一下，做到心里有数。

孕前检查的项目及费用

（以北京市三级甲等医院为参考）

检查项目	检查内容	检查目的	检查方法	检查时间	费用
物理检查	包括血压、体重、心肺听诊、腹部触诊、甲状腺触诊等	检查有无异常体征	听诊或触诊	孕前 3 个月	50 元左右
血常规检查	红细胞、白细胞、血小板等各项	是否贫血、感染等，也可预测是否会发生 ABO 血型不合、Rh 血型不合等	采指血及静脉血检查	孕前 3 个月	20 元左右
尿常规检查	尿液一般性状检查、尿液化学检查、显微镜检查	孕后肾脏负担会加重，如发现有肾脏疾病，要治愈后才能怀孕	尿液检查	孕前 3 个月	15 元左右
生殖系统检查	通过分泌物筛查滴虫、真菌、支原体、衣原体感染，阴道炎症，以及淋病、梅毒等疾病；超声波检查内生殖系统	如发现有较严重的妇科疾病或患有性传播疾病，最好彻底治愈后再怀孕，否则会有流产、早产的危险	引导分泌物检查及超声波检查	孕前 3 个月	220 元左右（衣原体和支原体检查在 150 元左右）
脱畸全套检查	包括风疹、弓形虫、巨细胞病毒三项	防止其导致流产和胎宝宝畸形	静脉抽血检查	孕前 3 个月	全套240元左右
肝功能检查	有大小肝功能两种，大肝功能除了乙肝全套外，还包括血糖、总胆汁酸等项目	如果是肝炎患者，孕后可能会造成胎宝宝早产，肝炎病毒还会直接传播给宝宝	静脉抽血检查	孕前 3 个月	100~150 元
口腔检查	检查是否有龋齿、未发育完全的智齿及其他口腔疾病	孕后原有的口腔疾患会恶化，严重的还会影响胎宝宝健康	口腔检查	孕前 6 个月	100~1000 元（以有无病症为依据）

孕期及宝宝出生后1年的花费预算

怀孕期间的花费（以北京市月收入 5000 元左右的普通阶层为标准）

项目	具体内容	费用
产检挂号	每次产检挂号，孕早期 2~3 次，孕中期 3~4 次，孕晚期 4~6 次	45~80元
产检	无特殊情况时仅做常规检查，有特殊情况时遵医嘱	2000元左右
孕期营养	依个人情况而定，主要有叶酸补充剂、钙剂、维生素补充剂、孕妇奶粉、孕妇营养补品等	因人而异
孕妇装	包括孕妇裙、背带裤、防辐射服、托腹带、不停加大尺码的文胸等	1000~3000元
按摩器	不是必买物品，若腰腿痛、水肿现象严重的，建议买	依品牌来定
胎教材料	胎教书籍和胎教音乐	50~100元
额外交通	依个人情况来定，主要是打车费	因人而异
分娩	自然分娩或剖宫产	前者2000~3000元；后者6000~8000元
住院	自然分娩住院短，剖宫产住院长，但一般不会超过 2 周	每天2000~2500元

宝宝出生后第 1 年的主要花费（以北京市月收入 5000 元左右的普通阶层为标准）

项目	具体事宜	费用
婴儿床、摇篮	买质量好的，一般不用换	500~1000元
奶粉	前期喝得少，主要靠母乳喂养	每月400元
生活用品	纸尿裤（只是每天晚上用，白天一般用尿布）	每月70元
内衣被褥	保暖衣裤和贴身小背心、2~4 套被褥	300~500元
衣服	四季衣物	1000~2000元
辅食	6 个月开始添加蛋黄、米粉、果泥、肉泥、水果浆等	500~1000元
洗护	湿巾、护臀膏及痱子粉	每月100~200元
就医	宝宝在 1 岁前大多会有发热、腹泻等疾病，包含了治疗、药物、交通等费用	因人而异
请月嫂	不是必需的，夫妻双方太忙且没有老人帮忙的情况下需要	普通的2500元；稍好的3000~6000元；特别优秀的过万
其他	奶瓶、温奶器、洗澡盆、推车、玩具等必备物品	2500元左右

帮助准爸妈节省开支的小窍门

♥ 新时代节省开支小妙方

给宝宝买的东西，如果样样都买新的，将是一大笔开销。其实，很多钱是没必要花的。那么，很多备孕的家庭一定会问：怎样分辨哪些钱该花、哪些钱不该花呢？这里有几个小窍门，正好可以帮助分辨这些，节约不必要的开支。

1 亲朋好友来帮忙

如果亲戚、朋友家的孩子已经长大，有用不着的东西，可以向他们借来用。比如奶瓶消毒器、温奶器等。这些物品价格昂贵，又可以重复使用。

2 购买二手婴幼儿用品

在技术信息发达的互联网时代，我们足不出户就可以买到自己需要的东西。在网上购买二手婴幼儿用品不仅可为准爸准妈节省开支，对宝宝也有好处呢。像二手的儿童床、儿童餐椅、儿童手推车，其他宝宝已经用过了，证明这些产品对宝宝没有害处，我们可以安心使用。

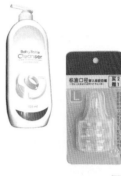

3 节省小妙招

奶嘴：可以先准备 2~3 个，日后需要再买也来得及，没有必要一次性买很多，以免老化。

奶瓶清洁剂：不需要买，在洗奶瓶时可以先擦一些洗洁精，多冲洗几遍，再用开水煮 5 分钟左右即可。

衣物：连体衣、小肚兜、帽子、袜子、抱毯等虽然都要买，但要根据季节来和宝宝的生长情况添置，不要一次性买太多。

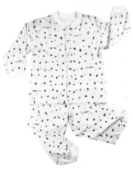

奶嘴、连体衣不要一次性买太多，够用就好。

♥ 生育保险报销

现在多数的正规公司（并非必须是国企），都会为员工缴纳生育保险。只要满足缴纳满 1 年的条件，就可以享受生育保险报销的福利，这会为怀孕生育省下很多钱，主要的报销项目有三项。

1 顺产费用报销

一级医院 1700 元，二级医院 1800 元，三级医院 1900 元。

2 剖宫产费用报销

一级医院 3500 元，二级医院 3700 元，三级医院 3800 元。

3 生育津贴

生育当月的缴费工资基数 /30 天 × 产假天数
其他细节内容详见第 132 页。

备孕，营养要跟上

在医生指导下服用叶酸

♥ 补充叶酸的重要性

叶酸是一种 B 族维生素，对细胞的分裂、生长及核酸、氨基酸、蛋白质的合成起着重要的作用，是胎宝宝生长发育中不可缺少的营养素。

孕期缺乏叶酸，容易导致胎宝宝神经管畸形，并增加其他器官畸形的可能性。为了确保安全，建议备孕妈妈从孕前开始补充叶酸。因为叶酸补充一般需经过 4 周的时间，体内缺乏的状态才能得到切实的改善，并起到预防胎宝宝发育畸形的作用。当我们获知自己怀孕时，往往都已经是孕 4 周了，这时就会错过补充叶酸的最佳时机。所以，建议备孕妈妈从孕前 3 个月（最迟孕前 1 个月）开始补充叶酸。

♥ 怎样选择叶酸补充剂

世界卫生组织推荐孕妇每日摄入叶酸 400 微克，即 0.4 毫克。市场上叶酸补充剂有孕妇专用的多维片和专门补叶酸的叶酸片。孕妇专用多维片中叶酸含量一般都在 0.4~0.8 毫克，如果你已经在服用多维片了，一般不用再额外补充叶酸。如果只需补充普通剂量的叶酸，那既可以购买单纯叶酸片，也可以购买包含叶酸的孕妇专用多维片。

注意：备孕妈妈最好在医生的指导下选择和服用叶酸补充剂。

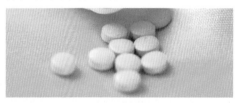

从孕前 3 个月开始每天坚持口服叶酸补充剂。

需要重点补充的矿物质

妈妈健康是胎宝宝健康的基础。妈妈身体健康，才有可能为胎宝宝提供一个发育成长的温床。所以，备孕妈妈除了要补充脂肪、碳水化合物、维生素等营养素外，还应重点补充一些矿物质，这样一旦怀孕就可以充分满足胎宝宝大脑发育对多种营养素的需求。

♥ 钙

钙摄入不足，会直接影响孕妈妈的身体健康和胎宝宝的生长发育。日常生活中，除了多喝牛奶或酸奶，吃些虾皮、腐竹、黄豆以及绿叶蔬菜等含钙丰富的食物外，还要多参加一些户外运动，促进身体对钙的吸收。

♥ 铁

铁是人体生成红细胞的主要原料之一，胎宝宝的正常生长发育及智力都与其有很大关系。

含铁丰富的食物有动物血、肝脏、瘦肉、蛋黄、豌豆、绿豆、木耳、蘑菇、油菜等。

♥ 锌

锌对胎宝宝大脑发育具有不可忽视的作用。孕妇每天至少需要摄入 20 毫克锌。孕前及孕期宜多摄入富锌食物，如牡蛎、海带、黄豆、扁豆、黑芝麻、南瓜子、瘦肉等。

♥ 碘

碘堪称智力营养素，是人体合成甲状腺素不可缺少的原料。准备怀孕的女性如果缺碘，宜在医师指导下服用含碘酸钾的营养药，食用含碘盐及经常吃一些富含碘的食物，如紫菜、海带、海参、蛏子、干贝、海蜇等。

小两口备孕饮食指南

孕育一个小宝宝，需要先把自己的身体调理好。备孕期间，营养的补充大有学问，对于一些维生素、微量元素，备孕期需求会增加，尤其是备孕妈妈，这些营养往往要从食物中获得。同时，还应当重视对铁、钙、锌、DHA及蛋白质等营养素的补充，要做到以下几点。

♥ 多吃绿色蔬菜

俗话说："三天不吃青，两眼冒金星。"人的健康离不开自然界土生土长的绿色蔬菜。因此，准备怀孕时及怀孕后，都应注意选用新鲜、无污染的蔬菜、瓜果及野菜，特别是可在餐桌上多上一些野菜和野生食用菌。避免食用含食品添加剂的食物，让体内产生高质量的精子和卵子，以形成优良的胚胎。

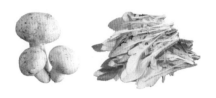

♥ 要记得补充水分

身体有了充足的水分，可以帮助清除体内的各种代谢废物，增强免疫功能和抗病力，在怀孕后，就可以为胎宝宝提供一个良好的生长发育环境。但要注意多喝烧开后自然冷却的白开水，这样的水具有独特的生物活性，少喝含咖啡因、色素、香精等人工制作的饮料或果汁。

♥ 饮食上要多样化

不同的食物所含的营养素不同，营养含量也不等。有的含这几种，有的含那几种；某些营养素含量高，某些营养素含量低。因此，食物要吃得杂一些，尽量不要偏食，最好什么都吃，特别是五谷杂粮。

 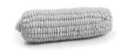

♥ 在体内储存足够的钙和铁

怀孕中后期，容易发生缺铁性贫血和缺钙，受孕后再去补充就有点晚了，特别是原本营养较差的女性。因此，在孕前应多食用鱼类、牛奶、奶酪、海藻、牛肉、猪肉、鸡蛋、豆类及绿色蔬菜等食物，在体内储存丰富的铁和钙，以免怀孕后发生铁和钙的缺乏。

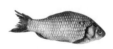 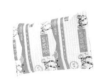

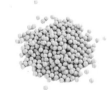

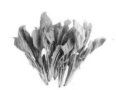

小贴士：食物摄入量

建议备孕妈妈每天摄入主食400~600克、肉类150~200克、蔬菜500克、水果100~150克、鸡蛋1~2个、牛奶500毫升、豆制品50~150克、植物油40~50克、坚果类食物20~50克。

备孕妈妈食谱推荐

蘑菇猪排

材料：猪排 200 克，洋葱 60 克，蘑菇 50 克，面粉 10 克，黄油 15 克，番茄酱 15 克，盐、醋各适量。

做法：❶ 食材洗净，洋葱切丝，蘑菇切片。

❷ 猪排用肉槌敲松后，均匀涂抹盐和面粉，备用。

❸ 热锅后，放入黄油，将猪排略煎，加入洋葱炒软至呈透明状。

❹ 再加入番茄酱、醋、蘑菇拌炒，加少许清水，转小火，煮 4 分钟即可。

功效：洋葱营养丰富，含有生物活性物质，具有杀菌、增强免疫力、改善过敏体质和促进新陈代谢等功效，是重要的保健食材，非常适合备孕期女性用来增强体质。

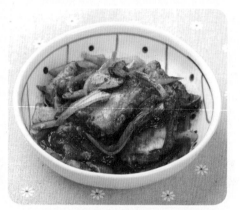

猪肝炒油菜

材料：猪肝 100 克，油菜 250 克，生姜、酱油、盐各适量。

做法：❶ 油菜洗净，切成两段；猪肝洗净，切片，放入生姜、酱油和少量的盐腌一会儿。

❷ 锅置旺火上，加油烧热，放入猪肝爆炒后捞起。锅里倒入少许的油，放入油菜炒至六成熟。

❸ 加入猪肝一起爆炒，把剩余的酱油一起倒入，加适量的盐调味即可。

功效：此款营养食谱含有丰富的蛋白质、脂肪、维生素 A、维生素 B_2、维生素 B_1、维生素 C 和钙、磷、铁等多种营养素，为备孕妈妈补充身体中缺失的各种营养元素。

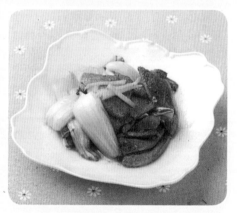

虾仁鲍鱼汁

材料：蘑菇 300 克，虾仁 150 克，青椒 15 克，胡萝卜 100 克，淀粉、鲍鱼汁、盐、酱油、白糖、葱姜末各适量。

做法：❶ 虾仁洗净，用淀粉上浆；青椒、胡萝卜切片备用。

❷ 锅中倒油，油热放入虾仁滑熟，盛出备用。

❸ 锅留底油，葱姜末炝锅，倒入蘑菇翻炒约 1 分钟，下胡萝卜片继续炒至八分熟。

❹ 将虾仁、青椒分别倒入锅中，加盐、酱油、白糖炒均，最后加入鲍鱼汁调味即可出锅。

功效：虾仁营养价值高，富含钙、磷等多种对人体有益的元素。本菜品美味营养，容易消化，很适合备孕期的女性补钙。

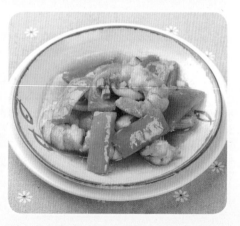

备育爸爸食谱推荐

鲑鱼米虾粥

材料：鲑鱼 1 条，虾 100 克，大米 100 克，牡蛎、姜丝、盐各适量。

做法：❶ 大米洗净，加水熬粥。

❷ 虾洗净，剔去肠泥。

❸ 鲑鱼、牡蛎洗净，去杂质。

❹ 待米煮烂后，加入虾、鲑鱼、牡蛎及姜丝煮沸，再放少许盐调味即可。

功效：补肾益精。

五味鸡汤

材料：鸡腿 1 只，熟地黄、牡丹皮、泽泻、茯苓、山药各 10 克，盐适量。

做法：❶ 鸡腿洗净切块，入热水中焯烫，捞起沥干。

❷ 药材用清水冲净，沥干。

❸ 将药材及鸡腿加水熬汤，大火开后转小火约煮 20 分钟。

❹ 滤去药渣，加盐调味即可。

功效：改善精液稀薄，增加体力。

洋葱牛肉卷

材料：牛肉片 500 克，洋葱 1 个，韭菜 100 克，盐适量。

做法：❶ 韭菜洗净，去老叶及粗头部切段；洋葱切细丝。

❷ 油热后，放入洋葱丝、韭菜，加盐拌炒，熟后盛盘。

❸ 将牛肉片铺于平底锅上，开小火，将牛肉煎熟，然后将上述熟料夹入牛肉片中卷起即可。

功效：适合缺乏运动、腰酸背痛、膝盖无力者食用，还可以壮阳补精。

沙茶羊肉片

材料：羊肉片 300 克，沙茶酱、酱油、白糖各适量。

做法：❶ 油热锅，放入沙茶酱炒香。

❷ 再放入羊肉片爆炒，加调味料快炒匀即可。

功效：适合夏日常坐办公室、手脚冰冷、遗精、尿白的备育爸爸使用。

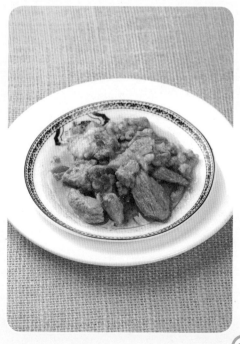

制定二人健身计划，让身体也做好准备

♥ 有氧运动帮你健康备孕

有氧运动是指人体在氧气充分供应的情况下进行的体育锻炼。在运动过程中，人体吸入的氧气与需求相等，达到生理上的平衡状态。

有氧运动能锻炼心、肺，使心血管系统能够有效、快速地把氧传输到身体的每一个部位。常做有氧运动，能让备孕爸妈浑身舒畅，特别有利于备孕。

♥ 有氧运动前要做好准备

1 吃一些富含氨基酸的食物。在脂肪燃烧的同时，肌肉会紧收而变得酸痛，在运动前享用些海鲜饭团或麻婆豆腐这样富含氨基酸的食物，能较好地缓解肌肉的酸痛和僵硬。

2 运动前喝一杯热饮，可以有效地促进新陈代谢，使身体提前预热，在最短的运动时间里发挥出最好的效果。

3 在运动之前应该适当进行放松，如做做拉伸、踢腿等运动。

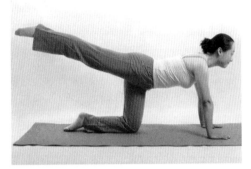

坚持有氧运动，生个健康宝宝。

备孕期饮食健身时间表	
6:30~7:00	慢跑30分钟，频率不要太快，要有节奏
7:30~7:45	吃早饭。刚运动完，不适合立刻吃早饭，这时候要让身体歇一会儿，平衡呼吸，可以利用空档时间洗个澡，换上上班穿的衣服
11:30	吃午饭。午饭不要吃得太晚，否则会错过最佳运动时间，因为饭后2小时不适合运动
12:30~13:30	有条件的话尽量午睡1小时，即使睡不着也要闭目养神一会。时间根据自己的状态来定，但一定不要少于20分钟和多于1.5小时
15:00~17:00	第一个最佳运动时间。如果准爸妈在一起，最好一起做健美操、游泳、骑车、打排球等运动，时间以30分钟到1小时为宜。如果不在一起，那么各自都要利用好这段最佳运动时间。像散步、韵律操、打太极都是不错的选择，而且在办公室，关上门就能做，不会打扰到同事
18:30	吃晚饭。晚饭也不要吃得太晚，即使加班很忙也不要忘记吃晚饭或把晚饭当成消夜来吃
21:00	第二个最佳运动时间。这时候多数准爸妈是在一起的，最适合的运动当然是二人运动，如羽毛球、乒乓球、跳绳比赛等；如果二人不在一起，也可以一个人跳绳、踢毽子，做些简单的运动，不需要什么运动器材，又能达到运动的目的

提醒： 12:00~14:30是最不适合运动的时间段，即使身体很兴奋也不要运动，因为在这个时间段运动的话，会让你的身体感到极度疲倦。

不可缺少的孕前检查

孕前检查及一定要治愈的疾病

♥ 孕前检查的原因和检查项目

很多女性虽然在婚检时身体没有问题，在怀孕前却容易出现差错。若不进行孕前检查就贸然受孕，等到发现胎宝宝发育有问题时就晚了。

孕前检查除一般身体检查的项目，如身高、体重、血压、心率、血常规、尿常规、肝肾功能、血糖化验等外，还要重点做妇科检查。检查的主要目的是排除生殖器官的畸形、肿瘤、炎症，以及有无影响胎宝宝健康的疾病，做到预防出生缺陷。（详见第 27 页）

♥ 孕前一定要治愈的疾病

1 贫血

严重贫血不仅会使备孕妈妈在妊娠期加重痛苦，还会影响胎宝宝的发育，不利于孕妈妈产后的恢复。一旦备孕妈妈发现自己有贫血症状，就要及时改变饮食习惯，在食物中充分摄取铁和蛋白质。等到贫血得到治疗后，再考虑怀孕。

2 心脏疾病

心脏病患者须经医生同意后方可妊娠。某些心脏病患者孕期仍需用药，甚至需在医院接受治疗和监督，不可大意。

3 肾脏疾病

严重的肾脏病患者不宜妊娠。症状轻且肾功能正常者，经医生允许可以妊娠，但要经过合理治疗，必须把水肿、蛋白尿和高血压控制好，孕后应预防妊娠高血压病。

4 肝病

慢性肝炎患者如果病情较轻、体质尚好，经过治疗也可妊娠。孕后坚持高蛋白饮食和充分休息，加强孕期监护。

5 高血压

患有高血压病的女性在受孕前应按医嘱进行合理治疗。在把血压控制在允许的水平后，可以妊娠。需要提醒的是，患有高血压病的孕妇应比一般孕妇更注意孕期检查，要经常测量血压，并预防妊娠高血压病。

备孕爸妈必须提前注射的疫苗

♥ 提前11个月注射乙肝疫苗

乙型肝炎发病率较高，还可能通过胎盘传染给胎宝宝，所以备孕爸妈一定要检查清除自己是否患有乙型肝炎。如果备孕爸妈没有任何慢性疾病，那么应该在计划怀孕前的 11 个月注射乙肝疫苗。因为乙肝疫苗是按照 0、1、6 的程序注射的，即从第一针算起，在此后 1 个月时注射第二针，6 个月时注射第三针。这样才能保证怀孕的时候体内乙肝病毒完全消失，并且产生抗体。

♥ 提前8个月注射风疹疫苗

风疹病毒感染，是目前发现导致先天畸形最主要的生物因素之一。备孕爸妈要提前 8 个月注射风疹疫苗，才能保证体内的风疹病毒完全被消灭，并产生相应的抗体。

♥ 提前3个月注射甲肝疫苗

甲肝病毒可以通过水源、饮食传播，而怀孕后女性抵抗病毒的能力减弱，极易被感染。因此，备孕爸妈要及时注射甲肝疫苗来预防。由于注射 8 周后身体才会产生甲肝的抗体，所以甲肝疫苗的注射时间至少要在孕前 3 个月。

优生咨询

♥ 进行优生咨询的目的和好处

在怀孕计划进行之前，先到医院做个优生咨询，让医生对备孕夫妻进行怀孕风险分析和评估，这样能最大限度地防止先天性缺陷儿的出生。

优生咨询是优生工作的重要组成部分，医生会为备孕夫妻介绍优生遗传的知识，并对遗传病、先天畸形患者（或其亲属是患者）解释说明该病的病因、遗传方式、诊断方法、防治措施以及发病风险率等问题，并将此问题与生育问题相结合后，提出具体的建议与指导，从而控制某些不良因素的影响，预防胎宝宝发育缺陷，以达到优生的目的。

♥ 优生咨询的内容有哪些

1 婚前咨询

婚前咨询是优生工作的基础。通过咨询的手段对即将结婚的男女进行生殖健康检查，必要时会做实验室检查。另外，经过对以往病史的咨询，了解双方是否适合婚育，并进行指导。在婚前咨询还要进行生殖器卫生指导、基础性知识指导和避孕常识指导等。

2 孕前咨询

为了保证孕期母婴健康，达到优生、优育的目的，医生会指导女方选择最佳的生育年龄和合适的受孕时机。孕前除需要考虑备孕妈妈的年龄和健康因素外，一些不良环境的因素也不适合受孕，如患有某些慢性疾病、长期接触有毒性的物质、有病毒感染史等。

3 孕期咨询

孕期咨询要从孕早期开始，有孕期病症的准妈妈要在孕早期或孕中期进行产前诊断，若发现胎宝宝有异常可及时救治或及时中止妊娠，以避免缺陷儿的出生。

孕期咨询中最常见的是异常孕产史的咨询，如习惯性流产史和胎宝宝畸形分娩史等。同时，还有妊娠患病或不良接触咨询，如孕期严重拒食、呕吐、先兆流产、妊娠期发热及接触有毒物质、照射过X射线等。

多数女性从备孕期开始就应接受孕期指导，如要加强营养、注意个人卫生、避免接触生活中的有害物质、保持心情舒畅、定期检查等，做到及时发现问题，及时解决问题。

小贴士：利用医学手段避免生出缺陷儿

想要避免生出缺陷儿，除了在生活工作中积极预防外，适当利用医学手段也是减少缺陷儿出生的重要方法，具体应该做到：

1. 孕前进行优生、优育、遗传的咨询，对有可能遗传的疾病进行积极的治疗。

2. 进行孕前体检，排除一切有可能致畸的因素。如果有妇科炎症，最好治愈之后再怀孕。

3. 如果自身体质较差，工作环境、生活环境又比较复杂的话，最好在孕前注射相关的各类疫苗，以确保孕期少生病。

4. 孕后严格按照医生的要求做孕检，以便生病后能及时治疗或控制病情。另外，用药的时候也要严格控制，尽量在医生的指导下进行。

意外怀孕也能生健康宝宝

♥ 意外状况一：一直抽烟、饮酒或长期对着电脑

在这种情况下怀孕，有可能对宝宝产生一定的影响，但准妈妈没有必要立刻终止妊娠，最好先去医院做一个详细的检查，如果发现宝宝有异常，再根据医生的建议来做决定。

如果医生确定宝宝是健康的，那么准妈妈需要在以后的孕期中，严格地做好孕期的检查。在孕14~19周时做唐氏筛查；孕22~26周时做四维彩超产前排畸；若是有必要，在16~20周时做羊水穿刺及脐血分析。

♥ 意外状况二：一直吃避孕药或其他的药

将吃过的避孕药或其他的药拿给医生看，并做一个全面的检查，看看宝宝是否因此有致畸可能。如果没有，那就可以放宽心，说明宝宝很坚强，并没有因妈妈在备孕期间吃的药而受影响。如果药物对宝宝有了不利的影响，准妈妈也不要灰心，听听医生怎么说，如果是出生后可以治愈的病，那么宝宝还是可以保留的；如果是很严重的危害，那么就要考虑中止妊娠，并调养身体，做好再次妊娠的准备。

♥ 意外状况三：刚做完剧烈运动或长期做剧烈运动

也许因某种原因，准妈妈每天都会做"危险"的运动，发现自己意外怀孕后，很担心宝宝会不会因之前的剧烈运动而有危险。其实，准妈妈可以完全放下你紧张焦虑的心，你不是已经被检查出怀孕了吗？那就说明这些"危险"的运动并没有影响到宝宝。但是，那些剧烈的运动一定不要再做了。

♥ 意外状况四：外出旅游时怀孕

可能宝宝是在外出旅行时怀上的，准妈妈并没有做好准备，但是既然他来了，就要放松心情去接受。如果之前没有什么不良嗜好（抽烟、饮酒等），那么就不用担心，这个宝宝会很健康，只是有点"心急"而已。如果准妈妈或者准爸爸一直有抽烟或喝酒的毛病，那么这又回到了第一个意外状况中，相信你已经知道该怎么做了。

♥ 意外状况五：距上次中止妊娠没多久怀孕

一般情况下，应距上次中止妊娠半年至一年后再怀孕较好，因为在这段时间内子宫内膜尚未彻底恢复，需要一段时间来进行修复。另外，中止妊娠后的准妈妈，身体比较虚弱，可能会使胎儿营养不良。当然如果这种情况已经发生了，准妈妈也不要着急，这种情况的怀孕是可以保留的。只要注意孕期检查，建议在孕14~19周做唐氏筛查看看胎儿的智力发育状况，在22~26周做四维彩超产前排畸，平时注意均衡补充各种营养和随时查看胎宝宝的健康状况。相信在精心的呵护下，准妈妈会有一个健康的宝宝的。

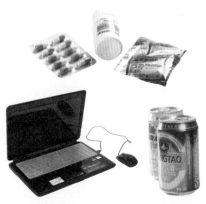

要远离会伤害胎宝宝的物品。

要怀孕了，不做对宝宝有害的事

不要小看烟酒的危害

♥ 吸烟影响精子质量

香烟的烟雾浓缩物中，含有诱发细胞畸变和阻碍淋巴细胞合成 DNA 的物质，影响精子的产生和成熟。每日吸烟 10 支以上或者吸二手烟者，其体内精子数量及活动能力均明显下降，精子畸形率也呈显著增多趋势。

♥ 备孕前3个月开始戒烟

准爸爸该知道：

准爸爸应在备孕前至少 3 个月开始戒烟，因为吸烟能让精子数减少 10%，且精子畸变率会增加。吸烟时间越长，畸形精子越多，精子活力越低。另外，吸烟还会引起动脉硬化等疾病，导致阴茎血液循环不良，阴茎勃起速度减慢等症状。

另外，准爸爸还要做到备孕前的一年到半年里开始减少人工甜味剂（如口香糖、话梅、瓜子、蜜饯等）、咖啡因、酒精的摄入量，因为饮酒、食用大量含有人工添加剂的食品（如面包、饮料、糖果、果酱等）都会影响受孕。

准妈妈该知道：

准妈妈也应该在怀孕前至少三个月开始戒烟，并且远离二手烟环境。因为香烟中的尼古丁有致血管收缩的作用，会导致女性的子宫血管和胎盘血管收缩，不利于受精卵着床，影响受孕能力。

♥ 过量饮酒危害多

经常性饮酒会对发育中的胎宝宝造成影响。准妈妈喝酒时，酒精会随着身体的血液循环，通过胎盘迅速传递给宝宝。

每天喝 6 个单位以上酒精量（1 个单位酒精量相当于 300 毫升中等浓度的啤酒、150 毫升高浓度啤酒或一小盅烈酒，如白酒、威士忌、伏特加等的量）的孕妇，宝宝出生后患有胎儿酒精综合征（FAS）的概率会大大增加。患有胎儿酒精综合征的宝宝，会出现智力和发育迟缓、行为问题以及面部和心脏缺陷等。每天喝 2 个单位以上酒精量的孕妇，宝宝出生后可能会在注意力、语言能力等方面存在问题。这些特征集中在一起称为胎儿酒精效应（FAE），虽然没有胎儿酒精综合征（FAS）那么严重，但仍具有一定危害性。

♥ 过度饮酒损害性功能

如果饮酒过度，酒精会通过毒害睾丸等生殖器官，引起血清睾酮水平降低，从而引起性欲减退、精子畸形，甚至导致男性不育。不过，如果备孕夫妻平时有饮葡糖酒的习惯，在备孕期少量饮用不会对胎宝宝造成影响。但在得知自己怀孕后还是将酒戒掉更为安全。

吸烟会严重影响精子质量。

小贴士：巧喝酒，宝宝更聪明

与孕期禁酒相比，孕期每周小酌 1~2 杯葡萄酒不但不会影响宝宝的健康发育，反而会使宝宝出生后显得更为聪明活泼。

别舍不得，有些工作岗位要离开

♥ 备孕妈妈必须离开的工作岗位

职业女性，在备孕阶段应该注意，一些工作岗位最好要离开。比如在含有较高浓度化学物质的环境工作，会影响女性的生殖机能，进而影响胚胎的健康发育。因此，为提高人口素质，实现优生优育，备孕妈妈一定要远离一些危险的工作岗位。那么具体哪些工作岗位是比较危险、一定要离开的呢？

1 经常接触铅、镉、汞等金属的工作。经常接触铅、镉、汞等金属会增加流产和死胎的可能。铅会导致婴儿智力低下；甲基汞可致畸胎；二硫化碳、二甲苯、苯、汽油等有机物，可使流产率增高；氯乙烯对女性妊娠及胎儿的发育均有一定影响。因此，如果备孕妈妈在这些岗位就职，应在孕前调换工种。

2 高温作业、振动作业和噪声过大的工作。研究表明，工作环境温度过高、振动剧烈、噪声过大，均可对胎宝宝的生长发育造成不良影响。因此，在这些岗位的备孕妈妈也应暂时调离岗位，以保障母婴健康。

3 有关电离辐射研究的工作。电离辐射对备孕妈妈来说是个隐形杀手，会损害胚胎的健康发育，严重的甚至会造成畸胎、先天愚型和死胎。所以，如果备孕妈妈的工作需要接触工业生产放射性物质，或是从事电离辐射研究、电视机生产以及医疗部门的放射线的工作，都应暂时调离工作岗位。

4 经常与患各种病毒感染的患者密切接触的工作，也应该远离。细菌危害母婴健康，病毒（主要是风疹病毒、流感病毒等）还会对胚胎造成严重危害，而细菌和病毒的传播速度也极快。所以，在这类环境下工作的女性一定不要留恋，应暂时调离，如医生、护士、护工等。

5 接触农药的工作。农药中含有能危害备孕妈妈及胎宝宝健康的有害物质，接触频繁易引起流产、早产、胎宝宝畸形、弱智。因此，备孕妈妈应远离接触农药的工作。

♥ 不用远离工作，也需要注意的事情

1 电话要经常消毒。电话听筒2/3的的细菌可以传给下一个拿电话的人，是办公室里传播感冒和腹泻的主要途径，所以备孕妈妈应该减少打电话的次数，并且要经常用酒精擦拭听筒。

2 面对电脑的时间不要过长。电脑所产生的辐射可能对初期胚胎造成损害，所以在计划怀孕前3个月开始，备孕妈妈最好远离电脑，或采取防护措施（穿防辐射服）。

3 空调房间要注意通风。如果长期在空调环境里工作，50%以上的备孕妈妈会有头痛和血液循环方面的问题，而且特别容易感冒。这是因为空调使得室内空气流通不畅，负氧离子减少的缘故。预防的办法很简单：定时开窗通风、排放毒气、每隔2~3小时到室外待一会儿，呼吸一下新鲜空气。

4 少接触复印机。由于复印机的静电作用，会使空气中产生臭氧，它会使备孕妈妈有头痛和眩晕的感觉。复印机在启动时还会释放一些有毒的气体，会刺激呼吸道，进而引发咳嗽、哮喘，所以要减少与复印机的接触。

让心爱的宠物暂时离开几个月

宠物给我们带来了很多的快乐，也培养了我们的爱心和责任感。如果你想要让怀宝宝提上日程，又不想放弃自己的宠物的话，那就最好先"忍痛割爱"和它们分开几个月。有的宠物，如猫常有一种叫弓形虫的致病物，容易感染给胎宝宝，导致胎宝宝畸形。

♥ 因特殊原因无法送走宠物该怎么办

如果家里养宠物又因特殊原因无法送走的话，就要求备孕妈妈做到以下几点：

- 怀孕前给家中宠物做血液检查和打预防针。
- 不要接触宠物的粪便。
- 经常为家居清洁除菌。
- 不要和宠物过分亲热。
- 爱抚宠物后，一定要用有杀菌功效的香皂或洗手液洗手5分钟以上。
- 给宠物洗澡、清洁的工作让老公去做。
- 怀孕3个月的时候，要到医院做检查，目的是检查体内有无弓形虫等感染。

"最佳时间"益处大

如果备孕爸妈能完全按照要求做上述提到的事情，那么宝宝一定会很快降临的。另外，在这里再推荐一些"最佳时间"，为成功怀孕锦上添花。

1 刷牙的最佳时间：饭后3分钟是漱口、刷牙的最佳时间。因为这时候，口腔里的细菌会开始分解食物残渣，所产生的酸性物质容易腐蚀牙釉质，使牙齿受到损害。

2 喝牛奶的最佳时间：因牛奶含有丰富的钙，睡觉前饮用，可补偿夜间血钙的低落状态而保护骨骼。同时，牛奶还有助眠的作用。

3 吃水果的最佳时间：吃水果的最佳时间是饭前1小时。因为水果属生食，吃生食后再吃熟食，体内白细胞就不会增多，有利于保护人体免疫系统。

4 晒太阳的最佳时间：上午8点到10点和下午4点到7点，是晒太阳的最佳时间。此时，日光以有益的紫外线A光为主，可使人体产生维生素D，从而防止骨质疏松并促进钙的合成和吸收利用。

5 散步的最佳时间：饭后45分钟至60分钟，以每小时4.8千米的速度散步20分钟，热量消耗最大。如果在饭后2小时再散步，效果会更好。最好不要刚吃完就立刻散步。

6 洗澡的最佳时间：每天晚上睡觉前洗一个温水浴（35~45℃），能使全身的肌肉和关节都得到放松，血液循环加快，有减轻疲劳和压力的作用。

7 睡眠的最佳时间：午睡最好从13点开始，这时人体已有疲惫感，很容易入睡。晚上，则以22点至23点上床为佳，因为人的深睡时间集中在24点至次日凌晨3点，而人在睡后1个半小时就能进入深睡眠状态。

8 美容的最佳时间：皮肤的新陈代谢在24点至次日凌晨6点最为旺盛。因此，晚上睡觉前使用天然护肤品美容护肤效果极佳。

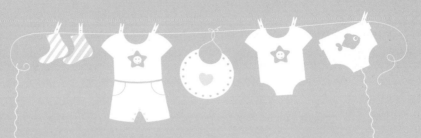

诗歌欣赏：孩子，孩子

孩子，孩子

你来了吗

我是你的爸爸

我是你的妈妈

有了你，我们多么富有

有了你，我们多么安宁

你进入了一所小房子

可爱，温暖

你拨弄唱歌的铃铛

轻声地歌唱

爸爸妈妈

我来了

你坐下来

一手牵起爸爸

一手牵起妈妈

轻轻地说

爸爸妈妈

我们一起走

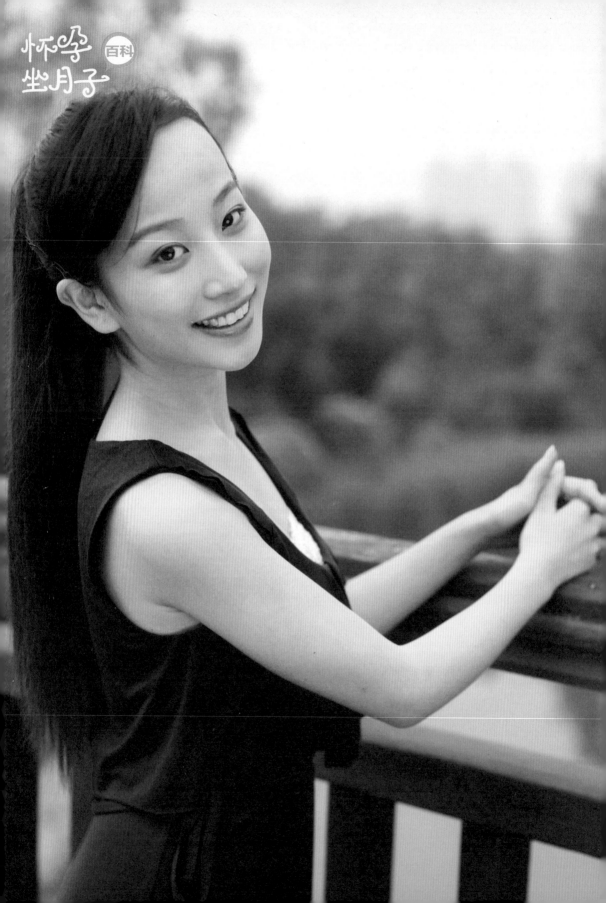

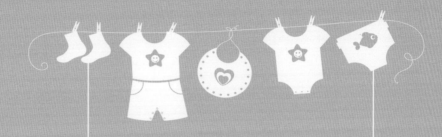

怀孕第1月

（0~4周）

不知不觉，胎宝宝来了

经过"备孕知识集训"

紧张不安的心平稳了许多

从此刻开始

将进一步踏入"孕之旅"

从此刻开始

张开怀抱迎接新生命的到来吧

1~2周 为宝宝的到来创造条件

揭开受精卵的神秘面纱

♥ 数目庞大，意志顽强的精子

精子是男性成熟的生殖细胞，在精囊中形成。其数目庞大，意志顽强，具体表现在：

- 一个成年男性每天可产生 7000 万~1.5 亿个精子，在男性生殖器官的尖端大约有 300 万个精子，每次正常射精能射出 2 亿~4 亿个精子。
- 射精过程中，精子的运动速度可达 4.5 千米／小时左右。
- 附睾中的精子通过输精管传输，精液中的果糖是精子重要的营养成分，相当于运输精子的燃料，能帮助精子快速运动。

- 精子的受精能力大多能维持 20 小时左右。

♥ 历练45天后，变得成熟

精子是在精原细胞发生减数分裂的过程中产生的，形似蝌蚪，主要借助尾部的摇摆而运动。精子一旦形成，就会经精曲小管移动到位于睾丸后面的两个附睾中，然后进一步发育成熟，精原细胞从开始分裂到发育成熟需要 45 天。

给准爸爸的温馨提示：精子是你身体内最小的细胞，质量的优劣除了与其本体有关，还与温度有关，适合精子存活的温度是低于体温3~5℃，这也是为什么你的睾丸摸起来感觉总是凉凉的。

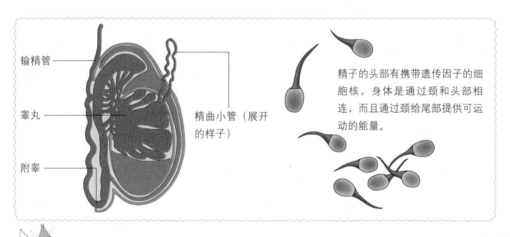

输精管

睾丸

附睾

精曲小管（展开的样子）

精子的头部有携带遗传因子的细胞核，身体是通过颈和头部相连，而且通过颈给尾部提供可运动的能量。

小贴士：精子的寿命不长

精子在阴道里的寿命不超过8小时，并且只有一小部分精子能继续前进。当精子到达子宫腔内时，其数量只有射精时的1%~5%，因为精子进入子宫腔后就离开了精液，其生存条件远远不如在精液之中，因此寿命也就大为缩短。

精子进入输卵管内，就具有了受精能力，它会在输卵管等待卵子的到来，一般可等待72小时。最后仅有1~2个精子能有幸与卵子结合，其余的精子会在24~36小时内先后死亡。

♥ 如何培育优质的精子

多吃蔬菜、水果

足量的蛋白质和维生素可以促进精子的
产生，其中维生素以维生素 A、B 族维生素
和维生素 E 为主，对提高精子的质量有积极
作用。蔬菜和水果含有大量丰富的营养物质，
这些营养物质是人体所必需的，对宝宝的生
长发育有促进作用。准爸爸多吃蔬菜和水果，
如番茄、苹果、葡萄、西瓜等，可以提高生
育能力。

小贴士：豆类食品不要过量食用

豆类食品健康又营养，但过量食
用可引起体内内分泌紊乱，会减少精子
的数量和减弱精子活力。经过烧烤和油
炸后的豆类食物中还含有致癌物丙烯酰
胺，可导致男性出现少精、弱精等症
状。所以，准爸爸一定不要过量食用豆
类食品，这样才会为培育优质的受精卵
打下良好的基础。

多吃补肾益精的食物

常见的具有补肾益精作用的食物有山药、鳝鱼、银杏、海参、
冻豆腐、豆腐皮、花生、核桃、芝麻等，这些食物的养生功效在于
都可以增强男性身体的免疫力、提高生精的能力。

另外，坚果、鱼类中富含 ω-3 脂肪酸，也应该多吃一些，这
些都有利于精子细胞的成长。一些微量元素如锌、锰、硒等会促进
精子摇摆运动的能力，也不可被忽略。

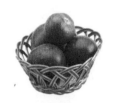

多吃含锌丰富的食物

研究表明，锌在正常男性精液中的含量比血液中要高出 100 倍
以上。人体锌元素含量较高，男性的生精能力就相对活跃；锌元
素含量较低，男性生育功能就有可能出现问题（早泄、阳痿等）。
同时，锌元素的含量不仅影响精子的密度，还影响精子的活力，精
子密度和活力的高低与锌元素含量成正比。根据实际需要补充锌元
素，精子的密度和活力就会明显上升，而精子的总数也会随着锌元
素的含量增加而递增，但也不是永久地递增下去，体内锌元素的含
量充足时，精子数将达到最高峰值，这个最高峰值也因人而异。

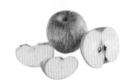

多吃一些含锌的食物，如瘦肉、肝、蛋、奶制品、莲子、花
生、芝麻、核桃、紫菜、海带、虾、海鱼、红小豆、荔枝、栗子、
瓜子、杏仁、芹菜、柿子等。

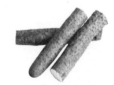

给准爸爸的温馨提示： 含有雷公藤、玄参、天冬、寒水石、黄柏等中
药的复方汤剂，会影响男性生精的能力，生棉籽油有降低精子的活力的作
用，准爸爸要禁食。

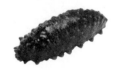

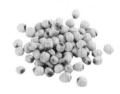

要平衡膳食，
补充各种营养。

♥ 珍贵、巨大的卵子

卵子是女性的生殖细胞，每个月由一侧的卵巢产生一个卵子，卵子必须成熟后才能从卵巢中排出，并在一个充满液体的囊泡中成熟，这就是卵泡。正常成熟的卵泡大小为18~25毫米，只有成熟的卵泡才能正常地排出卵子，并与精子相遇，最终形成受精卵。所以用"小水母"来形容卵子非常贴切。

成年女性一生大约会排出400个卵子，最多也不超过500个，成熟的卵子是女性身体中最大的细胞，承担着繁衍后代的神圣使命。卵子的存活时间一般为12~24小时，所以这个"小水母"也是十分珍贵的。

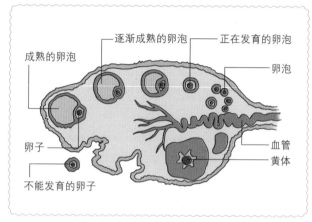

♥ 如何产生优质卵子

补充优质蛋白质

优质蛋白质含有人体必需的氨基酸，而氨基酸是细胞生长发育必需的营养物质，所以补充蛋白质对备孕妈妈来说非常重要，富含优质蛋白质的食物有鱼类、蛋类、乳类、肉类和豆制品等。

保证脂肪的供给

脂肪是热量的来源，能增强人体的免疫力。尤其是身体较瘦弱的备孕妈妈要适当多吃一些含脂肪较多的食物，不要害怕发胖，脂肪是补益卵子的，对怀孕有益无害。花生油、亚麻子油、动物油脂是供给脂肪的最好来源，食用时最好是植物油脂与动物油脂相互搭配。

适量的维生素

维生素有利于卵子的发育和成熟，备孕妈妈应适量食用含维生素较多的食物，如新鲜的水果和蔬菜，但要注意过量的维生素也是对人体有害的，如一些脂溶性维生素。维生素制剂要在医生的指导下服用。

三种补益卵子的食物

黑豆：黑豆可补充雌激素，有调节内分泌的作用。把黑豆制成黑豆浆，每天饮用，有益于卵子的发育和成熟。

枸杞子和红枣：枸杞子和红枣可促进卵泡的发育。每天吃3颗红枣、10粒枸杞子即可，吃法非常简单，泡茶或煮汤均可。

增大卵泡的小偏方

一只500克左右的甲鱼，加上枸杞子10克、山萸肉10克、淮山药10克，大火煮开，然后再用文火炖45分钟即可。

提醒：此汤本来是促进卵泡长大的，所以备孕妈妈不用喝太多，每次月经开始后的第5天喝1次，如果去医院检测到卵泡已经足够大，就不用再喝第2次。如果卵泡发育的仍不够大，可以酌情再多喝1次，每个周期重复。

♥ 受精卵的形成过程

当顽强的精子突破重重阻碍，遇见珍贵的"小水母"后，受精卵便形成了，过程一般需要 12 小时左右。新的生命将从此开始，这趟神奇的生命之旅也将正式拉开帷幕。

受精卵在输卵管里逐渐向子宫方向移动的同时，会迅速地进分裂，形成两个大小相等的细胞，大约 10 小时后会发生第 2 次分裂，分裂为大小相同的 4 个细胞。这种分裂会不断地持续，直至分裂为 32 个细胞为止。

大约 4 天以后，由分裂细胞组成的卵球中心会形成一个空隙，而有些细胞也将明显地比其他细胞大，至第 4 周，胚胎的分化、形成会越来越快，等它长到 0.4 厘米左右的时候，头部会变曲，明显地带有一条短而尖的尾巴，这就是完全成形后的受精卵。

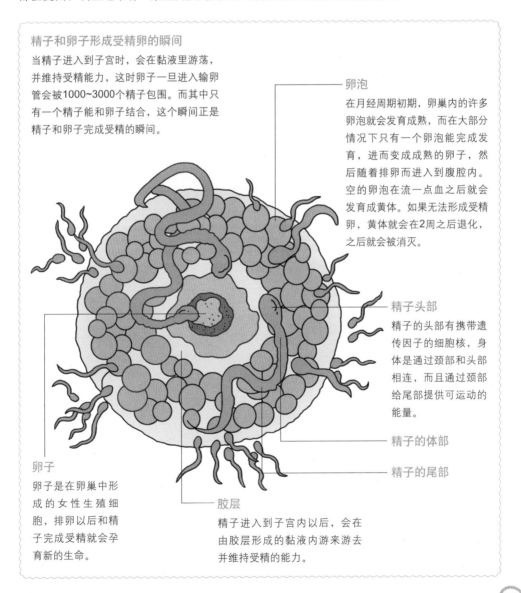

精子和卵子形成受精卵的瞬间
当精子进入到子宫时，会在黏液里游荡，并维持受精能力，这时卵子一旦进入输卵管会被 1000~3000 个精子包围。而其中只有一个精子能和卵子结合，这个瞬间正是精子和卵子完成受精的瞬间。

卵泡
在月经周期初期，卵巢内的许多卵泡就会发育成熟，而在大部分情况下只有一个卵泡能完成发育，进而变成成熟的卵子，然后随着排卵而进入到腹腔内。空的卵泡在流一点血之后就会发育成黄体。如果无法形成受精卵，黄体就会在 2 周之后退化，之后就会被消灭。

精子头部
精子的头部有携带遗传因子的细胞核，身体是通过颈部和头部相连，而且通过颈部给尾部提供可运动的能量。

精子的体部

精子的尾部

卵子
卵子是在卵巢中形成的女性生殖细胞，排卵以后和精子完成受精就会孕育新的生命。

胶层
精子进入到子宫内以后，会在由胶层形成的黏液内游来游去并维持受精的能力。

找准排卵期，受孕更轻松

♥ 计算排卵期的三种方法

1 经期推算

月经周期正常的推算方法：从下次月经来潮的第 1 天算起，倒数 14 天就是排卵日，排卵日及其前 5 天和后 4 天加在一起称为排卵期。

月经周期不正常的推算方法：排卵期第 1 天 = 最短一次月经周期天数减去 18 天；排卵期最后 1 天 = 最长一次月经周期天数减去 11 天。将前一个得出的数据用 A 来表示，将后一个得出来的数据用 B 来表示，那么在月经来潮后的第 A 天至第 B 天都属于排卵期。

2 体温测量

排卵后由于黄体素的分泌，女性的体温略有升高。所以想要怀孕的女性可以坚持每天清晨测量身体基础体温，根据体温的由低至略升高的变化，找出排卵期。具体做法是：每天早上起床后，在没运动的情况下，连续测量身体每天的体温，把自己的体温描绘成曲线，体温最高的那天就是排卵日，前 5 天和后 4 天内都属于排卵期。

3 观察宫颈黏液

越接近排卵期，宫颈黏液的颜色会变得越清亮、滑润而富有弹性，如同鸡蛋清状，拉丝度高，不易拉断。出现这种黏液的最后 1 天 ±48 小时就是排卵日。同样，其前 5 天和后 4 天内都属于排卵期。

排卵期检测表

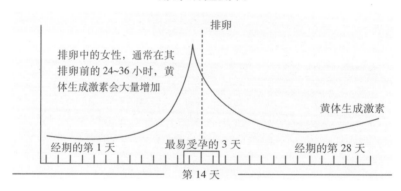

排卵

排卵中的女性，通常在其排卵前的 24~36 小时，黄体生成激素会大量增加

黄体生成激素

经期的第 1 天　　最易受孕的 3 天　　经期的第 28 天

第 14 天

排卵试纸使用时间表

月经周期天数	第几天开始使用	月经周期天数	第几天开始使用	月经周期天数	第几天开始使用
21	6	28	11	35	18
22	6	29	12	36	19
23	7	30	13	37	20
24	7	31	14	38	21
25	8	32	15	39	22
26	9	33	16	40	23
27	10	34	17	41	24

合适的性爱时机能增加怀孕概率

最适合的性爱时机当然就是排卵期的那几天，理论上讲排卵日在下次月经来潮前的14天左右，在这几天里，建议准爸妈隔天同房，可以既保证精子的活力，又不错过卵子的最佳时期。

另外，根据生物钟的研究表明，人体的机能状态在一天24小时内是不断变化的，早上7~12点和晚上5~11点是机能上升的时候，由此可知最有利怀孕也最自然的时间是晚上9~10点。

♥ 有利于受孕的性爱姿势

最有利怀孕的性爱姿势是传统的男上女下体位，这样的体位，阴茎插入最深，精子排出的时候就已经接近宫颈了，所以能以最大活力快速进入子宫。

同房过后，准妈妈不要立刻清洁，最好在床上静躺30分钟，不要让精液过早流出阴道。可以在臀下垫一个枕头，让精子利用地心引力向子宫游动。

♥ 放松心情有利于优生

人在心情放松的时候，体力、智力都处在较好的状态，性功能也不例外，所以要想轻松怀孕，还要尽量放松心情。在精神愉快时受精，受精卵更易于着床受孕。同房的时候，不妨精心布置一下房间，温馨的灯光、诱人的花香、悠扬的音乐都是不错的陪衬。

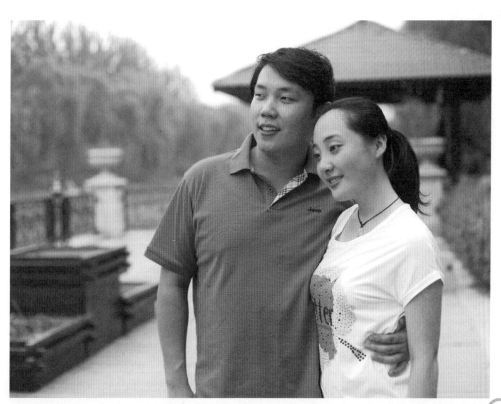

♥ 不宜长期接触手机、电脑等电磁辐射源

调查研究表明，孕妇对辐射最为敏感，特别是在孕初期，胎宝宝刚刚成形的时候，电磁辐射容易给胎宝宝造成伤害。同时，电磁辐射也是造成女性不育、早期流产、畸胎等病变的原因。日常生活中，除了从事与电磁辐射研究有关的工作人员外，手机和电脑就是最大的电磁辐射来源。所以，准妈妈一定不要长期接触电脑和手机。

♥ 避免接触铅、汞、农药等有害物质

孕早期，尤其是受精后的15~60天，是胚胎器官分化的关键时刻，也最容易受到外界有害因素的影响，是胎宝宝造成畸形的高危时期。因此，在这段时间里，准妈妈除了要远离电子辐射外，还要避免接触铅、汞、农药等有害物质。因为这些有害物质长期接触会给初期胚胎的发育带来不利影响，严重的甚至致畸。所以准妈妈最好做到用洗涤剂的时候戴塑胶手套、不在备孕时装修房屋、不使用或极少使用杀虫剂等。

♥ 烫染头发、照X射线这些一定要避免

烫染头发的过程中，不仅要经受高温的侵袭，同时染发所用的化学药物、染发剂等都含有很多有害的化学元素，会影响初期胚胎的健康发育。

另外，X射线对胚胎有很强的致畸作用，从备孕开始就应该彻底远离，做到至少怀孕前6个月起就不要接受X射线的照射。

♥ 用药需咨询

母体的健康直接影响着胎宝宝的健康，药物可以通过胎盘传递到胎宝宝的血液里，所以准妈妈在用药的时候一定要先咨询医生，服用药物的时候也要依据医生的药方来服用，这是对自己和即将降临的宝宝负责。

♥ 月经后1周内不要擅自服用药物

准妈妈在月经后的1周内最好不要服用药物。如果是在进行药物治疗的过程中被确诊为怀孕的话，要立即停止服用药物并向医生咨询此药物是否对胚胎有影响。若有则要做B超检查，看是否对胎宝宝已经造成了不良影响，影响严重的需及时终止妊娠；不严重的要在医生的指导下进行相应的治疗。

♥ 禁止使用的药物

奋乃静、氯丙嗪等能引起染色体损害；硫唑嘌呤、环磷酰胺等有致突变或致畸作用；麻醉性气体可能使早产、自发性流产及畸形儿的概率增多。

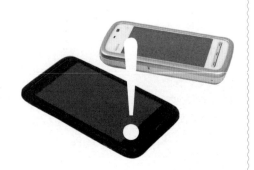

本周营养食谱推荐

芝麻菠菜

材料：菠菜 200 克，白芝麻 20 克，盐、香油各适量。

做法：❶ 将芝麻去杂质，淘洗干净，沥去水。

❷ 放入铁锅内，用文火炒熟。

❸ 菠菜去根、老叶，洗净，放入沸水锅中焯透（2~3 分钟），捞出沥水。晾凉后放入盘中，加入盐，撒上芝麻，淋上香油即可。

功效：菜品口感清淡鲜香，味美可口。菠菜中含有大量的 β-胡萝卜素和铁，也是维生素 B_6、叶酸、铁和钾的极佳来源。而白芝麻含有大量的脂肪和蛋白质，还有糖类、维生素 A、维生素 E、卵磷脂、钙、铁、镁等营养成分，能为备孕妈妈补充全面的营养，并且能增强体质，提高免疫力。

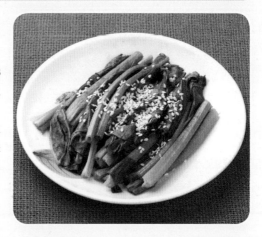

黑米肉丸

材料：黑米 50 克，猪肉馅 300 克，冬菇 50 克，胡萝卜 50 克，鸡蛋 2 个，盐、葱各适量。

做法：❶ 胡萝卜磨成末，冬菇、葱切碎。

❷ 加入少量油、盐拌匀，加入打散的鸡蛋。

❸ 加入肉馅团成丸子，蘸上黑米（事先浸泡过夜）。

❹ 将丸子入蒸锅蒸 15 分钟即可。

功效：黑米具有很好的滋补作用。猪肉具有补虚强身、滋阴润燥的作用。香菇具有高蛋白、低脂肪、多糖、多种维生素的特点。胡萝卜含多种维生素和氨基酸。能够为备孕妈妈提供较为全面的营养，并提高其免疫力。

干烧冬笋

材料：冬笋 200 克，雪里蕻叶 35 克，酱油、白糖、盐各适量。

做法：❶ 冬笋切成菱角块，放在碗内，加酱油拌匀腌几分钟，雪里蕻切段，挤去水分。

❷ 炒锅上火，加油烧至六成热，下雪里蕻炸酥捞出，待油八成热时，下笋炸至金黄色捞出。

❸ 锅底留油，倒入冬笋、雪里蕻翻炒，撒盐、白糖炒匀即可。

功效：含有丰富的钙元素和胡萝卜素，常吃此菜可以提高备孕妈妈的免疫力。

番茄炒豆腐

材料：豆腐 150 克，番茄 500 克，葱 20 克，白糖、盐、酱油各适量。

做法：❶ 先用开水把番茄烫一下，去皮，切成厚片，葱切末。

❷ 把豆腐切成 3 厘米左右方块。

❸ 锅内放少许油，待热后，放入番茄小炒片刻，然后把切好的豆腐放入锅内，加少许酱油、白糖、盐，撒上葱末，待豆腐炒透即可装盘。

功效：番茄味酸，含有大量维生素 C，对骨、血管、肌肉组织极为重要。豆腐含蛋白质、脂肪、糖类、钙、铁、磷、维生素 B_1、维生素 B_2 等营养素。番茄与豆腐一块炒，既可以增加备孕妈妈的食欲，又可补充身体的营养。

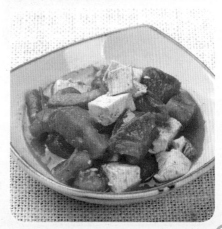

不妨从现在开始写孕期心语吧

❤ 可供准妈妈选择的记录方法

1 流水账

把每天与宝宝相关事情都简单记下来，如今天吃了什么、买了什么、计算排卵日的过程等。将这些细小而温暖的事情写进孕期心语中，将来等宝宝识字明理后，给他看看，会觉得很温馨，很有纪念意义。

2 随笔

没有固定的模式，想到什么就随便写两句，包括突发奇想的点子、突然想要对宝宝说的话等。过段时间再来看，就会觉得非常有趣，可以缓解准妈妈妊娠期的紧张、焦虑情绪和压力。

3 备忘录

将重要的日子和事件详细写清楚，比如停经的日子、确定怀孕的日子、第一次产检的日子、第一次胎动的日子等。这不仅是很有纪念意义的记录，而且对于将来计算预产期也很有帮助。

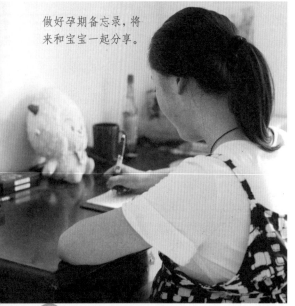

做好孕期备忘录，将来和宝宝一起分享。

放松下来，期待缘分的降临

❤ 教准妈妈放松情绪的呼吸法

1 席地而坐，尽量坐在垫子上，不要坐在过分柔软的床上，臀部略微垫高5厘米左右，保持身躯端直，心念清明。

2 两手舒适地放在膝上，两眼轻闭或微开一线，凝视鼻端，像平时一样一呼一吸，不要用力，将心思集中在呼出、吸入上，凝神观察吸入、呼出的动作。

❤ 选择花卉装饰家，让心情随花绽放

1 客厅：选用艳丽的插花

客厅是家人团聚和会客的场所，适合选用艳丽插花和高贵大方的植物，如玫瑰、水仙、海棠、兰花、君子兰等。

2 餐厅：可用植物作间隔

可选用色彩艳丽的植物，如春兰、秋菊等。现在不少房间是客厅连着餐厅的，可用植物作间隔，如悬垂绿萝、洋常春藤、吊兰等。

3 卧室：安排小型的盆花

这里需要营造出一种恬静舒适的气氛，可在窗旁放置一盆吊兰、仙人掌或月季。如果是插花就可选用淡雅的山百合、黄花百合、水仙等。

4 书房：以观叶植物为宜

布置的时候应注意有幽雅宁静的氛围，可放置米兰、水仙、茉莉等花卉。选择植物不宜过多，以观叶植物或颜色较浅的盆花为宜。

胎宝宝悄悄地来了

受精卵形成，胎宝宝诞生

如果夫妻二人前期的备孕工作做得很好，那么这周就是受精卵形成，胎宝宝诞生的时期。从此，"孕之旅"也正式拉开了帷幕。在不知不觉的情况下，受精卵已经悄悄地在子宫内形成，虽然准妈妈没有太大的感觉，但是身体显现出来的一些症状表明：小宝贝已经降临。

♥ 细心注意身体怀孕的信号

1 月经停止：这是最容易注意到的怀孕征兆，在夫妻生活后超过正常经期两周，就有可能是怀孕了。但并不是月经没有来就是怀孕了，因为月经没有来的原因有很多，经过医生的诊断才最准确。

2 微量出血：可能在该来月经时有微量出血，看起来像淡淡的血丝，这是胚胎着床造成的，敏感的准妈妈腹部会有些不适或疼痛感。有些准妈妈会认为是月经，但量实在是太少了。

3 乳房有刺痛、膨胀和瘙痒感：这是怀孕早期的生理现象，此外，还会有乳晕颜色变深、乳房皮下的静脉明显、乳头明显突出等变化。

4 常有恶心、呕吐的感觉：怀孕初期，大多数准妈妈都会有恶心、呕吐的感觉，尤其是在清晨，所以如果有此类现象发生，有可能是怀孕了，需要到医院确认一下比较好。

5 疲倦和嗜睡：受精卵着床后，准妈妈会很容易觉得疲倦，甚至做任何事情都没有心情，还会有嗜睡感，这表明此时体内的变化正在消耗身体的能量。

6 偏爱某种食物：可能有从前没有的某种食物偏好，现在却出现了，比如吃咸菜、喜榴莲、喝酸性饮料等。

7 过度分泌唾液：唾液增多是怀孕的另一个常见表现。虽然它令人苦恼，却是正常现象，对身体并没有害处，通常在几个月之后就会消失。

8 尿频：突然发生尿频，也会有尿不净的感觉，这是孕激素的影响所导致的。

9 假感冒：还可能伴有低热、鼻塞，甚至头痛的症状，有点像感冒，这一点尤其要引起注意，千万不要随便吃感冒药。

10 情绪波动大：有些准妈妈在怀孕初期情绪变化非常大，爱急躁，看什么都不顺眼。

♥ 验孕试纸的用法

● **测试依据**：受精卵着床后，验孕试纸即可检测出早孕。

● **测试时间**：停经 37 天后。

● **测试方法**：收集尿液，插入试纸 10~30 秒，平放 5 分钟后看结果。

● **结果判断**：阳性或弱阳性表示怀孕；阴性表示没怀孕；如果没有变化，可能是检测方法不对或试纸过期。

● **注意事项**：准确率为 75%~95%，如果呈阳性，再到医院做个 B 超确认一下会更保险。

准妈妈饮食宜忌

♥ 叶酸还要坚持吃

虽然准妈妈已经成功怀孕，但是怀孕后3个月仍要坚持服用叶酸，因为服用叶酸后要经过4周的时间，体内缺乏的状态才能得以改善。这样足够的叶酸在胎宝宝神经管形成的敏感期——孕早期中，就能满足宝宝神经系统发育的需要。此时，补充叶酸可以从食补中获得，很多食物中都含有叶酸，准妈妈可以多吃下面的食物。

蔬菜	莴笋、芹菜、油菜、小白菜、番茄、胡萝卜等
水果	橘子、草莓、樱桃、香蕉、桃子、葡萄、梨子、猕猴桃等
动物食品	肝脏、肾脏、鸡肉、牛肉、羊肉等
其他	豆类、坚果、粗粮等

♥ 常吃鱼有益处

鱼肉的营养全面

鱼肉富含优质的蛋白质和不饱和脂肪酸、卵磷脂、维生素D和钾、钙、锌等矿物质，这些都是胎宝宝发育的必要物质。同时，鱼肉中丰富的牛磺酸也有促进大脑发育的作用，它除了可以直接影响脑细胞的增殖与成熟外，还能间接刺激人体对锌、铜、铁及其他16种游离氨基酸的吸收与利用，营养十分全面。

多吃油质鱼类，对宝宝的视力好

准妈妈平时多吃油质鱼类（如沙丁鱼和鲭鱼），能促进宝宝视力的发育。这是因为油质鱼类中含有一种构成神经膜的要素，能帮助胎宝宝视力发育健全。

吃鱼能使心情变好

鱼体内有一种特殊脂肪酸，与人体大脑中的"欢喜激素"有关，常吃鱼可使"欢喜激素"的浓度处于正常状态，让准妈妈时常获得一份好心情，有助于宝宝好性格的养成。

♥ 多喝牛奶，保证充足钙质

牛奶的营养价值很高，主要成分有水、脂肪、磷脂、蛋白质、乳糖、矿物质等，种类全面。另外，牛奶中的矿物质除了我们所熟知的钙以外，磷、铁、锌、铜、锰、钼的含量也很多。牛奶是人体吸收钙元素的最佳来源，而且钙、磷比例非常适当，特别利于钙的吸收和利用。准妈妈从孕早期开始坚持每天喝一杯纯牛奶的话，自身和宝宝都会吸收到充分的钙质来维护身体的机能。

♥ 少吃刺激性食物

准妈妈应少吃刺激性的东西，如酒、浓茶、辣椒、咖喱、芥末等。医学研究证实，准妈妈饮酒可使酒精通过胎盘进入胎儿体内，直接对胎儿产生毒害作用，不仅使胎儿发育缓慢，而且可造成某些器官的畸形与缺陷。而其他辛辣食物如辣椒等会引起准妈妈肠胃不适，容易发生便秘、消化不良等，进而也会影响到胎儿的健康。

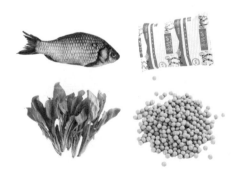

从现在开始就要为宝宝补充各种营养了。

瘦肉圆白菜粥

材料：猪瘦肉 50 克，圆白菜 50 克，大米 100 克，盐适量。

做法：❶ 将圆白菜洗净切丝，猪瘦肉洗净切丁，大米淘净待用。

❷ 锅内放入清水，用大火烧沸后，将大米放入。

❸ 大火烧沸后，再放入猪瘦肉丁，将米煮熟后，再放入圆白菜丝、盐调味即可。

功效：滋补养身，适合孕妇经常食用，对孕早期宝宝的营养吸收也有帮助。

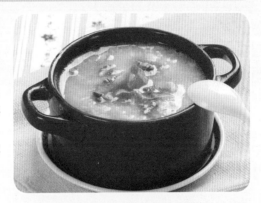

五彩开胃鸡丁

材料：鸡胸肉 500 克，青红椒 2 个，花生米、甜玉米粒、青豆粒各 50 克，葱末、姜末、蒜末、盐、生粉、醋、酱油、白糖、香油、白芝麻各适量。

做法：❶ 鸡胸肉切丁，加入盐和生粉搅拌均匀后，腌制 5 分钟。花生米入油锅中炸香，捞出备用。

❷ 青红椒切粒；碗中放入盐、白糖、醋、酱油、清水、生粉调成汁备用。

❸ 锅烧热倒入油，再添加少许香油，待油温时放入鸡丁，炒至变色后，将青红椒粒、甜玉米粒、青豆粒、葱末、姜末、蒜末放入，翻炒 10 秒钟。

❹ 倒入调好的料汁，大火翻炒 1 分钟后，倒入炸好的花生米，撒上白芝麻即可。

功效：鸡肉含蛋白质、脂肪、钙、磷、铁、镁、钾、钠、维生素 A 和烟酸等成分。其中蛋白质的含量较高、种类多，而且消化率高，很容易被人体吸收利用，有增强体力、强壮身体的作用。

另外，此菜含有对人体生长发育有重要作用的磷脂类，是脂肪和磷脂的重要来源之一。鸡肉有温中益气、补虚填精、健脾胃、活血脉、强筋骨的功效。青红椒粒、甜玉米粒、青豆粒等能为孕妇提供足量的维生素，整道菜香脆酸辣俱全，颜色五彩缤纷还能促进食欲。

玉米粒炒芥蓝

材料：芥蓝 250 克，玉米粒 100 克，红青椒、葱、姜、蒜、盐、料酒各适量。

做法：❶ 生芥蓝去掉老根和黄叶，留嫩的茎以及嫩芽部分，切成段，洗净备用。

❷ 玉米粒洗净，放入开水中焯一下，取出，沥干水分。

❸ 葱、姜、蒜切成末，红青椒切成丁。

❹ 锅中倒入油，爆香葱、姜、蒜末，再依次放入芥蓝、红青椒丁、玉米粒。

❺ 加入料酒，搅拌均匀，再加入盐即可。

功效：此菜肴色味浓郁、清香，有清胃和中、除烦止呕的功效，适用于肺热咳嗽、胃热呕吐、胃虚呃逆及妊娠呕吐反应。

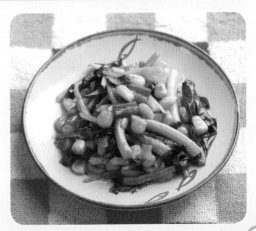

准妈妈生活宜忌

♥ 把自己当成孕妇来看

这个时候，怀孕与否可能还验不出来，为保险起见，准妈妈要把自己当成孕妇看待。自觉调整行为习惯、生活习惯、饮食习惯和作息习惯，保证饮食均衡、睡眠充足、心绪平静，还要进行适当的运动。

1 衣着上，应尽量穿得宽松、舒适，不要再穿紧身衣。贴身衣物最好是纯棉制品。也不要再穿高跟鞋了，换上平底鞋或者鞋跟不超过 3 厘米的低跟鞋。

2 饮食上，一日三餐要定时定量，不吃太刺激的食物，包括太甜、太辣、太凉的食物都不要再吃，自觉远离有害食物，如酒、咖啡、浓茶等。

3 作息上，要早睡早起，保证充足的睡眠。如果经常黑白颠倒，更要及时调整。

4 外出时，要平稳慢行，不要到人太多的地方去，也不要跟人争抢。

5 情绪上保持平静，不要有大起大落，过度的兴奋、悲伤、愤怒、压抑都对胎宝宝不利。

♥ 做好个人卫生，让妇科疾病走开

1 注意清洁身体：在冲洗外阴时，如没有什么异常状况最好不要使用药物冲洗，用温开水滴上几滴白醋清洗，具有预防妇科病的作用。平时还要留意身体的变化，如发现阴道有瘙痒、刺痛感，白带有增多、变色、有难闻气味等异常，应及时就医。

2 内裤选择有要求：穿棉质内裤，内裤要勤换，内裤不要和袜子一起洗。

3 外出时注意：尽量避免使用公共设施的座厕、浴缸、毛巾、床上用品等。

4 注意劳逸结合：操劳过度可能会引发其他疾病或使一些慢性盆腔炎患者的病情复发。

♥ 生活有规律，宝宝更安全

生活有规律，宝宝自然更安全。有一个良好的饮食、作息习惯对准妈妈来说极为有益，具体应该做到：

1 饮食：不挑食，不暴饮暴食，并保证一日三餐都在合理的地点和时间范围内进行。

2 睡眠：睡眠要保证时间和质量，并且避免或尽量少熬夜。如果睡眠质量不好，可以在睡前听 10 分钟的轻音乐，或喝一杯温牛奶，千万不要用安眠药一类的药物来辅助睡眠。

♥ 内心平和，不要让忧郁、怒气来干扰

内心平和十分重要，情绪会通过胎盘传递给宝宝，如果母体经常处在愉悦、快乐的氛围之下，那么宝宝也会感应到这种情绪，对他性格、气质的培养很有帮助。如果准妈妈遇到了不开心的事或让人烦恼生气的事一定要先平静下来。可以听一首节奏舒缓的歌曲，这样不仅能让烦躁的心平静，还能为以后的音乐胎教打下良好的基础。

推荐曲目：《大海啊，故乡》《孤独的牧羊人》《青花瓷》

情绪胎教

♥ 良好的情绪有助于优生

准妈妈时常拥有好心情，非常有助于优生。在感情融洽、气氛和谐的环境中生活，宝宝也会在子宫内安然舒适地发育成长。

情绪波动时，读《心灵鸡汤》

《心灵鸡汤》以简短、精练的语言为读者讲述了一个个充满哲理的小故事，这些小故事以浅显的语言表述着生活的道理和人间的真情。读的时候，可以在我们心灵的每一个角落点燃温暖和快乐，是准妈妈自我调节情绪的良方。读的时候，精神也会不知不觉地投入进去，什么烦恼、忧愁、苦闷都会随之烟消云散。

推荐片段欣赏：把微笑送给自己

把微笑送给自己，就会为自己擦洗伤痛。在生命之旅中我们必须有这样一种风度：失败与挫折，仅仅是一个记忆，只会使我们更加成熟。带着伤痕给自己一点微笑，才是人生的又一份精彩。

把微笑送给自己，就会给自己一份从容。面对争奇斗艳的鲜花，我们会欣赏但不会陶醉，面对袭来的风雨，我们会应对但不会逃避。虽然我们不能停下奔波的脚步，但我们会掌握脚步的节奏。

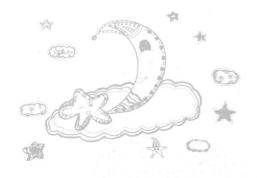

♥ 跳动的音符帮助你稳定情绪

推荐曲目：贝多芬《月光曲》

贝多芬创作的《月光曲》节奏缓慢、婉转、流畅、安静、和谐，会让人不禁联想到月光的柔美，是非常适合孕早期胎教的曲目。准妈妈心情不好的时候，不妨听一听。关于这首钢琴曲的创作由来，还有一个动人的小故事，可以配合音乐一同欣赏。

有一天晚上，贝多芬在维也纳的郊外散步，经过一幢简陋的木屋，里面传来一阵琴声，那曲调正是他写的一首钢琴奏鸣曲。他感到非常惊讶：在这样贫苦的人家，竟有人会弹这么高难度的乐曲。

正当贝多芬沉醉于曲子的时候，琴声忽然停止了。一位少女的叹息声响起："不行，这段太难了，我弹不好，如果能听听贝多芬本人弹奏，该有多好。"一个沮丧的声音接着说："要不是穷，我一定买一张入场券，让你去欣赏贝多芬的演奏。""哥哥，没关系的，不要难过。"少女安慰道。贝多芬听了十分感动，敲门进去，在暗淡的烛光下，看到一个皮匠在角落做鞋，而一架旧钢琴前则坐着一个盲眼少女。贝多芬告诉皮匠自己是一个音乐家，想弹一首曲子给这位姑娘听，随即从头到尾弹出了自己的奏鸣曲，美妙动听的琴声回荡在小屋中。当兄妹二人知道这位客人就是他们敬仰的贝多芬时，感动得热泪盈眶。

突然一阵风起，把蜡烛吹灭了，皎洁的月光从窗口射进一道银光，照射在钢琴上，这样感人的时刻，贝多芬脑海中一连串的曲调像泉水般涌现，他高兴地对女孩说："我就以这月光为题，即兴弹奏一曲吧。"而这就是举世闻名的《月光曲》。

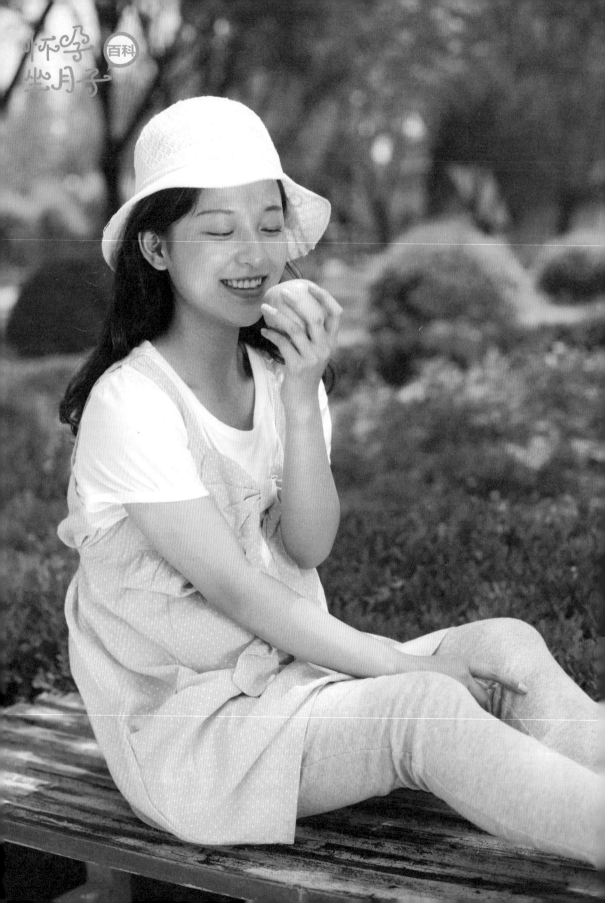

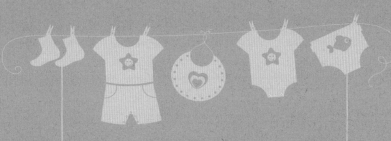

怀孕第2月

（5~8周）

感知宝宝的到来

在喜悦中度过孕1月

在紧张和期待中迎来孕2月

被冠上"准妈妈"的头衔

一定很激动吧

但是，孕吐突然来袭

开始感觉孕期很遭罪

开始变得烦躁焦虑

开始领悟"母亲"的真谛

5周

可爱的"小海马"

宝宝周周看

怀孕5周时，胚胎形成，大约有6毫米，外观很像小海马。神经系统和循环系统在这个时期最先开始分化。

胚胎的主要器官是由胚层分化而来的。胚泡着床后，在第5周形成内、中、外3个胚层，外胚层分化成神经系统、眼睛的晶状体、内耳的膜、皮肤表层、毛发和指甲等；中胚层分化成肌肉、骨骼、结缔组织、循环系统、泌尿系统；内胚层则分化成消化系统、呼吸系统的上皮组织及有关的腺体、膀胱、尿道及前庭等。由此，胚胎的主要器官逐渐出现并生长。

在怀孕4~5周时，胚胎的神经、心脏、血管系统很敏感，最容易受到损伤，许多先天畸形都发生在这一时期，因此准妈妈在此时要格外注意，不要接触X射线和其他射线，不要做剧烈运动，并避免感冒、受凉，避免吃药，多吃营养、健康的食物。

准妈妈身体变化

此时，从外观上仍然看不出什么变化，不过身体内部的子宫已经开始慢慢膨胀，以便为胚胎发育拓展出合适的空间。

另外，月经周期规律的准妈妈此时就会感觉异常了，超期如此之久是少见的事，她们可以敏感地意识到自己是怀孕了。

如果仔细观察，身体还有其他变化，比如乳房敏感、胀痛，乳头触痛等，这些表征在初次怀孕的准妈妈身上会表现得更加明显。部分准妈妈在胚胎着床时阴道会有极少量的出血，这些都是正常现象，准妈妈无需担心。

有些心思细腻、敏感的准妈妈还会在此时感觉到一种异于往常的充实感，这是孕激素在起作用，也是提醒准妈妈怀孕的一种方式。

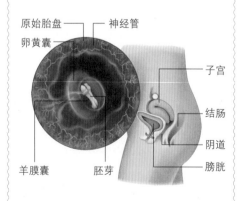

原始胎盘　神经管
卵黄囊
子宫
结肠
阴道
羊膜囊　胚芽　膀胱

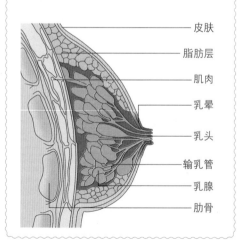

皮肤
脂肪层
肌肉
乳晕
乳头
输乳管
乳腺
肋骨

第5周特别提醒

♥ 到医院确认怀孕

即使自己已经在家里用验孕纸验过结果呈阳性，要再去医院验 1 次，进行确认。到医院做 B 超检查，可以估算出胎宝宝的胎龄，还能看出是否有宫外孕、葡萄胎等。检查当天准妈妈应该穿宽松、易穿脱的衣服和鞋子，挂妇科号，接下来按照医生指示做即可。

如果经过医生检查，你确实怀孕，并且胚胎一切正常的话，那么恭喜你，你已经成为一名真正的"准妈妈"了。

♥ 及时到医院建档

建档的时间	一般是从发现怀孕到孕 8 周，但由于不同地区的医院要求不一样，所以在此提醒准妈妈，最好提前咨询好时间
及时建档的必要性	一旦出现突发事件，孕妇肯定要被送去最近的医院进行急救，医生普遍会采取检查档案记录的方法，尽量用最快的时间做出相应的急救措施，如果没有建档或建档不及时，医生就没有参考的依据，在应对紧急、突发事件的时候浪费很多不必要的时间，这样对准妈妈极为不利
所需证件	户口本、身份证原件、准生证、医保卡、户籍证明（仅限外地户口），有检查记录的话要带上，没有也不用刻意去做检查，因为建档的时候会有基本的检查项目
建档步骤	1. 带上结婚证、户口本、双方身份证原件到街道办事处办理准生证（办理准生证细节在第 102 页有具体介绍）； 2. 到居委会办理、领取围产手册； 3. 到相应医疗社保医院办理母婴健康手册； 4. 排队、挂号（一般排队的时间很长，要提前做好准备，不要一个人去）； 5. 医生会将准妈妈的围产手册和母婴健康手册放在一起，然后填一下基本信息，统一收藏、保存，这就是准妈妈的档案了
基本检查项目	B 超、验血、验尿、心电图、分泌物、肝功五项等
填表格前该知道	第一次建档需要填姓名、年龄、家庭住址、结婚年龄、月经情况、既往怀孕情况、既往病史、有无外伤史、对药物过敏史、家族中有没有遗传性疾病、怀孕前和怀孕后是否用过特殊药物、是否接受过放射线等。同时还要记录准爸爸的年龄、家族有无特殊疾病等情况，所以与这些相关的资料一定带上
注意	关于建档的相关流程或证件各地可能会有区别，最好提前咨询清楚

准妈妈饮食宜忌

♥ 孕早期应重点摄入的营养素

在孕早期，只要准妈妈不偏食、不挑食，做到饮食平衡，日常饮食基本可以满足自身和胎宝宝的需要，没有必要大补特补。不过，一些重点营养素还是要补充的，因为它们都是宝宝在初期发育所需的关键营养。

名称	作用	每日需求	补充途径	食补选择
蛋白质	构成胎宝宝身体细胞的基础物质	70克	食补	鱼类、肉类、蛋类、奶类、豆类
脂肪	胎宝宝构建细胞膜、神经组织、激素等的主要物质	25克	食补	橄榄油、花生油、大豆油、葵花籽油等植物油脂
碳水化合物	参与胎宝宝身体每一个细胞的构建	150克	食补	大米、面粉、红薯、土豆、蔗糖等
维生素A	促进胎宝宝皮肤、胃肠道、肺部的健康发育	0.8毫克	食补	鱼子、牛奶、动物肝脏、禽蛋、芒果、杏、黄绿色蔬菜、鱼肝油等
维生素B$_6$	促进胎宝宝中枢神经系统发育	1.9毫克	食补	糙米、大米、燕麦、蛋黄、鸡肉、鱼类、动物肝脏、酵母、麦芽糖等
维生素C	增强免疫力、维持口腔健康	100毫克	食补	番茄、胡萝卜、南瓜、青椒、菜花、油菜、大枣、草莓、樱桃、柑橘、苹果、猕猴桃等
叶酸	预防胎宝宝神经管畸形	0.4~0.8毫克	叶酸补充剂、含叶酸的食物	所有含维生素C的食物都含有叶酸
镁	促进胎宝宝身高、体重、头围的良性发育	300~350毫克	食补	小米、玉米、紫菜、海米、豆类食品、蘑菇、核桃、花生、芝麻、杏仁等

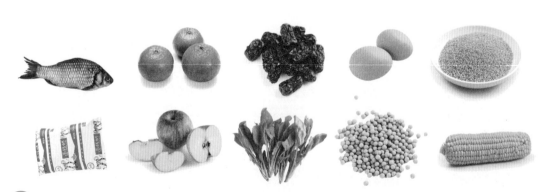

❤ 怎样吃蔬菜更有营养

明确吃多少蔬菜才足够：研究表明，在孕早期每天吃 3 份黄色蔬菜和绿叶菜、2 份其他种类的蔬菜（每份约 100 克），就可以满足准妈妈和胎宝宝所需的营养。

尝试不常吃的蔬菜：准妈妈可能偏爱吃一种或几种蔬菜，这样可能会导致从蔬菜中获取的营养不够平衡，出现"该补充的还是缺乏，不该补充的却又过量"的现象，不妨吃一些以前很少吃的蔬菜，如经常被忽略的西葫芦、番木瓜、紫甘蓝、水萝卜、芹菜叶、橄榄菜等。

喝蔬菜混合汤：喝新鲜的蔬菜混合汤会让准妈妈吃到两种以上的食物。而且经过加热后，食物的营养大部分都会留在汤中，喝下去后更容易被人体吸收，比如番茄紫菜虾皮汤、菠菜鸡蛋汤等。

生吃某些蔬菜：某些蔬菜生着吃，营养吸收会更好，比如用生蔬菜条蘸酱或其他调料等，还可以凉拌一些准妈妈喜欢的开胃小菜，如凉拌芹菜花生、凉拌黄瓜丝、凉拌番茄、凉拌木耳等都是不错的选择。

把不爱吃却有营养的蔬菜装饰一下：如果不爱吃某一样菜，可以将它们装饰一下，比如把煮好的胡萝卜和土豆掺在一起捣成泥、在炒好的混合蔬菜上浇喜欢的调料、用番茄酱或牛肉酱拌蔬菜面等。把自己不爱吃的菜混入其中，就可以"偷偷"吃掉了。

❤ 每天一杯鲜果汁

每天一杯鲜果汁，不仅营养、美味，还可以缓解孕早期难受的孕吐现象，并且流质的果汁要比生吃水果更容易被身体吸收。这样，宝宝也能更好地吸收妈妈输送的营养，长得健康。准妈妈可以用来榨果汁的水果有橙子、苹果、雪梨、芒果、猕猴桃等。

提醒：可以将两三种水果混合在一起，也可以在鲜榨果汁中加入蜂蜜、冰糖和一些蔬菜或粗粮，这样口感会更好，营养也会更均衡，比如番茄胡萝卜汁、苹果玉米糊、蜂蜜橙子汁、冰糖雪梨汁等。

❤ 山楂、桂圆不宜多吃

孕早期，准妈妈的妊娠反应会逐渐加重，从而偏爱吃酸甜类的食物，这很正常，但要注意的是山楂及其制品不宜多吃。现代医学证实，孕妇大量食用山楂食品，会刺激子宫收缩，严重的甚至导致流产，所以准妈妈一定不要过量食用，但偶尔吃上几片山楂片缓解孕吐还是可以的。

桂圆对于孕妇，特别是对孕早期的妇女来说，是一种"禁果"，因为桂圆虽然能滋补气血、益心脾，但它性温味甘，能助火燥，非常不适合孕妇食用。

中医认为，妇女受孕后，阴血会聚以养胎，所以大多数的孕妇都会有阴血偏虚的现象，而阴虚常常会滋生内热，使人体出现大便燥结、口苦口干、心悸燥热、舌质偏红等胎热盛、肝火旺的症状。所以准妈妈要常食一些清凉、滋润的食品，显然热性的桂圆是不适合的。

小贴士：分娩前吃桂圆能增加产力

孕期虽然不宜多吃桂圆，但是分娩前是可以吃的。千百年来，桂圆以滋补气血、益心补脾被作为滋补良药，由于分娩时要消耗较大的体力，体质较弱的产妇临产前喝上一碗温热香甜的桂圆汤，对增加体力、安定情绪有很大帮助。

馄饨鸭

材料：光鸭 1 只，猪肉 50 克（肥瘦各半），面粉 150 克，熟笋片 75 克，虾子 3 克，姜片 15 克，葱结 15 克，酱油、盐、白糖、香油各适量。

做法：❶ 光鸭从脊背剖开，去内脏、鸭臊，留肫肝，再取鸭肉片 50 克，洗净后放开水锅内烫洗，取出再洗净。

❷ 猪肉斩蓉放碗中，加酱油、白糖、盐、虾子搅拌成馅。

❸ 面粉用水调和，擀成馄饨皮，包入肉馅，捏成馄饨待用。

❹ 炒锅内放竹垫，鸭肉片朝下放入，加姜片、葱结、清水，上中火烧沸，撇去浮沫，加盖，移微火焖烧 3 小时，至肉软烂。

❺ 捞出肫肝切片，与笋铺在鸭身上，加盐、香油，用中火烧沸，同时将馄饨另用沸水锅烧熟捞出，放入鸭肉即可。

功效：鸭肉中的脂肪酸熔点低，易于消化，所含 B 族维生素和维生素 E 较其他肉类多，能为准妈妈和胎宝宝提供足够的营养物质，同时鸭肉中含有较为丰富的烟酸，是构成人体内两种重要辅酶的成分之一，对宝宝的成长发育具有积极作用。

新鲜蔬菜沙拉

材料：生菜 20 克，苦苣 15 克，黄瓜 1 根，小番茄、橄榄油、醋、盐各适量。

做法：❶ 生菜撕碎；黄瓜切片；苦苣切条；小番茄对半切开，备用。

❷ 将适量的橄榄油、醋和盐调成汁。

❸ 将生菜、黄瓜片、苦苣混合在一起，加入调好的汁，再加入小番茄，淋入 2 小匙橄榄油，拌均匀即可。

功效：蔬菜中含有多种维生素、矿物质以及相关的植物化学物质等都是有效抗氧化剂，所以蔬菜不仅仅是低糖、低盐、低脂的健康食品，同时还能够对各种疾病起到有效的预防作用。

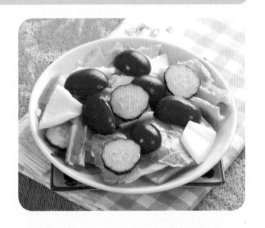

营养水果沙拉

材料：香蕉、草莓、小番茄、黄瓜、苹果、梨等任选 3 种，酸奶适量。

做法：❶ 将水果洗净、去皮和核，切成 1 厘米见方的小块。

❷ 倒入新鲜酸奶，以没过水果为好，拌匀即可。

功效：这款沙拉不仅味道清新可口，可以缓解孕妈妈孕早期的孕吐现象，而且营养元素较全面，对宝宝的发育十分有益。

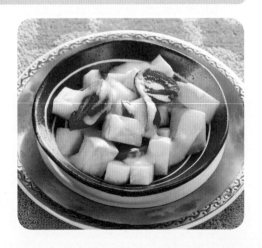

准妈妈生活宜忌

♥ 好心情是保胎的好方法

拥有好心情是最好的保胎方式之一，因为愉快、欢乐的情绪会通过胎盘间接传递给胎宝宝，能让他在快乐和爱中成长。

万能"开心"秘方

1 听音乐：情绪焦躁不安时，不妨借助音乐来平复躁动的心。采取准妈妈觉得最舒服的姿势，躺在床上，或者靠墙而坐，静静地聆听自己喜欢的音乐，让自己的情感充分融入音乐的美妙意境中去。

2 倾听自然之声：每天清晨睁开眼睛前，先聆听下窗外的声音：风声、鸟鸣、雨点敲打窗棂的声音……这些来自大自然的天籁之音，会让心情变得格外轻松愉悦。

3 想象：一种很好的消除紧张的方法，要想象一些美好的事情，或是美好的事物。比如想象一下宝宝未来的模样；和老公恋爱时快乐、温馨的场景等。

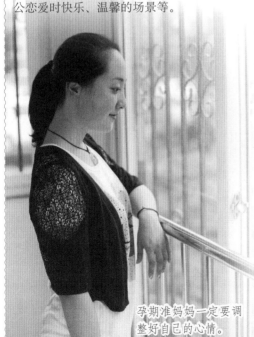

孕期准妈妈一定要调整好自己的心情。

4 唱歌：唱歌不仅能平复心中的焦虑，而且对于胎宝宝来说也是很好的语言胎教，不要管是否会唱、是否记住了歌词，只要跟着音乐尽情地歌唱即可。

情绪有波动时，把自己当成诗人

在心情不好的时候读一首自己喜欢的诗歌，读的过程中可以把自己想象成一名诗人，联想一下诗中的意境，感受作者写这首诗的心情，可以是亲情、爱情、风景或是离别的愁绪和欢聚的喜悦，这些人世间真挚的感情会使准妈妈忘却烦恼和忧愁。

诗歌推荐：泰戈尔《金色花》

假如我变成一朵金色花，只是为了好玩，长在那棵树的高枝上，笑哈哈地在风中摇摆，又在新生的树叶上跳舞，妈妈，你会认识我么？

你要是叫道："孩子，你在哪里呀？"我就暗暗地在那里匿笑，却一声儿不响。我要悄悄地开放花瓣儿，看着你工作。当你沐浴后，湿发披在两肩，穿过金色花的林荫，走到做祷告的小庭院时，你会嗅到这花的香气，却不知道这香气是从我身上来的。

当你吃过中饭，坐在窗前读《罗摩衍那》，那棵树的阴影落在你的头发与膝上时，我便要投我小小的影子在你的书页上，正投在你所读的地方。但是你会猜得出这就是你孩子的小小影子吗？

当你黄昏时拿了灯到牛棚里去，我便要突然地再落到地上来，又成了你的孩子，求你讲故事给我听。"你到哪里去了，你这坏孩子？""我不告诉你，妈妈。"这就是你同我那时所要说的话了。

♥ 避免感冒，不要随意用药

感冒，尤其是流感对准妈妈的健康和胎宝宝的正常发育有一定影响。因为，孕妇在妊娠期心脏负荷较重，感染流感后的发病症状也会较常人严重，往往要遭受更多的痛苦。另外，流感病毒长期积存体内，还可能导致胎宝宝发育畸形，严重的甚至流产。感冒期间用药物不慎也会对胎宝宝发育造成影响，因此在整个孕期，尤其在怀孕头3个月内，要特别重视预防流感。

准妈妈感冒了怎么办

1 感冒初期喉咙又痒又痛时，用浓盐水（含盐量0.9%以上的盐水）每隔10分钟漱口及咽喉1次，10次左右即可见效。

2 在保温杯内倒入42℃左右的热水，将口、鼻置茶杯口上方，不断地吸入挥发的热蒸汽，一日3次。

3 喝鸡汤可减轻感冒时流涕、鼻塞等症状，而且对清除呼吸道病毒有较好效果。

4 如果上述方法都不管用，建议立刻就医。

提醒：如果准妈妈感冒较重、有高热的话，除一般处理方法外，应尽快降温，可用物理降温法，具体做法是在颈、额部放置冰块或用酒精涂裸露在外的皮肤等。在选用药物降温时，一定要有医生指导，千万不能乱用退热药。

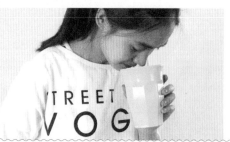

♥ 环境污染，最好有防护措施

在家或办公室，让植物净化空气污染物

能吸收有毒化学物质的植物

1 芦荟、吊兰、虎尾兰、一叶兰、龟背竹等可以清除空气中的甲醛、苯等有害物质。

2 常青藤、铁树、菊花等能有效地清除二氧化硫、乙醚、乙烯、一氧化碳、硫、氟化氢、汞等有害物。

3 天冬可清除空气中的重金属微粒。

能杀病菌的植物

1 玫瑰、桂花、紫罗兰、茉莉等芳香花卉产生的挥发油具有显著的杀菌作用。

2 紫薇、茉莉、柠檬等植物，5分钟内就可以杀死白喉杆菌和痢疾杆菌等病菌。

3 仙人掌等原产于热带干旱地区的多肉植物，其肉质茎上的气孔白天关闭，夜间打开，在吸收二氧化碳的同时制造氧气，使室内空气中的负离子浓度增加。

外出，远离空气污染源

如果准妈妈居住的环境有空气污染源，如化工厂、核电站等，有条件的最好搬离，不能搬离的可以每天到植物较多的公园散步。另外，还要做到出门时穿防辐射服、戴口罩（透气性要好）；出入公共场合要远离咳嗽、流鼻涕的人，因为他们身上极有可能带有细菌和病毒（流感病毒等）；回到家后第一件事就是用有杀菌功效的香皂洗手，以免传染性疾病乘虚而入；经过空气污染较严重的地方后，应立刻回家换掉外穿的衣服；住宅的垃圾区要尽量远离等。

情绪胎教

怀孕不是准妈妈一个人的事，准爸爸也要适当地参与其中，这样可以增进夫妻感情。虽然现在的胎宝宝还处于初期发育阶段，听不见也感受不到外面的世界，但此时进行情绪胎教还是很有必要的。让准妈妈拥有一个好心情，身心舒畅，对宝宝的发育和将来性格、气质的养成都有积极作用。

♥ 准爸爸也要参与到情绪胎教中来

准爸爸具体可以做些什么

1 要富有生活情趣：早晨陪准妈妈一起到空气清新的公园、树林或田野中散步，嘱咐妻子白天晒晒太阳，让她感到体贴、温暖，心情自然舒畅。

2 处事风趣幽默：妊娠期准妈妈体内激素分泌变化大，会产生种种令人不适的妊娠反应，因而情绪不太稳定，特别需要倾诉。这时唯有风趣的语言及幽默的笑话才能宽慰、开导妻子，也是稳定她情绪的良方。

3 协助准妈妈搞好胎教课程：准爸爸对妻子的体贴与关心、对宝宝的抚摸与"交谈"，都是生动有效的情绪胎教的内容。

> 给准爸爸的温馨提示：
> 1.在思想上明确树立爱妻子、爱宝宝的观念，做到全心全意、任劳任怨，全力为妻子和宝宝服务。
> 2.搞好家庭清洁卫生，消除家里的一切污染，保持室内空气清新，防止妻子感染疾病，提醒妻子不要乱服药。

♥ 准爸爸的"悄悄话"

爱子先爱妻

准爸爸参与胎教要遵循"爱子先爱妻"的原则，以能为妻子创造良好的环境、缓解紧张情绪为主，可以给妻子唱一些代表幸福的、曲调愉悦欢快的歌，一起回忆一下当年的美好。

歌曲推荐：《嫁给我你会幸福的》《浪花一朵朵》

这两首歌的歌词真实、平凡、感人。旋律优美轻快，虽然没有古典乐曲或钢琴曲的境界，但是平凡才是最真实的美，才最能勾起美好的回忆。当准爸爸温柔地对妻子唱着让人感动的歌，并对她说出自己的担心，自己有多么爱她和宝宝，相信准妈妈一定会非常感动，不管歌曲唱的是否动听，在她眼里，那都将是世界上最动人的旋律。

宝宝更爱爸爸的声音和抚摸

研究指出，胎宝宝对中、低频率的声音比高频率的声音更敏感，也就是说对准爸爸的声音更敏感。准爸爸低沉、宽厚的嗓音总是能让胎宝宝表现得更积极，所以准爸爸要多跟宝宝交流，说说父子间的"悄悄话"。既可以朗诵一首诗歌，也可以读一个有趣的小故事。另外，胎宝宝还喜欢爸爸的抚摸，当准爸爸用手掌抚摸妻子的腹部时，胎宝宝会随着爸爸的手掌而移动。当然，此时胎宝宝的反应准父母还看不出来，需要等到有了胎动以后才行。

准爸爸给小宝贝取小名

准妈妈此时正受到孕吐的折磨，没有心思给宝宝取小名，这个工作完全可以由准爸爸来完成，以方便和他互动。在胎教的过程中时不时地呼唤宝宝的小名，会给宝宝更好的良性刺激，而且也可以让准爸妈更切实地感到胎宝宝的存在，从而让准妈妈更有信心、更有勇气面对孕产。

6周

既甜蜜又恼人的孕吐来了

宝宝周周看

进入孕6周，胚胎的成长依然迅速，尤其是大脑不断增长起来。胚胎的心脏开始划分心室，并进行有规律的跳动；心脏开始供血，血液循环系统建立起来，并且开始工作。另外，肝脏、脾脏、肺脏、肾脏都有了雏形并开始发育。此时胎宝宝的四肢则是细嫩的幼芽。

胎宝宝现在的形状像个C字，面部有小黑点，那是将来的眼睛；小的空洞是鼻孔；深凹下去的地方将来是耳朵，手和脚看上去像划船的桨。

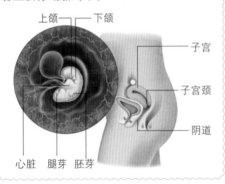

上颌　下颌

子宫

子宫颈

阴道

心脏　腿芽　胚芽

准妈妈身体的变化

在孕6周，准妈妈从外观看来依然没有什么明显变化。但乳房敏感、白带增多的现象依然存在。仔细观察，乳晕和乳头的颜色变深，乳房更加柔软，这都是激素的改变导致的。

这一周大多数的准妈妈妊娠反应开始明显起来，食欲不佳，伴有恶心、呕吐、唾液分泌多，并且精神不济，常常不愿做家务，不愿运动，兴趣低落，不愿多说话，只想静静地待在家里。这是因为胚胎的发育消耗了准妈妈太多能量的缘故。在这个时期准妈妈要尽量保证休息，感觉劳累就要立刻休息。不想运动的话，也不要强迫自己运动。

小贴士：没有早孕反应，胎宝宝是不是有问题

虽然，大部分的准妈妈都有早孕反应，但这不代表没有就是不正常的。有的准妈妈体质好，精力旺盛，可能就不会受太大影响；还有的准妈妈感觉没那么敏锐，又善于调节，反应也会比较轻微；还有的准妈妈开始的时候没什么反应，到孕早期的后半段可能会有几天比较严重的反应。这些都是正常的，不代表胎宝宝出现了问题。

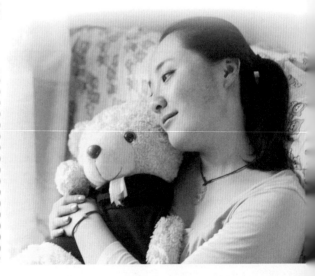

第6周特别提醒

♥ 白带增多，细心观察

准妈妈阴道白带增多是有区别的，一定要细心观察。如果白带只是量比较多，没有恶臭、没引起瘙痒、没有特别的颜色，则属于正常的现象，无须特别处理。但是如果白带颜色较黄、气味难闻或夹带着阴部瘙痒感，那就要尽快去医院做一次详细的检查，做到防患于未然，以免错过最佳的治疗时机，影响胎宝宝健康发育。

♥ 私密部位要细心呵护

不要忽略阴部瘙痒感

由于激素的影响、腺体分泌旺盛、外阴湿润、心理作用等很多原因，准妈妈经常会有阴部瘙痒的感觉，你也许觉得这没什么，只是怀孕的正常现象，这么想就错了。有的阴部瘙痒感是不能被忽略的，要小心妇科病引起的阴道瘙痒、白带增多、白带异常。

聪明的准妈妈应该及时去医院就诊，确定引起阴部瘙痒的真正原因，然后在医生的指导下进行治疗。在日常养护中也需要加倍关心私密处的卫生，以此来保证阴道的健康，为将来的分娩创造良好的环境。

呵护私密部位，要这样做

1 保持外阴清洁、干燥，勤换内裤，洗护用具专人专用；用过的内裤、毛巾、盆均应用开水烫洗，要在太阳下暴晒而非晾晒。

2 尽量不使用公共场所的设施，如游泳池、浴室、卫生间等，注意预防交叉感染。

3 内衣宜柔软宽松，以棉织品为宜，避免贴身穿戴尼龙羽绒、尼龙及毛织品衣服；避免内裤与袜子同洗；不穿化纤内裤、紧身牛仔裤。

4 怀孕后外阴的冲洗是允许的，但是绝对不要进行阴道冲洗。

♥ 做好这四件事，预防流产

孕早期，胎宝宝虽然在快速生长，但胚胎很不稳定，稍有不慎可能就会导致流产，所以一定要保护好自己。

1 **注意个人卫生**：怀孕后，阴道的分泌物会增多，外阴部也容易被细菌感染，所以准妈妈要经常清洗私处，保持卫生，还要勤洗澡、勤换内裤。

2 **适当的运动**：在孕期，适当地活动一下身体是很有必要的。孕早期的适当运动还能增强准妈妈的体质，让强健的体魄来保护胎宝宝。但要注意，在运动的时候要以强度中等、动作幅度适中的运动为主，还要避免受到外伤。

3 **服用蜂蜜**：每天早晚各服用 1 次蜂蜜，可以补充怀孕期间母体和胎宝宝所需的多种微量元素，还能促进体内的有害物质从尿液中排出。

4 **增加 1 小时睡眠**：每天增加 1 小时的睡眠时间，能帮身体贮存充足的氧气，让宝宝在子宫里也能"呼吸顺畅"。

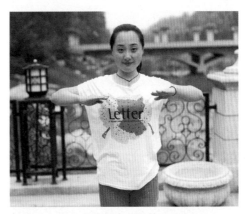

保持适当的运动是很有必要的。

准妈妈饮食宜忌

♥ 补充水分，首选白开水

白开水的益处

1 白开水最容易解渴，有调节体温的作用，能输送身体所吸收的各种养分，还有清洁身体内部杂质的功能。

2 白开水具有较强的生物活性，对促进细胞新陈代谢、能量转换、血液循环和维持电解质平衡，都非常有利。

3 白开水中的矿物质含量对人体是最适宜的，是孕期的最佳饮品。

特别注意事项

1 沸腾3分钟：在喝水的时候，将水充分烧沸3分钟后再饮用。平常饮用的自来水，都是经过氯化消毒灭菌处理的，水温达到100℃的时候，水中的有害物质大量减少。为了孕妇和胎宝宝的健康，要避免长期喝未烧开的水。

2 不喝过夜水：久置的开水中含氮的有机物会被分解成亚硝酸盐，亚硝酸盐对身体的危害很大，它具有很强的与体内血红蛋白结合的能力，会妨碍血液正常的运氧功能，所以开水最好当天喝完，不要喝隔夜的。

♥ 少食多餐，想吃就吃

1 怀孕以后，子宫的不断增大会挤压到孕妈妈的胃部，尤其是到了孕晚期，胃部不适感将会更加明显。从现在开始就养成少食多餐的习惯，慢慢调节好胃的消化功能，会让准妈妈以后少受很多罪。但是，也不能让胃饿着，只要每次不吃太饱，饿了再吃，不饿也不必勉强，顺其自然才最有益。

2 孕早期，由于血糖偏低、进食不足会产生酮体，准妈妈易发生食欲缺乏、轻度恶心和呕吐的症状，此时要多吃粗粮等含糖较多的食物，以提高血糖、降低酮体。同时要少食多餐。能吃多少就吃多少，不必太介意营养够不够的问题。可以多吃些核桃、海鱼、木耳等，它们有助于胎宝宝神经系统发育。

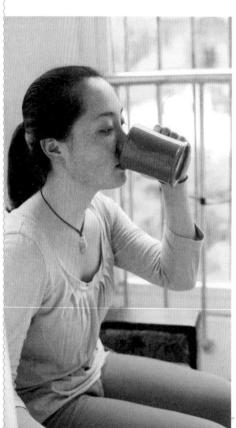

♥ 清淡饮食，避免油腻

在孕吐反应严重的孕6周，饮食宜清淡，避免咸腥油腻。要做到以下几点：

1 食用清淡爽口、易消化、少油腻的食物。

2 烤面包、烤馒头片和饼干等食品能减轻恶心、呕吐的早孕反应。

3 在搭配合理、食物均衡的前提下，尽量顺应口味和嗜好。

4 慎食腌制或熏制食品。

5 从怀孕起到哺乳结束忌食皮蛋等含铅食物。

6 烹调时少放调味品。

7 不用铝制锅具和餐具，不食用制作中加入明矾的油条等食物。

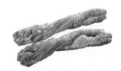

小贴士：为什么要慎服中药

许多人认为，孕期服药应选用中药，因为中药自然无害，没有化学添加剂。其实这种观点是错误的。因为，中药的成分非常复杂，对生殖细胞的不利影响不易被察觉。不论服用中药还是西药，都要在医生的指导下进行，才是对孕妇自己和宝宝都负责的做法。

♥ 既缓解孕吐又有营养的食物

孕吐是早孕反应的一种。妊娠以后，大约从第5周开始（也有更早开始的）会发生孕吐。特别在早晚会出现恶心，没有任何原因就发生呕吐。本来正在安稳地吃饭，可一闻到味道就恶心，食欲彻底消失了，所以给准妈妈推荐一些既营养又能缓解孕吐的食物。

1 **饮品**：柠檬汁、苏打水、热牛奶、冰镇酸奶（不要太凉）、纯果汁等。

2 **谷类食物**：面包、麦片、绿豆大米粥、八宝粥、玉米粥、煮玉米、玉米饼等。

3 **奶类**：酸奶、奶酪、奶片、黄油等。

4 **蛋白质多的食物**：瘦肉、鱼类、蛋类等。

提醒：瘦肉和鱼肉在烹饪时要以清炖、清蒸、水煮为主要方法，如清蒸鱼等菜肴。还要记住尽量不采用油炸、油煎、酱制等味道厚重的方法，如酱肉、酸辣鱼等菜肴。

5 **蔬菜水果类**：各种新鲜的蔬菜、水果，但不要过量食用含糖量特别高的水果，如西瓜。

提醒：新鲜的果蔬可以凉拌、素炒、炝、醋熘、清炖等，还可以做成好看、美味的果蔬沙拉，这都是缓解孕吐的有效方法。

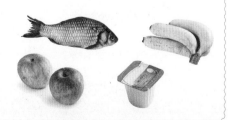

本周营养食谱推荐

开胃糖醋鱼

材料：黄花鱼 1 条，葱花、蒜蓉、白糖、醋、淀粉、水淀粉各适量。

做法：❶ 在黄花鱼身上斜切几刀，用盐、淀粉拍在鱼上。

❷ 锅置旺火上，将鱼浸油炸至身硬捞起，将鱼翻炸，捞起上盘。

❸ 锅里留余油少许，放葱花、蒜蓉、白糖、醋，用水淀粉勾芡，淋在鱼面上即成。

功效：孕早期，许多准妈妈会没有胃口。这个时候不妨做一道糖醋鱼，鱼营养丰富又便于消化，同时糖醋汁又可以促进食欲。

孕妇安胎养生粥

鲤鱼枣粥

材料及做法：取鲤鱼 1 尾，大枣 6 枚撕开，与鲤鱼同煮，加少许盐，可预防胎宝宝生长过慢。

红枣阿胶粥

材料及做法：阿胶 30 克捣成末备用，先煮糯米粥，快熟时对入阿胶末，搅匀温食即可，可治疗胎动不安。

缓解孕吐食疗方5则

生姜橘皮

材料及做法：生姜 10 克，橘皮 10 克，加红糖，煮成糖水作茶饮。

梅干菜猪瘦肉

材料及做法：梅干菜 15 克，榨菜 15 克，猪瘦肉丝 100 克，盐适量，共煮汤服，常服，可辅助治疗妊娠呕吐。

韭菜姜汁

材料及做法：生姜 20 克，韭菜 50 克，生菜 50 克，共捣烂取汁服，每日 2 剂，7 天为一疗程，可缓解孕吐现象。

梨丁香

材料及做法：梨 1 个，丁香 15 枚，梨去核放入丁香，密闭蒸熟，去丁香食梨，对治疗妊娠呕吐有一定作用。

鲜柠檬汁

材料及做法：鲜柠檬 500 克去皮、核，切小块，放入锅中加 250 克白糖浸渍 24 小时，再用小火煨熬至汁液耗尽，待冷却再拌入少许白糖即可食用。每日 1 剂，日服 2 次，可缓解孕期晨吐。

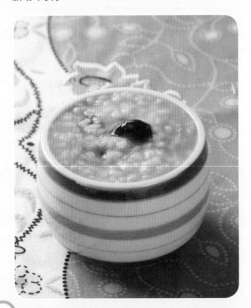

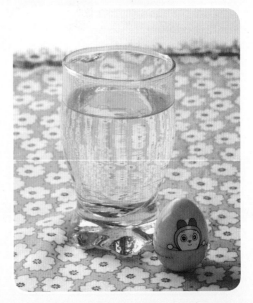

准妈妈生活宜忌

♥ 5个小妙招帮你减轻恶心呕吐

1 食欲不佳时，一定要投胃口所好。一般孕早期的孕妇都喜欢吃酸味的食物，不妨在身边时常备一些橘子、梅子干之类的小零食，也可以让准爸爸做几道酸爽开胃的小菜。

2 尽可能避免空腹，每天少食多餐，每次进食量不必过多，以吃容易消化的食物为原则，如面包、饼干、牛奶、藕粉、稀粥、蜂蜜及各种新鲜水果等。

3 汤类和油腻食物最容易引起恶心或呕吐，在进餐时尽量不要过多喝汤，还要避免吃油炸或辛腥的食物（烧烤、炸串、大排档的海鲜）。

4 每天要注意休息，至少保持 8 小时睡眠，但也不要经常躺在床上不活动，应该适当外出散步，并避开强烈的刺激气味环境，如闷热的房间、厨房及吸烟环境等。

5 生活中要避免不良的心理刺激，有什么烦心和愁苦要及时说出来，这比一个人生闷气、闹情绪要好得多，而且精神上的愉悦对宝宝的生长发育才有好处。

提醒：什么方法都不管用的话，可以在医生指导下适当服用维生素 B_6。

♥ 不要做激烈的运动

运动可以防止妊娠中体力衰弱的症状，并能帮准妈妈增加身体的肌力和持久力。这一周，可以练习跳慢步交谊舞。慢步交谊舞对孕妇而言是一项很好的活动，有利于身心的调节和健康，并且在整个孕期都可以跳，但要注意跳舞的场所，如果空气不好最好不要参与，更不要让自己的身体过于疲劳。

♥ 停止性生活

孕早期，胎宝宝还不稳定，为了宝宝的健康发育，最好停止性生活，因为这时候是容易发生流产的危险期，尤其是有流产高风险的大龄孕妇和有过流产史的孕妇。此时，胎盘和子宫壁的连接还不太紧密，如果性生活不当，可能会引起子宫收缩造成流产，所以夫妻生活还是先按"暂停键"比较好。

♥ 适当参加社会活动

准妈妈怀孕之后千万不要把自己隔离了，要经常参加社会活动。不要以为怀孕后会变丑，变笨，不愿意让别人看见自己这个形象。还有一些准妈妈认为，外出参加活动会影响到胎宝宝，不利于安胎，于是，闭门不出，进行自我封闭。其实，这种做法不仅不利于准妈妈本人的身心健康，也会妨碍胎儿，不利于优生。

孕期适当参加社会活动，能消除孤独感，也不至于与社会脱节，同时，也能让准妈妈更加自信，这对胎宝宝也有好处。

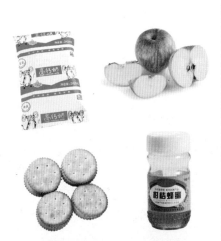

营养胎教

♥ 燕窝的妙用

燕窝具有养阴润燥、益气补中、健脾补肺的作用，适当吃燕窝不仅能使孕妇身体强健，而且能使宝宝出生后更强壮、皮肤更白皙、身体抵抗力更强。但是每个孕妇的体质是不一样的，体质偏寒的准妈妈就不适合吃燕窝了。

孕早期，准妈妈的妊娠反应会逐渐加重，常常会感觉头晕乏力、倦怠嗜睡，并且食欲减退。此时应该吃些燕窝用来保胎，建议每次服用以3~5克、每天或隔天一次为宜。

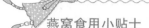

燕窝食用小贴士

每人每次的食用量以3~5克为宜，要先将燕窝置于水中浸泡至松胀，然后用清水洗净后再用小火慢炖。

官燕盏：浸泡4~6小时，小火慢炖约1小时。

屋燕条：浸泡4小时，小火慢炖约1小时。

屋燕丝：浸泡1小时，小火慢炖约30分钟。

燕饼：浸泡3~4小时，小火慢炖1~2小时。

浸泡、清洗燕窝的水不宜食用。

♥ 开胃小吃：凉拌花生芹菜

材料：西芹200克，花生100克，酱油、盐、醋、白糖、香油各适量。

做法：❶ 取西芹嫩茎切段，然后热水焯一下，快速取出，过几遍凉水。

❷ 花生煮熟，过凉水。

❸ 芹菜和花生放入大碗中，加适量调料拌匀，倒入盘中即可食用。

功效：酸甜可口，开胃健脾，止孕吐，缓解晨吐。

焯芹菜的秘诀：把芹菜放碗里，用烧开的热水浇在上面，将较粗的芹菜茎挑出来，再用热水烫一遍即可，不要直接将芹菜放热水锅里烫，那样容易失去脆爽口感。

♥ 鲜果汁DIY：双味猕猴桃汁

材料：猕猴桃2个，蜂蜜、柠檬汁、凉开水、碎冰各适量。

做法：❶ 将猕猴桃洗干净、去皮，与凉开水一起放入榨汁机中榨出果汁，倒入杯中。

❷ 杯中加入蜂蜜、柠檬汁搅匀，投入碎冰即可。

功效：蜂蜜的甜加上柠檬汁的酸让猕猴桃汁的味道更加有层次感，并具有清热生津、健脾止泻、止渴利尿的作用，对缓解孕妇食欲缺乏、消化不良、反胃呕吐有很大的功效。

饮食禁忌：吃了猕猴桃别马上喝牛奶。因为猕猴桃与牛奶同食不但影响消化吸收，还会使孕妇出现腹胀、腹痛、腹泻症状。

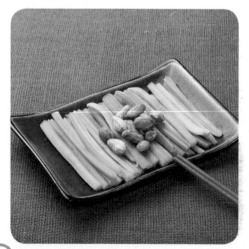

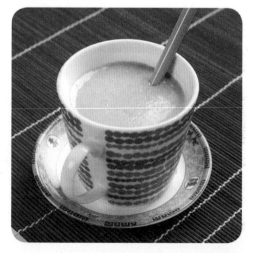

胎宝宝有蚕豆那么大了

宝宝周周看

孕7周，胎宝宝大约有12毫米长，重约4克，形状就像一颗蚕豆，从外表上还分辨不出性别。胎宝宝的心脏已完全形成，心脏部分再也不怕外界的干扰了。此外，胎宝宝的大脑仍然在飞速发育，平均每分钟就有10000个神经细胞产生，迅速发育成前脑、后脑和中脑3个部分，大脑皮质也已经清晰可见。胃和食管正在建造过程中。舌头很快就会建造完成。此前已经形成的各个器官也随着胎宝宝的长大不断增大。

B超上可以看到，胎宝宝的头部向尾部弯曲，眼睛部分有两个黑点——这是眼球，眼睑也出现了。另外，胎宝宝的鼻孔开始形成，耳朵部位明显隆起，外耳开始有小皱纹，而手臂和腿也从小幼芽长得初具形状。还有，胎宝宝的腭部也开始发育。有研究表明，在这个阶段，准妈妈的心情如果不好，胎宝宝就会有唇腭裂的危险。

准妈妈身体变化

胎宝宝的生长消耗了准妈妈的大量能量，本周准妈妈很容易感到饥饿，可能会有"一边觉得很恶心，一边又看见什么都想吃"的感觉。在这种情况下，一定要控制自己，不能饥不择食，要选择健康、营养的食物。另外，可在随身携带的包里放些饼干，预防随时可能来袭的饥饿感。

有的准妈妈现在可能刚刚出现早孕反应，对新出现的反应还很不习惯，身体的不适也加重了情绪的波动。这种状况还要持续一段时间，可能到孕11~12周的时候才会有缓解。所以准妈妈要从现在就开始学会调节自己的生活，包括调节情绪、抑制孕吐等，摸索出对自己最有效的方法，常常练习，相信一定会受益匪浅，使自己较为轻松地度过这段不适期。

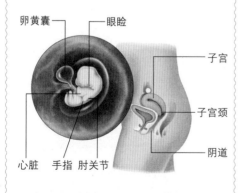

卵黄囊　　眼睑　　子宫　　子宫颈　　阴道　　心脏　　手指　　肘关节

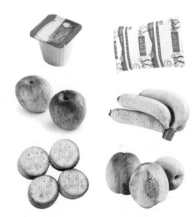

要少食多餐，选择健康、营养的食物。

第7周特别提醒

♥ 阴道出血不一定是流产

阴道出血不一定是流产的征兆，也可能是其他的原因。一般有二种情况：一是与胚胎有关，二是与母体有关，三是受到外界刺激。

与胚胎本身有关

1 自然流产

自诊要点：阴道有少量出血，颜色为鲜红色、粉红色或深褐色。有时还伴有轻微的下腹痛、下坠感和轻度腰酸腹胀。

引起的原因：孕育小生命是一个优胜劣汰的过程，如果胚胎本身有缺损，发育到一定程度胚胎就会被淘汰，多在两个月左右发生流产。早期流产几乎全是由于受精卵有缺陷，导致胎宝宝发育异常造成的，常常不可避免。

处理措施：可以通过卧床静养的方法来缓解出血的情况，如果医生确诊是自然流产，一般会通过手术将子宫内的残留物清理干净，并详细告知调理身体的方法，好为下次怀孕做准备。

2 宫外孕

自诊要点：如果孕囊没有破裂，不会有痛感，出血量较少，一旦孕囊破裂，就会有强疼痛感，而且出血量较多。

引起的原因：因某种原因使受精卵在子宫腔外的输卵管或卵巢、盆腔等其他部位着床，即为异位妊娠。此种妊娠胚胎不能充分发育，往往中途流产而造成阴道出血。

处理措施：及时就医，通过血液检查和腹腔镜手术，将子宫外的孕囊处理掉。

3 绒毛膜下血块

自诊要点：出血量有多有少，由于是在子宫内凝结形成的，因此偏茶色。

引起的原因：包裹胎宝宝的绒毛膜与子宫壁有稍许分离，外侧会形成血块而引起出血，此时胚胎的营养供给会随之受影响。

处理措施：通过静养、稍微休息就可以了，对胎宝宝基本没有影响。

4 葡萄胎

自诊要点：会有持续的阴道出血，且早孕反应严重，子宫的大小大于正常怀孕月份。

引起的原因：由于构成胎盘的绒毛组织变性而异常增殖，形成葡萄串样大小不一的水泡。常有多量间歇性阴道出血,如有白色透明的葡萄串样水泡排出即可确诊为葡萄胎。

处理措施：马上住院治疗，将子宫内的残留物清理干净。在2年内还要随访HCG（人绒毛膜促性腺激素）水平,以防止出现异常状况。

与母体有关

1 孕激素缺乏

自诊要点：阴道少量出血，常比月经量少，血呈鲜红色，有时伴有轻微下腹痛、腰痛及下坠感。

引起的原因：在妊娠前3个月中，卵巢会形成黄体，来维持营养的供给，3个月后，胎盘慢慢形成。在妊娠黄体慢慢萎缩，而胎盘尚未形成之时，容易青黄不接，不能满足胎宝宝所需营养。

处理措施：一般建议多休息，医生会给孕妈妈服用天然的黄体素，如孕酮等，至胎盘发挥功能为止（约12周）。

2 子宫颈管息肉

自诊要点： 出现少量阴道出血，出血量少，有时会反复出血、白带增多。

引起的原因： 如果子宫口附近出现息肉（豆粒大小）后，有时会在分泌物中混杂血液。

处理措施： 子宫颈管息肉大部分是良性的，此时可以放置不管。只有在出现反复出血时才需要进行切除。

提醒： 有时随着怀孕周数的增加，息肉也会随着长大，这对怀孕和分娩是没有任何影响的，不需要用保胎药。

3 宫颈糜烂

自诊要点： 少量的出血或性交时出血、白带增多。

引起的原因： 患有宫颈糜烂的准妈妈，体内雌激素和孕激素水平会不断增高，宫颈糜烂会明显加重，从而导致阴道出血。这种出血与自然流产造成的出血并不相同，不直接影响胎宝宝的发育，只要及时止血仍可正常妊娠。

处理措施： 宫颈糜烂是由慢性炎症的长期刺激引起的，对胎宝宝没有什么太大的影响，由于孕期用药有所禁忌，用药不当会对胎宝宝造成伤害，建议在医生的指导下用一些外用的药物，生产后继续治疗。

与外界刺激有关

自诊要点： 因为受到不同程度的刺激而少量出血，1~2 天内将止住。

引起的原因： 怀孕后，腹腔内处于充血状态，因此会由于外界因素的刺激，引起轻微阴道出血。

处理措施： 对于短时间内就可以止住的出血，不用有任何的负担和担心，只要稍微休息就可以了；如果出血量过多，并伴有疼痛，则要及时就医。

♥ 多休息，保证充足睡眠

孕早期，准妈妈的身体对怀孕还不适应，再加上各种各样的心理压力，就会经常感觉疲劳、浑身无力，影响睡眠。到了孕中、晚期后，挺着一个大肚子，行动又十分不便，也特别容易疲劳。所以从现在开始就应该保证充分的睡眠，让身体休息好，尽快适应做一名孕妇。

提高睡眠质量的方法：

1 为自己减压，寻找发泄情绪的方法。如果遇到什么烦恼要多向准爸爸、周围的亲人朋友倾诉，从他们的关怀中稳定情绪。平时多出外散步、听音乐也是保持良好情绪的方法。

2 睡前控制饮水量，有尿意马上上厕所。为了避免晚上频繁上厕所，睡前 1 个小时尽量不要饮水，但一定不要憋尿，如果尿频现象十分严重，应及时咨询医生。

3 牛奶有很好的镇静宁神作用，睡前可饮一杯牛奶助眠。

4 注意保暖。身体舒适是睡眠的首要前提。若半夜冻醒，不仅影响了睡眠，还会感冒，对准妈妈和胎儿都不利。

5 睡前搓脚心，可提高睡眠质量。经常搓搓脚心，可以促进血液循环，也利于胎宝宝的成长发育，具体做法是：用温水洗脚，擦干后将一条腿盘在另外一条腿上，脚心朝向对侧，双手相互搓另一只脚的脚心，转圈搓至发热，用拇指和食指逐个按摩脚趾，用力不要过大，然后用温水洗手。

准妈妈饮食宜忌

♥ 饮食重质不重量

有些准妈妈生怕胎宝宝得不到足够的营养，每天鸡鸭鱼肉、水果蔬菜没有节制地吃，事实证明，这样做会造成适得其反的效果。

原因是，如果准妈妈吃得太多会加大肠胃的负担，从而引起各种肠胃的不适感，而且摄入和消耗的不均衡会使过剩的营养物质在体内堆积，导致体重超重。超重会使孕妈妈患上妊娠高血压疾病、妊娠糖尿病等孕期并发症的概率增加，还有可能导致胎宝宝过大，增加自然分娩的难度。

因此，准妈妈在孕期切不可盲目进补，首先要弄清楚自己体内缺乏哪类营养物质，然后再相应地补充，还要根据自己的身体状况来制订合理的进补计划，做到饮食重在质而不是量。

提醒：孕早期想要满足胎宝宝的正常发育，每天的热量只需要比孕前增加 300 千卡（1 千卡 = 4.184 千焦）即可。

♥ 新鲜的水果蔬菜更营养

新鲜果蔬营养充足

新鲜的水果蔬菜更有营养，为保证水果蔬菜的新鲜，最好的做法是：当天购买、当天食用。千万不要一次购买超过 3 天的量。

炒蔬菜时应该用大火快炒，这也是尽可能保留维生素的办法之一，能生吃的蔬菜可以做些凉拌菜，但一定要浸泡、清洗彻底，如凉拌土豆丝、酸爽木耳、凉拌花生芹菜等。水果中富含多种营养素，尤其是维生素、矿物质、膳食纤维，糖类与水分也是水果中优越的营养成分。在吃不下

饭的时候，吃个苹果或橘子，都可以达到补充能量与消除饥饿感的作用。

略微蒸煮，让新鲜的果蔬更营养

果蔬要选择新鲜的来吃，但新鲜并不是指要生着吃，有的果蔬只要洗干净、生着吃就很有营养，有的则需要略微蒸煮后才能更营养。有人提出这样一种观点：热会破坏食物中的酶，所以新鲜果蔬还是生吃比较好。其实这种说法是片面的。事实上蒸煮后的新鲜果蔬，营养物质更容易被人体吸收，而且烹煮可以促进果蔬合成一些重要的化合物，比如炒番茄的抗氧化剂含量就是生番茄的 5~6 倍，更能满足准妈妈身体的需要。

当然，也不是让准妈妈在吃所有果蔬的时候都要经过蒸煮的环节，水果只要洗干净，不经过蒸煮也可以经常食用，经过略微的加热也可；而新鲜的蔬菜在吃的时候，如果不想炒着吃，那最好略微用热水烫一下，营养就会更容易被身体吸收，也更容易让胎宝宝吸收了。另外要注意，放置时间长、表面有发霉或氧化变黄的果蔬最好不要吃。

多吃新鲜水果可以促进胎宝宝的生长发育。

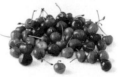

睡前不宜喝高钙牛奶

营养学家认为，孕妇补钙过量，新生儿有可能得高钙血症，出现囟门过早闭合、颚骨变宽而突出、主动脉窄缩等症状，既不利健康，又有损颜面美观。一般说来，准妈妈在妊娠前期每日需钙量为800毫克，后期可增加到1200毫克，只要从日常的鱼、肉、蛋等食物中合理摄取就够了，不需要特别补充。所以，晚上不要喝高钙牛奶盲目补钙，可以选择喝一些纯牛奶，有助于睡眠。

准妈妈不宜多吃的几种食物

1 罐头食品

罐头食品营养价值其实并不高，经高温处理后，食物中的营养成分已受到一定程度的破坏。而且罐头食品在制作过程中都加入了一定量的添加剂，如人工合成色素、香精、防腐剂等，食入过多对准妈妈和胎宝宝的健康都很不利，最好不吃或尽量少吃。

2 冷饮

准妈妈在怀孕后胃肠功能会减弱，若过食冷饮则可刺激胃肠血管突然收缩，造成消化功能紊乱，出现腹泻、腹痛等症状。同时胎宝宝对冷的刺激十分敏感，当准妈妈吃过多的冷饮后，胎宝宝就会躁动不安，所以冷饮不可食用过量。

3 热性调味品

多吃热性调味品（小茴香、八角、花椒、胡椒、桂皮、五香粉等）容易消耗肠道水分，使胃肠腺体分泌减少，造成肠道干燥、便秘。

4 油条

油条在制作时都加入了一定量的明矾，而明矾是一种含铝的化合物，铝可通过胎盘进入胎宝宝的大脑，影响宝宝大脑发育，所以要尽量少吃或不吃。

5 味精

味精摄入过多会消耗大量的锌，导致准妈妈体内缺锌，而锌是胎宝宝生长发育的必需品，万万不可缺少。

向不利宝宝健康的食物说"不"。

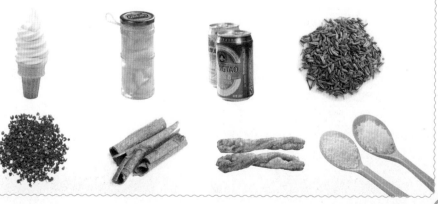

豆苗烧银耳

材料：水发银耳50克，豆苗200克，盐、水淀粉、鸡油各适量。

做法：❶ 将银耳用温水充分泡发，去根洗净，用沸水烫一下，捞出。豆苗取其叶，洗净，焯水。

❷ 锅内放入适量清水、盐和银耳，烧2~3分钟。

❸ 用水淀粉勾芡，淋上鸡油，翻炒后撒上豆苗即可。

功效：银耳含有17种氨基酸和多种维生素及糖苷，具有补肾、润肺、生津、提神、益气、健脑等功效，有利于胎宝宝中枢神经系统发育，提高母体免疫功能。

陈皮牛肉

材料：陈皮20克，牛肉400克，萝卜100克，葱3段，姜3片，盐、酱油、白糖各适量。

做法：❶ 把陈皮用水稍微泡软；葱洗净切断；牛肉洗净切成薄片，加酱油拌匀，腌10分钟；萝卜切块备用。

❷ 将腌好的牛肉一片一片放到热油里，油炸到稍干，捞出。把陈皮、葱、姜爆香，然后加入酱油、白糖、水和牛肉稍炒一下。

❸ 把牛肉取出，放入萝卜块和拌好的卤料（即陈皮、葱、姜、酱油、白糖、炖至卤汁变干）即可食用。

功效：牛肉含有丰富的B族维生素，可助缓解怀孕早期的呕吐症状，还可减轻精神疲劳等不适，姜和陈皮也有助于减轻孕妇的恶心感。

松子豆腐

材料：北豆腐400克，松子仁50克，香葱15克，高汤200毫升，生抽、盐、白糖、红椒各适量。

做法：❶ 北豆腐洗净，切成3厘米长的方块，放入滚水中焯烫1分钟后捞出，沥干水分；红椒洗净，切丁备用。

❷ 中火加热平底锅，放入松子仁干焙至金黄色、出香气，离火晾凉备用。

❸ 平底锅中入油，中火加热至六成热，放入豆腐块，煎至双面金黄。

❹ 平底锅中留少许底油，放入香葱爆出香味，将煎好的豆腐倒回锅中，添加高汤、生抽、盐和白糖，用中火慢慢将汤汁略收干。

❺ 将豆腐码在盘中，撒上松子仁、红椒丁，将锅中的汤汁淋上即可。

功效：松子富含油脂，可滋润皮肤、帮助排便，对缓解孕期皮肤干燥和胎宝宝大脑的发育也有帮助。

鲜奶玉米笋

材料：玉米笋400克，鲜牛奶200克，白糖、盐、水淀粉、奶油各适量。

做法：❶ 将玉米笋放在开水中烫一下备用。

❷ 锅内放水、鲜牛奶、白糖、盐烧开，放入玉米笋，用小火煮入味，汤快干时，用水淀粉勾芡，再淋入奶油即可。

功效：玉米笋含维生素C，还有丰富的蛋白质和脂肪酸，有强身、健脑、通便的功效，有利于胎宝宝的神经系统发育，防治便秘。

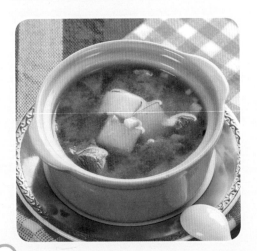

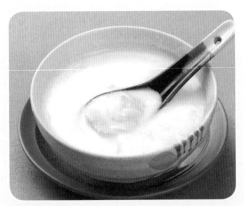

准妈妈生活宜忌

♥ 不要盲目用药物抑制孕吐

孕早期是孕吐最严重的时期，也是胎宝宝器官形成的重要时期。如果准妈妈因受不了孕吐而服用了止吐药物，会严重危害胎宝宝的发育，不要盲目服用。如果孕吐反应已经严重到影响进食，可以在医生的指导下选用一些对胎宝宝没有危害的药物。

在孕吐"猖狂"的时期，准妈妈应该着重从饮食调理上来缓解孕吐现象，吃些清淡和有助于缓解呕吐的食物是十分有益的。如果孕吐反应仍然十分严重，影响到了正常的生活，那就有必要接受医生的指导了。

♥ 脱掉高跟鞋，走起来更平稳

高跟鞋对孕妇来说，"杀伤力"很大。准妈妈在孕期中，体重和体形会不断变化，身体重心会前移，站立、行走时腰背部肌肉和双脚的负担就会随之加重，如果还坚持穿高跟鞋，就会使身体经常处在站立不稳的状态下，走路或站立时脚部就会很吃力。另外，高跟鞋由于鞋底、鞋帮较硬也不利于下肢静脉血液回流，容易造成腿部水肿或使水肿加重。

建议准妈妈平时穿柔软的布鞋或旅游鞋，这种鞋有良好的柔韧性和弹性，可随脚的形状进行变化，并且还可以预防摔倒等不安全的状况发生。如果是白领准妈妈，可以在到达公司的时候，换上一双自带的棉拖鞋，让脚完全放松下来，等到公司有活动或要开会时，再换回高跟鞋，这样就可以减少穿高跟鞋带来的危害了。

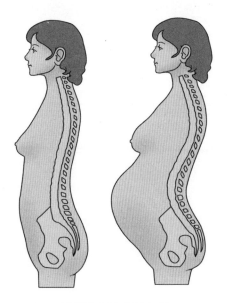

孕妈妈走路的重心图

♥ 选择让自己舒适的居住环境

孕期，准妈妈待在家里的时间比较多，尤其是在行动不便的孕中期、孕晚期，所以选择一个让自己舒适的居住环境十分必要。

1 居住环境一定要干净整洁、安静舒适、通风良好。夏季最好全天开窗，冬季虽然天冷，也要坚持每天早、中、晚开窗3次，每次15~20分钟。因为房间空气如果不流通，会对胎宝宝产生不良影响。

2 房间不一定要大，但一定要精心布置，把房间装饰得温馨舒适，令准妈妈每天都可以保持乐观积极的心态。

3 准妈妈居住的房间温度要适宜，最好保持在 20~22℃。温度过低，容易着凉或感冒；温度太高，容易精神委顿、食欲缺乏。

4 房间里，物品摆放要便于使用，而且要注意安全，不要绊倒自己，常用的东西要摆放在手边，方便自己拿取，如平时看的书、日常用品等都要放在伸手可拿的地方。

5 房间色彩要柔和清新，不能太暗。房间里太暗，会产生压抑感，影响情绪，对胎宝宝有不利影响。可以选择乳白色、淡蓝色、淡绿色等颜色，这些颜色会令人有宁静的感觉，使准妈妈情绪平静稳定。如果工作压力稍大，还可以选择粉红色、橘黄色等颜色，这些颜色鲜艳亮丽，能让准妈妈回到家后有一种轻松活泼、赏心悦目的感觉，使精神可以得到很好的放松。

6 如果家附近有噪声污染源和空气污染源（化工厂、工地、装修等），在没有搬家条件的情况下，要采取必要的防护措施，比如在空气质量相对较好的早晨开窗通风，在窗边放置能吸收污染物的植物，加大窗户的隔音性，在噪声污染或空气污染严重的时候离开家到公园散步等。

♥ 如何排解孕早期焦虑情绪

动手布置一个温馨而又宁静的环境

动手将房间布置的温馨又宁静，在这个过程中，精神会慢慢集中，而那些烦恼和担忧的事自然就不会去多想了。可以在一些醒目的位置贴一些美丽动人的画，既可以是摄影佳作，也可以是喜欢的事物。当眼睛不轻易间瞄到它们的时候，也会给自己一个好心情。

接受音乐的洗礼

音乐不仅能促进胎宝宝的身心发育，也能起到一定的放松作用，轻松、愉快的乐曲可以使胎宝宝的心率趋于稳定，每天只需花 20 分钟的时间，静静地接受音乐的洗礼，对宝宝良好性格的养成就会有很大的帮助。

与幽默亲密接触

笑能把消极的因素转化为积极因素，多为自己创造开怀大笑的机会，比如欣赏喜剧，看一些幽默、风趣的散文和随笔，收集一些幽默滑稽的照片，每天欣赏 1 次。还可以要求准爸爸有意识地收集一些笑话、有趣的传闻等。准妈妈应该抓住每一次笑的机会，也让宝宝能感受到这种快乐。

记记心情日记

给自己买一本装饰漂亮的日记本，每天都写上一段，记录一下当天的心情。如果这一天心情特别好，就可以多写一些，尽可能详细地描述一下事情的细节。如果这一天心情特别的抑郁，没关系，如实地记录下这一切，让文字帮准妈妈排去心中的抑郁和沮丧，当心情日记写完后，负面情绪也会随之被释放。

同时，也不要忘了记下那些让准妈妈感受美好的细节和事物，因为这本心情日记将会是一份长久的纪念，也许在将来的某一天，准妈妈会与已经读书明理的宝宝一起来重温这些温馨、值得纪念的片断。

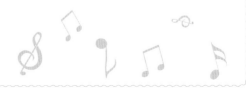

运动胎教

♥ 适当运动，胎宝宝更健康

对准妈妈而言，运动有减轻身体不适感、控制体重增长、增加自然分娩概率、缩短产程等好处，同时可以令胎宝宝更健康地发育。

1 运动能够使准妈妈血液循环速度增快，因此胎宝宝能够获得更多的血液供氧，并加快新陈代谢，促进身体以及大脑的生长发育。

2 室外运动时，准妈妈能够接受更多光照，有利于钙的吸收，从而促进胎宝宝骨骼发育。

3 运动可以减轻准妈妈的情绪波动，使心情自然放松，有利于胎宝宝形成良好的性格。

4 运动时，子宫内的羊水会轻轻波动，刺激宝宝身体，能让他出生后，身体反应更敏锐，行动更灵活。

♥ 和老公一起散散步

散步——孕早期最佳的运动胎教

孕早期是流产的高发期，所以这段时间的运动量、运动幅度都不宜过大，以免引起流产，最适合的运动方式就是散步。但是，散步也不是随便走走，如果方式不当，也会产生不适感甚至造成危害。

1 选一个安静、空气清新的环境，像公园或者小区里的人行道都比较合适。要远离噪声大、空气污染严重的地方，如大马路。另外，散步的地方一定要路面平坦，不能有沙石，以免重心不稳摔倒。

2 散步要选择一双合适的鞋，要求柔软舒适、弹性好、弯曲度高，这样的鞋走起来更轻松，也能更有效地保护双脚。最合适的就是运动鞋。鞋跟不要超过3厘米，以免腰酸背痛或者脚水肿。

3 散步速度不能太快，以免心率过快，情绪不能平复，失去散步的意义。同时，散步的时间也不要太长，一般一次以10~20分钟为宜，每天2~3次即可。

步行半小时就能到公司，也不能用步行上下班来代替散步

按平时行进速度半小时到达的路程，在怀孕后估计就要走上45分钟左右，这个运动量对准妈妈来说有点大。同时，散步应该是个轻松愉快的过程，不应该跟急匆匆的上下班联系起来，所以准妈妈最好乘坐交通工具上下班，再腾出其他的时间，找空气质量更好、更安静的环境来散步比较好。

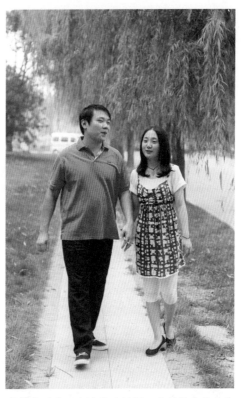

准爸爸平时要多陪陪准妈妈，来保持彼此的亲密交流。

胎宝宝心脏开始跳动

宝宝周周看

孕8周，胎宝宝的心脏和大脑已经发育得非常复杂，心脏开始跳动，脑干也可以辨认出来了。

脑干是一个非常重要的部位，人体所有的大血管和神经都必须通过它才能与躯体连接起来。宝宝内脏的大部分器官也在持续发育中，并且大多初具规模。内耳也正在形成，内耳是负责听力的，此时不能有太强的噪声干扰。

从B超上不难看出，此时的胎宝宝已经越来越像一个小人儿了，眼睑出现了褶痕，胳膊在肘部出现弯曲，肩膀清晰显现，髋以及膝关节也已经能看出。手脚在羊水中会轻柔地动，像游泳一样。手指和脚趾之间尽管还有蹼状物连接，但正在逐渐变得清楚。胎宝宝的皮肤很薄，呈透明状态，能透过皮肤清晰地看到其中的血管。

此时的胎宝宝身长可达到14~20毫米，约有一颗葡萄大小，并且以平均每天1毫米的速度持续长大，这个增长速度会一直持续到孕20周左右。

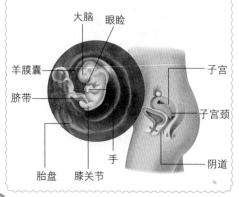

大脑　眼睑
羊膜囊
脐带
子宫
子宫颈
手
阴道
胎盘　膝关节

准妈妈身体变化

到了孕8周，准妈妈的身体从外表看，还是没什么太大的变化。但是，子宫的大小已经开始改变了，长了约5厘米，形状像个握紧的拳头，而且变得很软，尤其是子宫峡部特别软。阴道壁及子宫颈因为充血而变软，呈紫蓝色。

这周，妊娠反应达到高峰。此外，还会发现小腹略有突起，同时子宫壁会变得很柔软，阴道壁和子宫颈因为充血也会变软，腹部可能偶尔会感到有些痉挛。由于宫颈血管增多，颈管上皮增生，并有半透明的黏液栓堵住颈管口，就形成了一道屏障，防止阴道内细菌的侵入，对胎宝宝来说，像一道安全门。

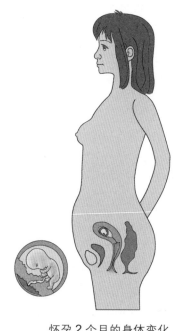

怀孕2个月的身体变化

第8周特别提醒

♥ 及早发现异常妊娠

1 宫外孕

外在症状：腹痛，常为一侧下腹撕裂样疼痛，还伴有恶心呕吐、肛门坠胀感，出血过多时疼痛难忍。另外，还会有不规则的阴道出血，颜色深褐，量少总是不净。

应对措施：及时到医院进行检查。检查的项目有血 HCG、尿 HCG、B 超、后穹隆穿刺、诊断性刮宫并送病理、腹腔镜检。

2 葡萄胎

外在症状：反复多次大流血，如仔细检查，有时会在出血中发现水泡状物。严重的还会出现严重呕吐，之后可能出现高血压、水肿及蛋白尿等症状。

应对措施：及时就医并清除葡萄胎，恢复体力为下次妊娠做准备。

3 先兆流产

外在症状：先是有阴道少量出血，颜色为鲜红色、粉红色或深褐色。然后轻微的下腹痛下坠感和轻度腰酸腹胀会随之出现。

应对措施：立刻卧床休息，出血的情况缓解后，马上到医院进行保胎措施。

♥ 发生流产莫心焦，恢复身体最重要

流产后要注意休息和饮食方面的问题，还要保持良好的心理状态、忌剧烈运动、禁用各类药物，流产后 3 个月内夫妻不要同房。饮食上要注意多吃一些恢复元气、补充体力的食物，还要禁过咸、刺激、油炸的食物。最终的目的是让子宫和身体通过一段时间的调整、休息，使身体得到恢复，为下次妊娠做好准备。

流产后的饮食注意

1. 宜多摄取鲜鱼、嫩鸡、鸡蛋、动物血、瘦肉等。

2. 大豆制品、乳类、大枣、莲子、新鲜水果和蔬菜等也要多吃。

3. 不吃油腻、生冷食物，不可食有理气、活血、寒凉性食物，如萝卜、苦瓜、螃蟹、河蚌、山楂等。

4. 要忌食辛辣食物，如辣椒、芥末、大蒜等，以免造成肠胃不适，影响身体的恢复。

5. 要忌食滑利食物和热性食物，如木耳、荸荠、薏米、羊肉、狗肉、鹿肉、公鸡肉、香菜、荔枝、桂圆、杏仁等。

6. 应多食容易消化的食物，补养时间以半月为宜，身体虚弱、体质差、失血多者，可酌情适度延长补养时间。

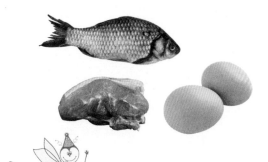

流产后要注意补养问题

流产会对准妈妈身体和心理上留下双重伤害，因此在流产后应适当地进行补养，时间以半月为宜。而对于那些体质较差、平时就多病贫血的准妈妈来说，可延长补养时间。流产后，由于身体会变得虚弱，常易出汗，因此补充水分很重要。补水原则：1.少饮多次，减少水分的蒸发量；2.多吃新鲜的蔬果，除了能够帮助准妈妈补水，对减少便秘也有帮助。

准妈妈饮食宜忌

❤ 在外就餐有讲究

准妈妈在外就餐除了要保证营养，还要注意饮食卫生，做到：

1 自带餐具。现在市面上出售一种不锈钢的便携式餐具，有筷子、小勺、叉子等，准妈妈可以购买一套专用。不用餐厅提供的餐具，可以减少传染途径。

2 观察一下就餐环境，如地板、餐桌、墙壁、天花板等。如果一个餐厅连外在卫生都很差的话，那么厨房环境、食物卫生就可想而知了。

3 如果可能，建议看一下厨房卫生环境，厨师的工作服是否干净，有没有戴口罩和帽子。有些比较有自信的餐厅，厨房只用玻璃罩着，顾客可以随时看到厨师制作菜肴的情况，这样的餐厅就比较让人放心。

总之，准妈妈就餐时要多留意、多观察。

❤ 职场工作餐怎么吃

吃工作餐的注意事项

1 不吃油炸食物。工作餐中的油炸类食物，在制作过程中使用的油多为用过若干次的回锅油。这种反复沸腾过的油中有很多有害物质。所以，最好不要食用工作餐里的油炸食物。

2 拒绝味重食物。准妈妈应少吃太咸的食物，以防止体内水钠潴留，引起血压上升或双足水肿。辛辣、调味重的食物也应该避免食用。

3 饭前吃个水果。为了弥补新鲜蔬菜的摄入不足，在午饭前 30~60 分钟吃个水果，可以补充维生素的缺乏。

4 慎重选择饮料。健康饮料包括矿泉水和纯果汁，含咖啡因或酒精的饮料是准妈妈一定要禁止喝的。

让工作餐更营养的小窍门

职场准妈妈的午餐受很多因素影响，可能不能满足孕期的营养要求，建议准妈妈自己带些食物，如牛奶、酸奶、水果、面包等，补充午餐的不足之处。饿了的时候可以随时吃一点补充能量。

如果单独在外就餐，食物种类会比较少，建议准妈妈跟同事搭档点几个菜，降低成本、避免浪费，同时能丰富食物种类。

小贴士：选择食物不要单一

对不同的孕妇来说，减轻妊娠反应的食物是不同的。一定要善于在平时就餐时发现这样的食物。另外，准妈妈在妊娠反应期间嘴会"刁"很多，所以不必强迫自己吃不喜欢的食物，但是也要注意不能吃过于单一的食物，避免造成营养不均衡。

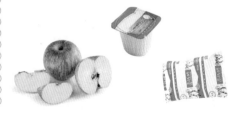

带零食是个好习惯

1 鲜牛奶：把牛奶带到办公室饮用是个不错的选择，如果办公室没有微波炉加热，别忘了挑选经过巴氏杀菌消毒的牛奶。

2 新鲜水果：新鲜水果对准妈妈好处多多，如果办公室清洗不方便，可以在早上出门前清洗，再用保鲜膜包裹。

3 营养丰富的小吃：可选择全麦面包、消化饼等粗纤维的面食；核桃仁、杏仁等坚果也不错，不仅体积小、好携带，而且含有多种营养元素。

提醒： 吃饭要有好环境，妊娠反应严重时，公司的餐厅又吵又乱，会影响准妈妈的食欲，不妨将午餐带到办公室。吃的过程中放点轻松的音乐，尽可能创造一个舒适的进餐环境。

♥ 少喝茶，以免准妈妈神经兴奋

禁止喝浓茶

茶里含茶碱，浓茶含的茶碱会更多，对准妈妈的身体不仅毫无益处，积存多了反而有害。浓茶中的咖啡因浓度高达10%，会增加准妈妈心脏与肾脏的负荷，严重的还可能会导致妊娠中毒症。因此，一定不要喝浓茶。

淡茶也要少喝

茶叶中含有大量的鞣酸，鞣酸可与食物中的铁元素结合成一种不能被人体吸收的复合物。因此，长期过量喝淡茶可导致缺铁性贫血。如果孕前有喝茶的习惯，并且没办法戒掉，可在两餐之间少喝些淡茶，只要控制好量和频率即可。

♥ 不要过量服用鱼肝油

吃鱼肝油的目的是适当地补充维生素A和维生素D，特别是维生素D，其作用是帮助孕妈妈把吃进体内的钙进一步沉积到胎宝宝的骨骼里。一般情况下，身体内的维生素D不会缺乏，因为从平时吃进去的食物中都可以得到补充，像牛奶、鸡肝都可以补充维生素A和维生素D。所以准妈妈最好不要随意通过鱼肝油来补充钙，因为鱼肝油食用过量会引起中毒。具体需要补充多少鱼肝油，应需根据自身情况来定，一般遵医嘱即可。

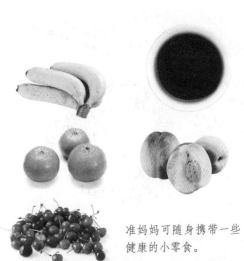

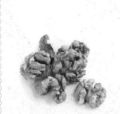

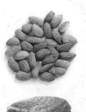

准妈妈可随身携带一些健康的小零食。

砂仁藿香米粥

材料：砂仁 5 克，藿香 10 克，大米 100 克，白糖适量。

做法：❶ 先把砂仁研成细末备用；把藿香择净，放砂锅内加水浸泡 10 分钟后，水煎取其汁。

❷ 加入大米熬成粥，粥熟时加入砂仁末和白糖，再煮沸即可。

功效：每日 1 剂，连续服 3~5 天。能和中止呕，适用于妊娠呕吐。

茯苓鲫鱼汤

材料：鲫鱼 1 条，茯苓 10 克，冬瓜皮 30 克，姜、蒜、香菜、盐各适量。

做法：❶ 将鲫鱼去鳞、鳃及内脏，洗净。

❷ 茯苓、冬瓜皮、姜分别洗净。

❸ 锅内倒入油，将鱼两面煎至变色后倒入蒜，翻炒一会。

❹ 倒入洗好的茯苓、冬瓜皮、姜片，开大火添水。

❺ 大火将水滚开后，转中火慢煮至冬瓜皮软烂。

❻ 加入盐调味。

❼ 出锅之前撒入香菜即可。

功效：鲫鱼内含丰富的不饱和脂肪酸，有助于胎宝宝神经系统发育；茯苓还具有健脾和胃、宁心安神的功效，适合孕妇食用。

芹菜拌香干

材料：芹菜、绿豆芽、香干各 150 克，香油、醋、盐、蒜末各适量。

做法：❶ 芹菜择洗干净，大的破开，切成 3 厘米长的段，放入开水锅内焯一下，用凉开水泡凉，沥水备用。

❷ 绿豆芽掐去两头洗净，放入开水锅内焯一下捞出，用凉开水泡凉，和芹菜放在一起。

❸ 香干洗净，切成细丝，放入芹菜、豆芽中，加入香油、醋、盐、蒜末，拌匀即成。

功效：此菜含有丰富的铁、钙、磷、维生素 C、蛋白质等多种营养素。孕早期食用，除获得全面营养外，还能防止贫血的发生。芹菜粗纤维较多，能增加肠蠕动，防止便秘，有利保胎。

芝麻酱拌豆腐

材料：豆腐 200 克，黄瓜 50 克，芝麻酱 20 克，香油、盐各适量。

做法：❶ 黄瓜洗净后切片；豆腐放入沸水锅内焯透，捞出过凉后切成片。

❷ 芝麻酱放入碗内，用香油调好，加入盐调匀。

❸ 将豆腐和黄瓜放入盘中，浇上拌好的芝麻酱即可。

功效：这道菜软嫩可口、气味芳香，非常适合孕早期妊娠呕吐的孕妇食用，同时还可以补充多种维生素和矿物质。

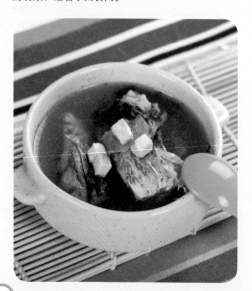

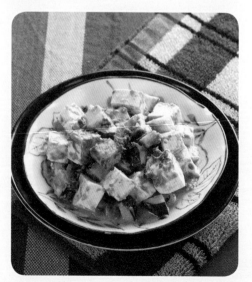

准妈妈生活宜忌

♥ 避免噪声污染

噪声是一种污染，如果情况严重，可以使人失聪。高分贝噪声可以损伤胎宝宝的听觉器官，降低其听力。胎宝宝的内耳耳蜗是从怀孕的第20周起开始发育的，但是直到其出生一个多月后，才会逐渐发育完全。所以，胎宝宝的内耳耳蜗非常容易被噪声损害，所以准妈妈一定不要长期待在噪声严重的环境中。

如果准妈妈在孕期内长期接受过85分贝以上的声音，比如重型卡车音响发出的声音，可能会使出生后的宝宝听觉迟钝。胎宝宝能承受的声音为70分贝以下。一般我们说话的声音为40~60分贝，重型卡车声音为90分贝。准妈妈可以以此作为参考，什么地方不适合自己停留，一定要尽快离开。

同时，像商场、超市、小饭店、游乐场、KTV、马路边、施工现场、装修工地、工厂车间等地方一定要尽量不去或少去，如果住所所处地段比较复杂，则要尽量采取措施使室内安静一些，比如加强门窗的隔音能力，挂上厚重的窗帘等都能消减外部的声音源。

另外，噪声污染还会打乱准妈妈正常的内分泌，使其脑垂体分泌过多的催产激素，从而引起子宫收缩，严重的还会导致流产、早产。总之，为了胎宝宝的正常发育，准妈妈一定要尽可能地远离噪声，看电视、听音乐时最好离声源1米以上。

♥ 职场准妈妈可适当减轻工作量

如果准妈妈是职场女性，那么为了自身的健康和宝宝的发育，从现在开始就要适当减轻工作量了。每工作1小时就要适当活动一下，可以到室外活动一会儿，享受一下阳光的沐浴，也可以吃一点零食补充体力，还可以将脚抬高，放松一下，听一首舒缓、愉快的歌曲等，这对腹中胎宝宝健康的成长都有积极的作用。

别让工作压力大

工作压力过大，放松的方法有很多，比如听歌、看电影、做些精致美味的食物、读一本感兴趣的书等，不需要刻意放松，每天在上班、午饭、睡觉的时候给自己点放松的时间，也会很管用。只有工作压力小了，准妈妈的心情才会放松，宝宝才能更好地成长。

不要经常加班

孕期必须要保持充沛的体力，遇到重体力的工作时，你可以适当地跟领导申请不去，或让男同事代劳。另外，需要出差时可以让别的同事顶替，需要熬夜加班时，也可以找帮手一起，只要是能减轻工作量的方法都可以用上，保持足够的精力最重要。

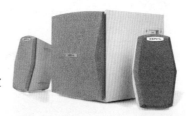

强烈的噪声会影响宝宝的智商和听力。

音乐胎教

♥ 哪些音乐适合胎教

1 丝竹乐：曲调婉转流畅、节奏适中，对胎宝宝气质的培养有积极作用，如《春江花月夜》。

2 古筝曲：乐声悠扬、节奏缓慢，可在胎动杂乱、不安的时候给胎宝宝听，能稳定他的"情绪"，如《渔舟唱晚》。

3 唢呐曲：适合准妈妈在怀孕中、晚期以及给出生后的宝宝听，能直接刺激新生儿的听觉，有助于他智力的发展，如《百鸟朝凤》。

4 钢琴曲：可平复准妈妈的心情，缓解孕期的抑郁和压力，进而让胎宝宝也能轻松自在地成长，一般莫扎特的钢琴曲都比较适合胎教。

音乐推荐：《龙文》，感受中国古典文化

一首优美的《龙文》包含了中国古典文化的精髓，歌词婉约曲调婉转，会让准妈妈沉浸在中国古典文化的意蕴中。从书法到绘画，到丹青，再到丝绸之路，中间贯穿着《牡丹亭》《化蝶》《孔雀东南飞》《鹊桥仙》等著名千古绝唱的爱情故事，意境优美。准妈妈还可以一边听一边把联想到的画面说给宝宝听，虽然他现在还听不见，但是这种美的感受会通过胎盘传递给他，让宝宝也有一种美的享受。

♥ 音乐胎教时要注意音乐的选择、音量和距离

音乐胎教可分为两个部分，一部分是给准妈妈听，放松准妈妈心情，从而为胎宝宝提供良好的生存环境；另一部分是给胎宝宝听，直接用来开发胎宝宝的潜能。孕早期的音乐胎教主要是第一个部分。

所以，孕早期的音乐是以准妈妈的感受为主，但并不是说准妈妈喜好什么音乐就听什么（比如喜欢悲情就多听悲情音乐，喜欢摇滚就多听摇滚），喜欢听的不代表就是适合的。悲情音乐让人心情压抑，胎宝宝也会烦躁不安；摇滚乐会让准妈妈太过兴奋，也使情绪上有较大起伏，都不合适。应以能给准妈妈带来好心情，能安抚焦躁感觉，有助于身心放松的积极向上的音乐为宜，准妈妈听了之后感觉呼吸顺畅、胸闷消失、身体放松的就是好音乐。

在听音乐时，音量不要太大，一般跟正常说话的音量差不多大就行（40~60分贝）。准妈妈也不要离声源太近，离开1~2米为好。

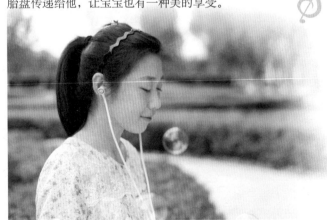

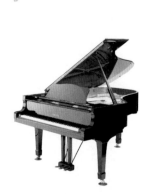

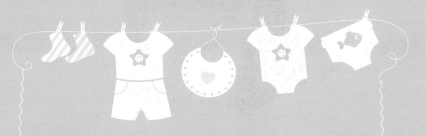

诗歌欣赏：雨下

妈妈

我感觉得到雨声缠绵窸窣

我感觉得到你走进雨里的一瞬间

我感觉得到你把雨伞遮上了我的"小家"

我感觉得到这浓浓的爱

啊，雨伞下的你

带着伞下的我

走在幸福的路上

尽管风雨交加

尽管寒冷黑暗

但我不害怕

因为我知道

有了妈妈，雨不再是雨

是上苍送给人间的幸福泽被

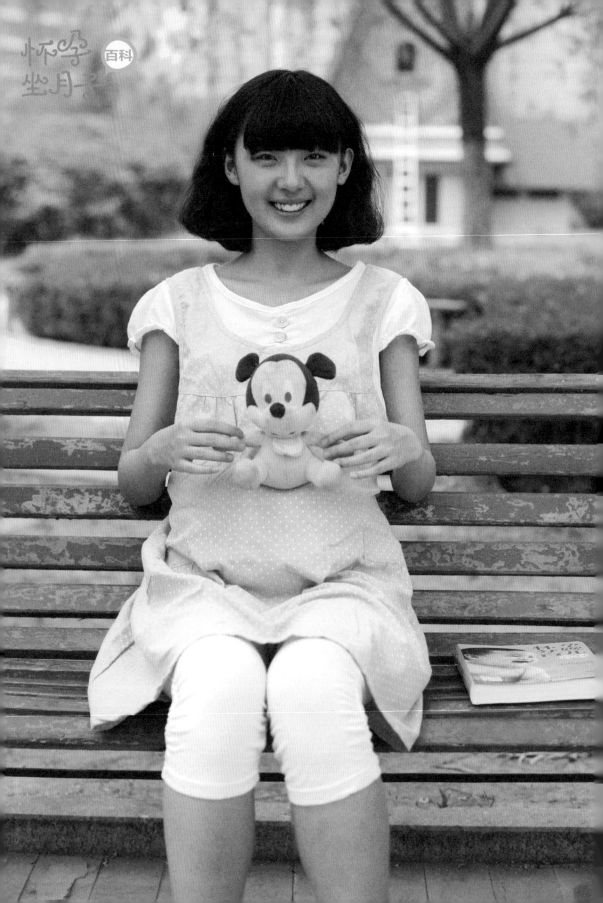

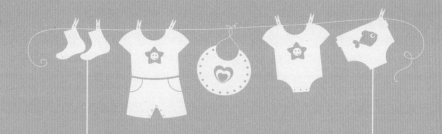

怀孕第3月

（9~12周）

精心呵护肚子里的宝宝

小宝贝

是上天馈赠给妈妈的珍贵礼物

他健康、弱小而敏感

需要爸爸妈妈的温暖和呵护

9周

胎宝宝开始像个小人了

宝宝周周看

孕9周，小宝宝继续快乐地生长。在本周，膈肌会发育出来，从而把原本相通的胸腔和腹腔分开，胸腔的容积逐渐增大，会逐渐地将原本待在胸腔外的肠道收纳进去。之前拖在身后的那条小尾巴不知不觉也消失了，从大体轮廓上来看，胎宝宝终于有点小人儿的模样了。

从B超上可以看到，胎宝宝的头部还是比较大，占到了身长的1/4。眼睑覆盖住了眼睛，只是眼睑肌肉、神经功能此时还没有发育完成，所以暂时还不能控制眼睛开合。鼻子慢慢长出。耳朵也隆起，只是暂时待在颈部，还没有到头部。胎宝宝的胳膊能在胸前相交，腿也长到足以在身体前相交了，手指和脚趾都越来越清晰。皮肤变成了半透明，像一层毛玻璃护着身体内部。

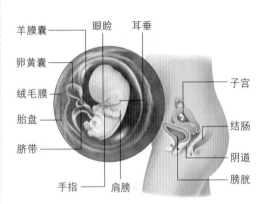

羊膜囊　眼睑　耳垂
卵黄囊
绒毛膜　　　　　　　　　子宫
胎盘　　　　　　　　　结肠
脐带　　　　　　　　　阴道
手指　肩膀　　　　　　膀胱

此时的胎宝宝有22~23毫米长了。在子宫里，他会调皮地不停变换姿势。

准妈妈身体变化

到了这周，准妈妈的子宫已经膨到一个橘子的大小了，变大的子宫压迫到膀胱、直肠，会导致尿频现象更加严重，而腰酸、便秘和下腹痛等不适也会随之出现，不过不要担心，这些都是正常现象。

本周准妈妈的乳房继续慢慢变大，而且还有胀痛的感觉，有时候还会有稀薄的初乳产生，此时就要开始定期做乳房清洁和保养了。另外，由于激素的作用，头发长得很快，指甲变脆，易折断或龟裂。激素也对皮肤产生影响，不过不同的准妈妈受影响的表现不同，有可能很好的皮肤变坏了，也有可能本来很差的皮肤变好了，这时可千万不要被变差的皮肤搅乱了好心情，宝宝的健康才最重要。另外，牙龈可能会肿胀，刷牙时易出血。

第9周特别提醒

♥ 远离对胎宝宝不利的因素

孕早期，胎宝宝十分脆弱，为了他的健康成长，准妈妈要特别注意远离不利于胚胎发育的因素。

远离震动和噪声	对准妈妈而言，严重的震动可能会导致流产。而噪声会引起胎宝宝听力受损害、听觉发育差等问题。相对安静、和谐的环境才是胎宝宝所喜欢的
预防高热	高热，就是发烧在39℃以上，可能会引起胎宝宝中枢神经系统畸形，准妈妈一定要做好日常预防。季节交替时要及时更换衣物，以免被流感侵袭，夏季的防暑工作、冬季的防寒防冻工作也要做到位
避免接触农药	孕期新陈代谢旺盛，身体对农药的吸收能力会变强，准妈妈不小心接触农药，易发生中毒现象，农药中毒不但危害身体健康，还会影响胎宝宝的正常发育，孕早期接触农药，会增加致畸的概率。在远离农药的同时，吃水果、蔬菜前一定要将其洗干净
远离电磁辐射	科学研究表明，电磁辐射影响在妊娠期头3个月的危险比妊娠中、晚期危险大，所以准妈妈要远离这个危险环境，平时在家尽量不要逗留在电脑、电视旁，也要减少使用手机的次数，必要时还要穿好防辐射服

♥ 尿频、便秘随时会来打扰你

尿频不是病

孕期，逐渐膨大的子宫会压迫到膀胱，使身体容易产生尿意，从而导致频繁地上厕所，这确实是件麻烦又尴尬的事。需要提醒的是，不管上厕所的次数再怎么频繁，也一定不可以憋尿。

此外，频繁上厕所容易导致尿路感染等疾病，所以在此期间准妈妈应讲究好个人卫生，做到勤洗澡、勤换内衣，尤其要注意私处卫生。同时，要适当增加饮水量，多吃蔬菜，少吃肉类。

提早预防便秘

如果准妈妈在孕前就有便秘现象，本周开始，便秘很可能会加重。因为怀孕后孕激素分泌比平时多，体质也会有所改变，大便更容易干燥。另外，肠道血液循环不良，也会造成排便困难。为对付便秘，准妈妈要多喝水，多吃粗粮和蔬菜，还要进行适当的锻炼。

准妈妈饮食宜忌

♥ 重点补充镁和维生素A

本周，胎宝宝的骨骼开始钙化，肌肉开始发育，生长速度加快。镁和维生素A都是促进骨骼和肌肉发育的重要营养元素。在平时正常饮食的基础上，每天多吃些含镁的食物，比如每周吃3次花生，每次5~8颗即可，也可以用花生酱来代替，面包夹上花生酱口感也不错。

维生素A补充过量容易导致胎宝宝畸形，所以补充维生素A需要在医生的指导下进行，千万不要盲目补充。猪肝含有丰富的维生素A，每周食用1次即可。建议多吃含有胡萝卜素的食物，如胡萝卜、南瓜、红薯、柑橘、杏等食物。

♥ 不偏食，给宝宝做个榜样

准妈妈不能只偏爱一种或某几种食物，如果食品过于单调会导致营养不均衡，某些营养素的缺乏，或某些营养物质过剩，对自己的健康和宝宝的发育都有不良的影响。不同的营养素往往存在于不同的食物中，如肉类食物多含蛋白质、脂肪、铁、锌、铜等营养物质，而蔬菜水果主要含糖、维生素、膳食纤维等，如果偏食，就会造成相应的营养素缺乏，所以在食物的选择上一定要丰富多样，力求给宝宝做个好榜样。

♥ 安胎食物可适当多吃

为了平安地度过孕早期，适当多吃一些安胎食物是很有必要的，下面为准妈妈介绍几款非常好的安胎食物。

苹果——补锌

苹果含有丰富的锌，锌有利于胎宝宝大脑的发育，增强胎宝宝的记忆力。每天吃1~2个苹果，就能满足胎宝宝对锌的需求。

葵花子——安胎

若缺乏维生素E，则容易引起胎动不安或流产后不易怀孕。因此孕期应多吃一些富含维生素E的食物，如葵花子或者葵花子油，每天两勺葵花子油即可满足准妈妈对维生素E的需求。

核桃和芝麻——补气养血

核桃和芝麻具有补气养血和安胎的作用，每天吃2~3个核桃、一把芝麻或者冲一两杯芝麻糊都可以。

鱼类——促进胎宝宝神经发育

鱼之所以对孕妇有益，因为它富含不饱和脂肪酸、卵磷脂、钾、钙、锌等元素，这些是胎宝宝发育的必要物质，尤其是神经系统的发育。每周吃1次鱼，就能满足胎宝宝的需求。

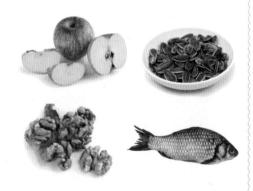

多吃些安胎食物，让宝宝苗壮成长。

本周营养食谱推荐

陈皮鱼汤

材料：鲫鱼1条（约300克），陈皮10克，姜30克，葱白15克，盐适量。

做法：① 鲫鱼去鳞、鳃、内脏，洗净；葱白、姜洗净，切成片。

② 将葱白、姜与陈皮一起用纱布包好，倒入清水，以没过鱼为宜，大火烧开。

③ 火继续煮10分钟左右，转小火煮20分钟。加盐调味即可。

功效：鱼是孕妇整个孕期都要坚持食用的食物，在孕早期，每周吃1次鱼可减少流产的风险，而且陈皮还能使胃口大开。

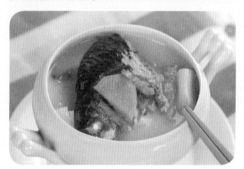

番茄胡萝卜烧牛肉

材料：牛肉200克，番茄2个，胡萝卜1根，淀粉5克，姜片、酱油、盐各适量。

做法：① 牛肉冲净抹干后切碎及剁烂，拌入淀粉、酱油、盐腌10分钟。

② 番茄每个切4瓣，胡萝卜去皮，切小滚刀块。

③ 锅烧热不加油，煸炒番茄至软烂。往锅内加适量水，放入胡萝卜、姜片，煮15分钟。再加入腌好的牛肉，煮至牛肉变色，下盐调味即可。

功效：牛肉含蛋白质、脂肪、维生素 B_1、维生素 B_2、钙、磷、铁等成分，味甘性平，能补脾胃、益气血、强筋骨，和番茄、胡萝卜搭配食用，能够提升营养价值，保持人体酸碱平衡，非常适合准妈妈食用。

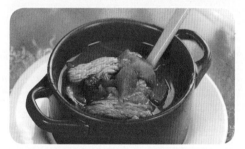

菠菜胡萝卜炒鸡蛋

材料：菠菜250克，胡萝卜150克，鸡蛋2个，盐、蒜末、酱油各适量。

做法：① 菠菜择洗干净后放锅中烫一下，捞出备用；胡萝卜去皮切条；鸡蛋打散，放锅中炒熟。

② 锅中放油，放入蒜末炒香，加入胡萝卜翻炒。

③ 加盐、酱油和少量的热水，炒至胡萝卜变熟。

功效：胡萝卜富含胡萝卜素，胡萝卜素在人体内会转化为维生素A，可满足孕早期对维生素A的需求。

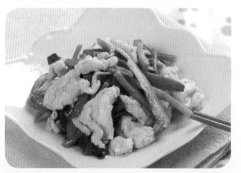

花生菠菜粥

材料：粳米100克，菠菜200克，花生仁（生）50克，盐适量。

做法：① 菠菜洗净，切成细末；花生仁用沸水浸泡1小时，洗净；粳米淘洗干净，用冷水浸泡好。

② 将粳米与花生仁一同放入锅中，加入1500毫升冷水，加入适量油，大火烧沸，改小火煮至花生仁熟透时放入菠菜末，加盐调味即成。

功效：花生含镁，每周吃几次花生，可满足孕妇对镁的需求。这道粥清淡可口，适合孕早期胃口不佳的孕妇。

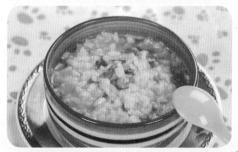

准妈妈生活宜忌

♥ 穿上宽松的衣裤

　　孕早期，虽然孕妈妈从形体上看似变化不大，但子宫在不断地膨胀，胎宝宝也在不断地发育成长。这时候，应该换上宽松、舒适的衣服，孕早期准妈妈和胎宝宝都需要更多的氧气，呼吸的通气量增加，胸部的起伏就会跟着增大，若此时还穿紧身的衣服，会感觉到胸闷、呼吸不畅，进而影响血液循环，影响胎宝宝的发育。

　　准妈妈在挑衣服的时候，可以挑选一些下摆宽大的裙装，或胸部宽松的韩版服饰，还可以去购买一些漂亮的孕妇装。夏天，则应选择吸汗、凉快的衣服；冬天应选择柔软、保暖的衣服。选择得好，孕妇一样可以穿得漂亮。

♥ 最好穿上防辐射服

　　辐射有害，但是生活、工作中不能完全脱离辐射的环境，像是电脑工作者或"手机控"类型的准妈妈，每天都会接触到辐射；就算不是这两种类型的准妈妈，知道要远离辐射源，但是在有些情况下，还是会不可避免地接触到一些辐射源，比如看电视、上网、接电话等，所以最好能穿上

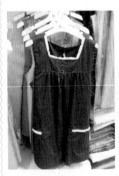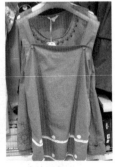

即便准妈妈穿上防辐射服，也要注意远离辐射源。

防辐射服，来帮助胎宝宝隔离掉这些危害，尤其是在孕早期。

　　现在市面上的防辐射服有多种材质，功效也会有所差异，价格一般在600~2000元不等，准妈妈要根据自己的需求来进行选择。为确保质量，挑选防辐射服要到正规的商店购买。款式上以全围式的马甲为好，还要尽量选择大一些的。

　　在穿着时尽量不要贴身，隔着衣服最好。当离开有辐射的环境时要把防辐射服脱掉，让胎宝宝也能透透气。同时，准妈妈在使用电脑时要注意：不要长久坐在电脑前，隔一段时间站起来走走，这样也能减少一些辐射危害。另外，还可以在电脑前摆放一些防辐射的绿色植物，如仙人球、吊兰、芦荟等，既可以吸收辐射又能够愉悦心情。

♥ 重物提不得

　　准妈妈需要弯腰搬或提重物时，最好找身边的人代劳，因为弯腰用力不当的话，会造成下腹部用力、子宫肌肉收缩，增加腹压而导致流产。如果不小心碰撞到腹部，还可能导致出血或胎盘剥离。因此怀孕期间若有搬重物等粗重工作，准妈妈就不要逞强了，找家人或朋友代劳，以确保母体及胎宝宝的安全才是重点。

♥ 咳嗽得治，不要粗心大意

　　有时准妈妈会忽略咳嗽这个小毛病，但是往往大问题就是从不注意细节开始的，孕中、晚期咳嗽可能诱发宫缩而发生早产。

感冒引起的咳嗽

感冒是引起咳嗽的重要原因之一。倘若准妈妈的感冒症状比较轻，可以采用食疗的办法，尽量不要采用药物治疗。刚开始咳嗽时可以多喝凉开水，也可用梨、冰糖、红枣煮水喝（将梨切成丁，与红枣先煮，随后加冰糖继续煮），这种办法简单易行，每天喝几杯会有助于缓解咳嗽的症状。如果孕妈妈症状较重，应尽早到医院接受治疗，要遵医嘱服用适当药物，切勿自行用药。

体虚引起的咳嗽

咳嗽的另一重要原因是体虚。这样的情况该多注意平时的饮食，靠食疗来增强体质，从而解决引起咳嗽的根源。此时的食疗不同于感冒时的食疗方法，必须着重于止咳、养阴、润肺。可以选择冰糖炖梨、川贝炖梨、糖煮金橘等药膳食方。

支气管炎、咽喉炎和上呼吸道感染引起的咳嗽

支气管炎、咽喉炎和上呼吸道感染等疾病也能引起咳嗽。这时，适量喝些淡盐水对准妈妈很有帮助。即使不咳嗽，日常饮用也能起到预防的作用。如果病情严重，还是应该及时就医。

♥ 孕期情绪变化大，准爸爸来帮忙

受孕激素的影响，准妈妈有时会喜怒无常，无缘无故使些小性子、发些小脾气。这时准爸爸千万不要和她争吵，要尽量顺着她，多说些温柔的话语。平时的生活中也要做到对妻子无微不至，让她心情好，也是在让宝宝心情好，建议做到以下几点：

1 **和准妈妈一起上医院、亲子中心**

有了老公的陪同，准妈妈会觉得自己受到了足够的重视，还感受到了浓浓的爱意，心情自然就会好起来。

2 **做家务，给妻子一个整洁的家**

将家庭劳动，如洗衣服、做饭、拖地等都揽在自己身上，准妈妈看着老公做家务的样子时，内心一定会有小感动，这对增进夫妻感情有很大益处。

3 **每天讲一个睡前故事**

准妈妈可能会在睡觉时感到不适，这时如果给她讲一些有趣的故事或者小笑话，不仅能缓解她的不适感，还是进行语言胎教的好方法。

准爸爸的关爱很重要。

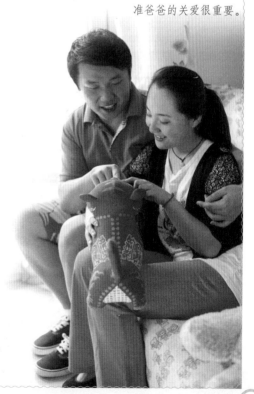

情趣胎教

♥ 一朵小布花

喜欢动手的准妈妈，生出来的宝宝也会心灵手巧。这是因为在做布艺时，通过中枢神经系统的领导下，使自己的肩、胳膊、手腕、手指等30多个关节和50多条肌肉协调动作。而手指的动作精细、灵敏，可以促进大脑皮层相应部位的生理活动，提高人的思维能力。

今天做一个超简单、超有爱的小手工，用来愉悦一下心情吧。

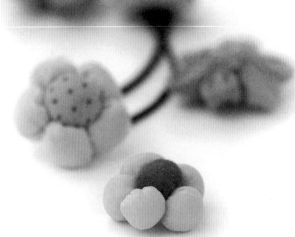

1 准备5片小圆布片，直径大约3.5厘米。取其中一片，沿着边平针缝一圈，稍微拉紧。

2 把棉花捏成小团，塞进去让小布球饱满起来，拉紧线。

3 将开口缝好即成一个小圆球。

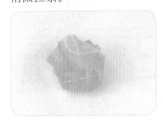

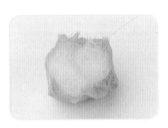

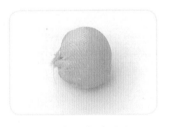

4 依照这个办法共制作5个小圆球。

5 剪一片相同大小但颜色不同的布片，用同样方法缝好作为花蕊。

6 将所有小布球缝合、固定，一朵小布花就做好了。根据需要，在后面缝上别针或头绳都可以。

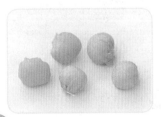

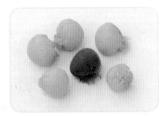

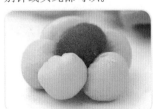

10周

可爱的小扁豆荚

宝宝周周看

在孕 10 周，胎宝宝 90% 的器官已经建立，并且很多已经开始工作，工作中也在不断完善自己。其中肾脏和输尿管开始发育，并初具排尿功能。胃能产生一些消化液，肝脏也开始制造血细胞，肺叶长出许多细支气管。另外，胎宝宝的齿根、上牙床和上腭开始形成，20 个味蕾出现。颈部的肌肉不断发达起来，以便支撑起自己的大脑袋。

从 B 超可以看到胎宝宝心脏的跳动，每分钟在 140 次左右。胎宝宝面部已经比较清晰了，眼睛、鼻子、嘴巴都在该在的位置上，不过现在依然是闭着眼的，眼部神经还没有最后形成。胎宝宝的四肢和身体都更有规模，四肢越来越清晰，关节形成，手臂更长，在肘部变得更弯曲，手指和脚趾也长了一点，而且对手指、脚趾有保护作用的指甲开始生长。

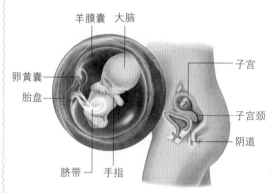

羊膜囊　大脑
卵黄囊
胎盘
子宫
子宫颈
阴道
脐带　手指

现在，胎宝宝的身长有 30~42 毫米，体重大约有 10 克。从形状和大小来说都像一个扁豆荚。从比例上看，他的头虽然小了一些，但仍占整个身体长度的一半左右。

准妈妈身体变化

在这个阶段，准妈妈的子宫依然在持续膨大当中，只是还没有高出盆腔，腰围仍没有太大变化，孕妈妈会有一种被充实的感觉，下腹有些压迫感，还有轻微的腹胀、尿频、便秘、腰酸痛仍然存在。

本周，孕吐现象可能依然在持续，准妈妈的胃口可能会有变化，原来一直吃的东西现在可能不爱吃了，一直不想吃的东西有时候倒想尝一尝。嗅觉还变得敏感，有时会对平时没有任何反应的食品感到一阵阵的恶心、想吐，以晨起为重。不要担心，过了这段时间就会有好转，而且恼人的孕吐也即将消失。

另外，准妈妈的体味可能会加重，而且特别容易出汗，要注意经常洗澡、更换内衣，尽量保持身体的干燥、清洁。此阶段乳房在持续增大中，如果感觉现在的内衣有些紧了，不舒服了，要及时更换大一号的内衣，以免乳房受压，引起疼痛、发炎等症状。

第10周特别提醒

♥ 别忘办理准生证（生育服务证）

各地办理准生证的要求会有所差别，准妈妈在办理之前最好要向当地居委会和计生办咨询一下，再做相应的准备，一般要求在怀孕3个月内申请办理。下面列举的是大部分城市办理准生证时所需要的证件和流程，以供参考。

所需证件要备好

1. 户口簿原件及复印件（需要复印户主页和本人页）。

2. 双方的身份证原件及复印件。

3. 结婚证原件及复印件。

4. 双方近期1寸免冠照片若干张。

办理流程

1. 先到本市计划生育部门领取空白的准生证。

2. 由户口所在地开具婚姻状况证明。

3. 如果准备在准生证上填写工作单位，那么还得有双方单位开具的证明，并且在生育服务证上加盖公章。

4. 将盖完单位公章的准生证拿到户口所在地居委会（村委会）盖章。

5. 拿着婚姻状况证明、身份证、户口簿等所需证件到计划生育部门办理准生证。

♥ 出生缺陷筛查

如果准妈妈是超过了35岁的大龄孕妇，或者有诸如囊性纤维化的家族遗传病史，可能要考虑做遗传病咨询，或在怀孕10~12周时进行绒毛活检，对某些出生缺陷及异常情况进行筛查，这是对宝宝的负责，千万不要忽视掉。

♥ 控制糖摄入量，不给真菌提供滋生环境

预防真菌滋生

真菌生命力极强，喜欢温热潮湿的环境，如果准妈妈平时食用的含糖食物较多，那么准妈妈的阴道分泌物中含糖成分也会较多，真菌就很容易在此环境中繁殖，因此，要控制含糖食物的摄入，平时要少吃蛋糕、糖果类的食物。

真菌感染，双方要同时接受治疗

如果准妈妈有真菌感染现象的话，就会排泄出带有恶臭的水状白带，同时阴部也会有轻微的瘙痒、疼痛感。如果准妈妈有这类现象，一定要及时就医，以免影响胎宝宝发育。由于真菌也可由性行为传播，所以最好让准爸爸也去做一次检查，双方一起接受治疗才会切断感染源，根治真菌感染。

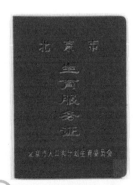
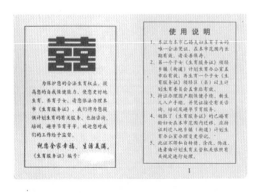

准妈妈一定要记得去办理准生证，以免带来不必要的损失。

准妈妈饮食宜忌

● 多吃富含不饱和脂肪酸的食物

　　DHA（俗称脑黄金）有利于胎宝宝大脑发育，本周应适当多吃些富含DHA的食物，如鱼类和贝类。因为α-亚麻酸可以在人体内转变成DHA，所以可以多吃富含α-亚麻酸的食物，如红花油、葵花子油、大豆油、玉米油、芝麻油、花生油、茶油、菜籽油、葵花子、核桃仁、松子仁、杏仁、桃仁等食物，也可以遵医嘱直接服用DHA制品。

● 准妈妈嗜酸辣食物要有节制

　　准妈妈口味变化的一个特点就是喜欢酸或者辣，因此就有了"酸儿辣女"的说法，虽然不见得准确，但是客观上说明了这两种口味嗜好的普遍性。嗜酸是因为激素变化导致胃酸分泌量减少，从而影响食欲和消化功能，而吃酸味食物能刺激胃酸分泌；嗜辣味食物，则多是准妈妈平时喜欢吃辣，孕期被限制了，从而更想吃而已，不是常见现象，跟怀孕也没有必然关系。

　　喜欢酸味食物，可以选择健康的食物吃，像酸味水果（杨梅、橘子、猕猴桃、番茄等），直接吃或榨汁喝都可以；也可以喝酸奶，或将酸奶和果汁、水果混合着吃，都很营养健康。但是腌制的酸味食物是不宜经常食用的，因为腌制食品含有较多量的亚硝酸盐，而且为了提味，添加了大量的盐、味精，对准妈妈来说不合适。

　　因为准妈妈孕期身体负担较重，吃太多辛辣刺激的食物容易引起消化不良、便秘、痔疮等，胎宝宝的成长也会受到一定影响，还是节制为好。如果准妈妈一直吃辣椒，孕期少吃一点也没有多大关系，只要不过量即可。

● 孕妇食用粗粮有讲究

　　古人说"五谷为养"，意思是粗细粮均有丰富的营养，搭配着吃对健康才最有利的。作为孕妇，也要适当地添加粗粮食物，但是要懂得适可而止并且安排好就餐时间。

　　摄入量控制在50克以内：虽然准妈妈膳食不宜吃得过精，要粗细搭配，但吃粗粮也要讲究方法，吃得过多，反而会对身体有害，比如加重肠胃和消化吸收的负担，引起胃痛、食欲缺乏等。《中国居民膳食指南》（2007年版）中建议，粗粮每人每天可吃50克以上，但是考虑到准妈妈的消化能力较弱，最好控制在每天50克以内，不要超量。

　　时间也有要求：准妈妈吃粗粮的时间最好不要安排在晚上，晚上肠胃消化能力下降，吃粗粮会加重消化负担。

　　吃粗粮后不舒服：可以多喝些水帮助消化。因为粗粮中含有大量的膳食纤维，进入肠道后若没有充足的水分配合，肠道蠕动就会受影响，进而影响消化，引起不适。一般多摄入1倍膳食纤维就要多喝1倍的水。

本周营养食谱推荐

鸡肉鲜汤烧小白菜

材料：鸡汤 500 毫升，小白菜 150 克，鸡肉 200 克，盐、葱花、水淀粉各适量。

做法：❶ 将小白菜洗净去根，切成 10 厘米长的段，用沸水焯透，捞出用凉水过凉，沥干。

❷ 油锅烧热，下葱花、鸡肉，再放入鸡肉和小白菜。

❸ 大火烧沸后，用水淀粉勾芡，再加入盐调味，盛入盘内即可。

功效：这道菜含有丰富的蛋白质、钙、磷、铁、胡萝卜素、烟酸和维生素 C，有利于孕早期胎宝宝的生长发育。

荔枝猪髓鱼头汤

材料：鲢鱼头 500 克，荔枝 4~5 颗，猪脊骨 100 克，香菜 10 克、葱、姜、米醋、盐、香油各适量。

做法：❶ 鱼头洗净，由下而上一劈两半；猪脊骨洗净，沥干；葱、姜分别洗净，切丝。

❷ 将猪脊骨、鱼头同置锅中，加清水适量煮沸。下葱、姜、米醋等，小火炖至烂熟。

❸ 放入葱丝、姜丝，加盐调味，继续开大火，烧沸后，小火炖煮。

❹ 待鱼头熟透、汤浓时，放入米醋、香油，出锅前，撒上香菜末即可。

功效：有益于胎宝宝大脑和神经系统的生长发育，适合孕妇食用。

青柠煎鳕鱼

材料：鳕鱼 1 条，鸡蛋 2 个（取蛋清），青柠檬 1 个，盐、淀粉各适量。

做法：❶ 将鳕鱼洗净，切块。

❷ 鳕鱼内加入盐腌制片刻，挤入少许青柠檬汁。

❸ 将备好的鳕鱼块裹上蛋清和淀粉，剩余的青柠檬切片。

❹ 锅内放油烧热后，放入鳕鱼煎至金黄，装盘时点缀青柠片即可。

功效：鳕鱼属于深海鱼类，脂肪中的 DHA 含量相当高，是有利于胎宝宝脑发育的益智食品，加入适量的青柠檬汁，适合爱吃酸味的准妈妈食用。

羊肉蛋羹

材料：鸡蛋 2~3 个，羊肉末 50 克，葱花、盐、酱油各适量。

做法：❶ 将鸡蛋打入大碗中，搅拌均匀。

❷ 加入羊肉末、盐、酱油、葱花和少许水一起搅打均匀。

❸ 放入蒸锅用小火蒸至熟，约 20 分钟即可（也可放进微波炉中蒸 10 分钟）。

功效：鸡蛋可为人体提供优质蛋白质，含有 15 种不同的维生素、12 种矿物质和人体所需的各种氨基酸。羊肉性温热，有补气滋阴、暖中补虚、开胃健体、滋养强壮等功效。二者同食能为孕妇提供全面的营养。

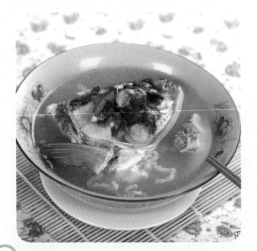

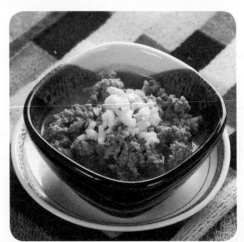

准妈妈生活宜忌

♥ 着棉质内衣更舒服

内衣是贴着身体的衣服，一定要选择纯棉质地的面料。纯棉面料的内衣会让身体的舒适感增加，同时还加大了吸汗性、透气性，能让胎宝宝也时不时地"透透气"。另外，纯棉质地的衣服最适合紧贴皮肤，能帮准妈妈减少一些过敏性皮炎（如荨麻疹）的发生，是准妈妈选择内衣时的首选。

不宜穿着的内衣

1. 加磁、有磁疗功能的内衣。

2. 加中草药，作为药疗产品的内衣。

3. 具备理疗功能的远红外线内衣。

4. 化纤内衣及羊毛内衣。

提醒：准妈妈的胸部和腹部在不同时期会发生不一样的变化，所以一个尺寸的内衣或内裤不可能从孕早期穿到孕晚期。因此要按怀孕阶段选购孕妇内衣，不要一次性购买很多。

♥ 着装干净整洁，心情更加舒畅

都说"人靠衣装"，穿着打扮不一定要时髦艳丽，干净整洁更让人看着舒服。准妈妈着装干净整洁可以给人以纯净、美好的审美享受，同时也会让自己心情舒畅。因为在服饰搭配原则中"干净、整洁"会让欣赏者感觉到美，也会让自己增加自信。在衣服的颜色上，可以选择浅色系，如白、浅蓝、西瓜红、桃粉等。只要稍微花一点心思，巧妙选择适合自己气质和风格的衣服，即使没有了昔日的好身材，照样可以光彩照人。

♥ 不要接触化学药品

孕妇是坚决不能接触化学物品的，尤其是在孕早期，因为化学药品进入体内会通过胎盘传给胎宝宝，使胎宝宝致畸，或出现弱智、先天性发育不全（残疾）等。生活中常接触到的化学药品是铅和汞。

居室重新装修，在除去旧油漆时，可能使准妈妈的身体接触到铅。所以，在怀孕期间，准妈妈最好避免参与此项活动。另外，老旧水管或质量不达标的铜制水管中含有的铅也可能会进入自来水里，所以从自来水中接饮用水前，最好先打开水龙头放几分钟水，或者使用自来水过滤器。如果家中有热水管道，也不要直接喝热水管道里的水或用其做饭，最好将凉水烧开后再使用。

接触汞的主要途径是吃了受汞污染的鱼类。位于食物链终端的大型鱼体内的汞含量最高，比如剑鱼、金枪鱼，以及一些生活在被酸雨污染的湖泊里的淡水鱼（鲈鱼、鳟鱼、梭子鱼等）。如果准妈妈喜欢吃以上鱼类，那么最好要挑选经过化学检测后合格的鱼，如果没有经过检测合格报告，那一定不要吃。可以吃些鲤鱼、鲫鱼之类的健康鱼类。

由于对种类繁多、常见家用化学品和清洗剂了解不充分，准妈妈在使用这些用品前，请记着戴上手套，避免直接接触那些有浓烈气味或有严重警示标签的产品，比如某些炉灶清洁剂、卫生间瓷砖清洗剂等，同时也要避免接触农药、杀虫剂、杀菌剂。为了避免吸入这些化学试剂，在家人使用化学品时，准妈妈一定不能在现场，并且一定要敞开窗户，让空气流通至少30分钟。

抚摸胎教

抚摸胎教是指准妈妈或者准爸爸用手在孕妇腹壁轻轻地爱抚胎宝宝，给胎宝宝触觉上的刺激，以促进胎宝宝感觉神经及大脑的发育，是一种充满爱意的胎教方法。

♥ 抚摸胎教，宝宝喜欢的游戏

抚摸胎教对胎宝宝的益处

现代科学研究表明，抚摸胎教如果同时与其他胎教一起进行，会使胎宝宝神经系统分泌出各种激素，让他情绪放松、内心安定，加速其生长发育速度。出生后，宝宝容易拥有乐观和自信的生活态度，能自然融入新环境，适应各种情绪变化。

另外，抚摸胎教还可增进胎宝宝在子宫里的活动能力，胎教时期活动较强的宝宝，出生6个月后，要比活动较差的宝宝动作发育快。在站立、爬行、行走等运动方面的能力较强，手脚较灵活，步履也更稳健。

抚摸胎教的具体做法

在抚摸胎宝宝前，准妈妈需先排空小便，仰卧在床上，全身放松，也可将上半身垫高，采取半卧姿势。

先用手在腹部从上至下、从左至右轻轻地、有节奏地抚摸和拍打，胎宝宝的反应有快有慢，当胎宝宝用小手或小脚给予还击时，准妈妈可在被踢或被推的部位轻轻地拍两下，一会儿宝宝就会在里面再次还击，这时应改变一下拍的位置。改拍的位置距离原拍打的位置不要太远，胎宝宝会很快向改变的位置再做还击，这样反复几次，准爸爸也可以参与进来协同妻子一起完成。

♥ 抚摸胎教也有讲究

进行抚摸胎教的最佳时机

胎宝宝在孕8周时，通过B超便能够看出：随着准妈妈孕月的增加，已经能在子宫内做吞咽、转身、吮手指、伸懒腰、翻跟头、打喷嚏等活动了。到了孕16周时，准妈妈就可以明显地感到胎宝宝的活动，因此在第10~16孕周时，准妈妈和准爸爸就可对胎宝宝进行抚摸胎教了。

进行抚摸胎教的注意事项

1. 临近预产期的时候，不宜进行抚摸胎教。

2. 抚摸胎教的时间以5~10分钟为宜，一般早晚各1次，要选择在胎宝宝精神状态良好时进行。

3. 胎宝宝活动频繁时，动作要轻柔，不宜过度用力。

4. 如果胎宝宝有过强的反应时应立刻停止抚摸胎教。

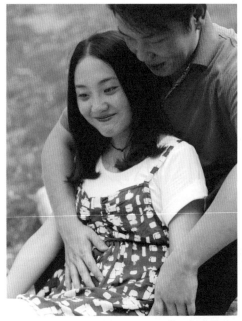

准爸爸参加到抚摸胎教之中，既可增进夫妻感情，也能增进自己的责任感。

11周

孕吐就要过去了

宝宝周周看

从孕11周起，胎宝宝的增长速度开始加快，肢体在不断加长，骨骼也开始变硬，脊神经开始生长。另外，因为基本的器官都已发育成形，所以此后受到外界刺激而致畸的概率降低了些，孕妈妈再也不用那么担心了。

此时的胎宝宝仍然是头大身子小，但是比例已经比之前要协调一些了，头只占到整个身体的1/2。细微之处也在发生着变化，比如出现了细小的绒毛和指甲，眼睛的虹膜也开始发育。不过，眼睛此时仍然没有睁开。

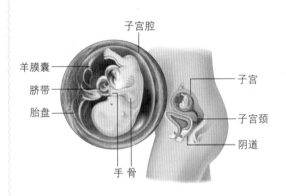

子宫腔

羊膜囊

脐带

胎盘

手骨

子宫

子宫颈

阴道

本周，胎宝宝身长有45~63毫米，体重为8~14克。此时宝宝开始能做吸吮、吞咽和踢腿动作，手脚也会经常活动一下，两脚还会做交替向前走的动作，进行原始行走。只是现在这些动作还很轻微，准妈妈还感觉不到。

准妈妈身体变化

准妈妈的子宫还在不断增大，而且会在本周突出骨盆腔。用手轻轻触摸耻骨上缘，可以感觉到子宫的存在。另外，仔细观察会发现臀部开始变宽，腰部、腿部、臀部的肌肉增加，脂肪也开始增厚，且结实有力，这都是为将来分娩做准备。

准妈妈在本周可能会发现小腹部有一条竖线，颜色逐渐变深，这是妊娠纹。随着孕期继续，这条纹会继续增粗、颜色加深，而且会越来越多。不过这都无需担心，产后妊娠纹会逐渐消失。

孕早期就快要接近尾声，准妈妈的妊娠反应会有所减轻，孕吐也不那么严重了，食欲会逐渐变好。由于此时胎宝宝的骨骼开始发育，所以需要准妈妈摄入更多含钙的食物，来促进骨骼的健康发育。

第11周特别提醒

♥ 肚子开始凸显，注意保护腹部

日常注意

1 注意保暖：不仅是冬天需要保暖，在炎热的夏季，准妈妈也要保护好腹部不要受寒（来自空调），尽量不要穿露腰、露肚脐的衣服，也不要穿紧身衣。

2 注意避免挤压：日常生活要小心避免腹部受到撞击、挤压。在坐公交车的时候，最好用手护住腹部，避免来自外界的挤压。如果准妈妈是自驾车上下班、出行的话，一定不要把安全带系得太紧。

3 注意透气：防辐射服不要经常穿，回到家或离开辐射源的情况下要脱掉，让腹部透透气，也能让宝宝呼吸一下新鲜的空气。

不小心撞到腹部，别害怕，要冷静

腹部受到了轻微的撞击，不要乱了阵脚，先躺下来休息一下，如果没什么大碍和不适感，不必去医院，下次小心一点就好。如果是严重的撞击，切记要先躺下来，并且及时去医院检查，看宝宝是否受到影响。如果腹部不小心受到强烈的撞击，甚至见红的话，一定不要大幅度地移动身体，最好在原地选择舒服的位置躺好（没条件也要尽量靠着某一个借力点），地面湿或凉的话，需要拿几床棉被来护着腹部，然后打120急救电话让专业的医护人员来帮准妈妈移动身体，并进行急救。

♥ 宝宝对营养的需求增加了

本周开始，胎宝宝的器官组织生长发育速度加快，随着胎盘的形成，准妈妈体内的各种营养会源源不断地送入胎宝宝的身体中去，这也就是准妈妈会胃口大开的原因。要保证各种类型的食物都吃一些才能让胎宝宝的营养吸收更均衡。

首先是热能的增加。胎宝宝生长迅速需要增加热能，热能主要从食物中获得，如果摄取不足准妈妈会觉得肌肉酸痛、身体乏力等。主食应首选标准米和标准面粉，少吃精米细面，同时注意搭配小米、玉米、燕麦、荞麦等粗粮。

其次是优质蛋白和维生素的需求增加。优质蛋白质是胎宝宝大脑发育生长的理想原料，也是身体发育生长的物质基础。牛奶、鱼类、豆类都是优质蛋白的好来源。每天喝500毫升牛奶十分必要。除此之外，要常吃豆类及豆制品，以及各种瘦肉类。而维生素的绝佳来源是新鲜的蔬菜和水果，每天也都要保证吃一些。

这个时期，宝宝的营养一定要跟上。

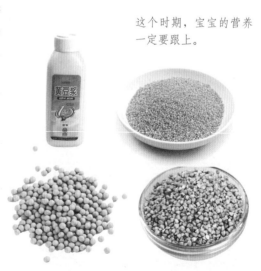

准妈妈饮食宜忌

♥ 防治营养不良，要这样吃

1 摄入充足钙质

由于胎宝宝的骨骼正在迅速生长，此时对钙的需求量会加大，孕早期为800毫克/天，孕中期为1000毫克/天，孕晚期为1200毫克/天。这就要准妈妈注意多吃些富含钙的食物，如海带、黄豆、奶制品、木耳、鱼虾等，还要多晒太阳，促进钙吸收。

2 注意补充水分

孕早期准妈妈要多喝水，因为此时准妈妈的体内产生更多的血液、汗、油和羊水，分泌的同时需要更多的水，准妈妈会经常感到口渴，所以无论到哪，最好都要随身带上一瓶水，以保持体内水分充足。平时，也可以多喝些菜汤或新鲜的果汁，但千万不要用饮料代替白开水，因为饮料一般都加了各种食品添加剂，对准妈妈和胎宝宝有害无益。

3 饮食均衡不挑食

除了摄入充足的钙质外，准妈妈饮食也要均衡、不挑食，像新鲜果蔬、鱼禽肉类、蛋奶、主食等都要吃一些，吃的时候也不能偏爱一种或几种，多尝试自己没吃过但是非常适合孕妇吃的食物，也许会发现它们同样也很美味。

4 早餐一定要吃

一定要吃早餐，如果早晨孕吐，可以先吃几块苏打饼干，过一会儿再吃早饭，早餐应包括面包、鸡蛋或肉类、果汁和牛奶。另外要适当吃些新鲜的水果，保证充足的蛋白质、多种维生素、钙、铁等营养素的供给。

如果准妈妈的早孕反应很严重，那就需要注意加强钙和维生素D的补充，同时要多喝牛奶，因为它富含钙质，它可以使尿液中的钠排泄增多，降低血容量以消除水肿，还可以防治妊娠高血压，并有益于胎宝宝骨骼的发育。

5 烘培瓜果要带皮

烘焙瓜果时，为避免营养成分的流失，可连皮一起烘焙，因为瓜果的精华不仅仅局限在在果肉中，果皮中的营养也不少。但是在烹制的过程中一定要将果皮洗干净，以除去残留的化学农药。

6 干果应常备

将核桃、松子、葵花子、杏仁、榛子、花生等干果当小零食吃，这些食物富含大脑发育必需的脂肪酸，妈妈和宝宝都需要。

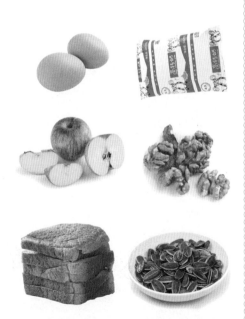

♥ 不宜吃腌制、霉变食物

人工腌制的酸菜和其他腌制品虽然有一定的味道，可以缓解孕吐，但维生素、蛋白质、矿物质、糖分等多种营养丧失严重，致癌物质亚硝酸盐含量却很高，过多食用对母体、胎宝宝健康无益。

如果准妈妈喜欢吃酸味和咸味食物，最好选择既有酸味又营养丰富的番茄、樱桃、杨梅、石榴、酸枣、葡萄等新鲜水果。这样既能改善胃肠道不舒适的症状，也可增进食欲、加强营养，又有利于胎宝宝的健康发育。

此外还应注意，不要吃霉变的食物。霉变是由污染霉菌所引起，霉菌中有些是产毒真菌，是很强的致癌物质。同时，某些食物在真菌作用下会产生大量的亚硝酸盐，进入机体后在一定条件下，又可合成亚硝胺类化合物而危害身体健康，严重的会使胎宝宝智力发育不全、致畸、患先天性疾病等。

♥ 选择合理的烹饪方式，避免营养流失

孕早期多吃一些蒸煮类食物对自身的健康和胎宝宝的发育都非常好，采取蒸煮的烹饪方法要远远好过煎、炸、熏。尽管后者色、香、味都要更胜一筹，但它对食物营养的破坏也很大。

蒸食营养吸收率高

大米、面粉、玉米面用蒸的方法，其营养成分可保存95%以上，如用油炸的方法，其维生素 B_2 和烟酸损失约50%，维生素 B_1 则几乎损失殆尽。鸡蛋是我们常吃食物当中营养比较丰富的，由于烹调方法不同，其营养的保存和消化率也不同：煮蛋的消化率为100%，蒸蛋的消化率为98.5%，而煎蛋的消化率为81%。所以，吃鸡蛋以蒸煮为最好，既有营养又易消化。

煎、炸食物使其营养破坏

煎、炸等烹饪方法对食品的营养破坏之一是使食盐中的碘挥发，使碘盐中含碘量和人体实际摄入的量不同。而碘是一种化学性质活泼的元素，在高温下易挥发，因此，经过高温油炸处理的食盐中，碘的损失率可以达到40%~50%。

另外，煎、炸的烹饪方法不仅会破坏食物的营养成分，还能产生多种有害物质。煎、炸的油温较高，一般在180~300℃，在高温下，食物会发生一系列变化：蛋白质类食物产生致癌的杂环胺类物质，脂肪类产生苯并芘类致癌物，和不饱和脂肪酸的环化、聚合、氧化产物，碳水化合物类食品会产生较多的丙烯酰胺类物质，它们也是潜在的致癌物质。

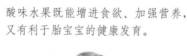

酸味水果既能增进食欲、加强营养，又有利于胎宝宝的健康发育。

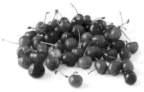

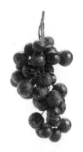

本周营养食谱推荐

腰果玉米

材料：腰果 50 克，西芹 80 克，玉米 80 克，盐少许。

做法：❶ 将芹菜择洗干净，切成小段。

❷ 将玉米粒和芹菜段分别放入开水中焯烫，芹菜焯烫完要立即过凉。

❸ 炒锅倒入适量油，先放入腰果，小火慢慢炒熟，然后放入玉米粒和芹菜段，加入盐，快速翻炒几下就可以出锅了。

功效：腰果营养丰富，含大量蛋白质和油脂，各种维生素含量也很高，具有补充体力和消除疲劳的良好功效，还能使干燥的皮肤得到改善。同时还可以为准妈妈补充铁、锌等微量元素。

胡萝卜炒肉丝

材料：胡萝卜 200 克，猪瘦肉 50 克，酱油、料酒各 5 克，葱、姜、盐各适量，水淀粉少许。

做法：❶ 胡萝卜洗净，去皮，切成丝，在开水中焯 1 分钟，捞出沥干水分。姜、葱洗净，姜切丝，葱切碎。猪肉切丝，用酱油、料酒、水淀粉抓匀待用。

❷ 锅中放油烧热，放入肉丝炒至变色，最后放入胡萝卜、盐，翻炒至肉丝熟透即可。

功效：胡萝卜富含维生素和钙、铁等营养成分，有健脾和胃、降气止咳等功效，可用于缓解孕期的肠胃不适、便秘等症状。

小贴士：日饮食安排推荐

由于从本周开始，胎宝宝对营养的需求增加，所以提供以下日饮食安排供准妈妈参考，全天可以提供热量2182千卡，其中蛋白质84.6克、脂肪61.2克、碳水化合物325克、钙985毫克。

早餐：馒头1个(面粉100克)、鲜牛奶250毫升、煮鸡蛋1只。

水果：橘子1个(100克)、苹果1个(200克)。

午餐：粳米饭(粳米80克)、卤煮牛肉(牛肉75克)、炒鲜香菇油菜(鲜香菇50克，油菜150克)。

加餐：酸奶250毫升、苏打饼干4片(25克)。

水果：香蕉1根(约150克)

晚餐：大米饭(大米100克)、清蒸鲈鱼(鲈鱼125克)、烧茄子(茄子200克)。

竹沥粥

材料：淡竹沥 30 克，小米 50~100 克。

做法：先将小米煮粥，临熟下竹沥，调匀，空腹食用。

功效：有清热除烦、豁痰定惊的功效。可辅助治疗孕期心悸胆怯、头晕目眩、胸部郁闷、恶心呕吐。

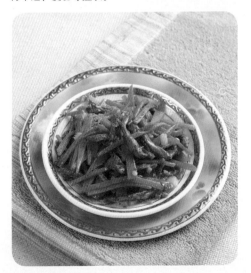

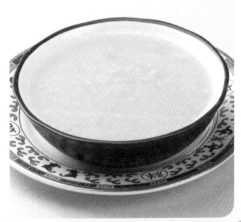

准妈妈生活宜忌

♥ 建议准妈妈更换专用胸罩

准妈妈的胸部在整个孕期持续增大，一般会增大 1~2 个罩杯。如果不及时更换胸罩，胸部血液循环会受到影响，同时乳腺受到压迫也可能发生乳腺炎。

孕期更换胸罩最好是选择专用的产品。孕期乳房变大不是向前隆起，而是乳房下部向两侧扩张，普通的胸罩满足不了要求。什么时候更换要看自己的感觉，只要胸部有不舒服感，就要马上考虑更换胸罩。一般是在孕 3~5 月、孕 7~9 月时分别换一次大号的。

购买时，准妈妈最好能亲自穿戴试用一下，感觉不松不紧为宜。可以选择能调节胸围大小的款式，试用时以最小尺寸适合为宜，这样方便以后胸部再增大后调整。另外，胸罩的肩带要宽，以免增加肩膀的压力；面料最好是柔软的纯棉质材料，吸汗透气；不能有衬垫影响透气；胸罩的支撑性要足够好，以免胸部下垂或变形，最好是软钢托。最好一次性购买 2~3 个，方便换洗。在孕晚期，可以选择哺乳型胸罩，这样产后就不需要另外购买了。

♥ 预防妊娠纹的小诀窍

在孕期，有些准妈妈的大腿、腹部和乳房上会出现一些宽窄不同、长短不一的粉红色或紫红色波浪纹，即妊娠纹。妊娠纹的出现是因为这些部位的肌肉和脂肪增加得多而迅速，导致皮肤弹性纤维因不堪牵拉而损伤或断裂形成的，在孕 5~6 月出现，90% 的孕妇都会出现。妊娠纹在产后会变浅，或者和皮肤颜色接近，但很难彻底消失，所以最好提前预防，使之尽量减少和减轻。做到以下几点便可以有效预防妊娠纹的出现或加重。

1 控制好体重增长速度，每个月体重增长不要超过 2 千克，不要在某个时期暴增，目的是不让皮肤在短时间内承受太大压力，出现过深的妊娠纹。

2 使用专业托腹带，有效地支撑腹部重力，减轻腹部皮肤过度延展拉伸而出现妊娠纹。

3 坚持在易出现妊娠纹的部位进行按摩，增加皮肤弹性，按摩时可用橄榄油或婴儿油。

4 平时多吃一些含胶原蛋白的食物，如猪皮、猪蹄、动物蹄筋和软骨等，这些食物有助于增加皮肤的弹性。

市面上有很多除妊娠纹霜，也可以使用，但要事先咨询清楚，避免对胎宝宝造成伤害。

♥ 选择柔和的护肤品

准妈妈的皮肤十分敏感，建议使用母婴专用护肤品或者纯天然产品来进行护肤，如一些药妆品牌纯植物提取的洗面奶和洁肤水。

有些准妈妈在孕期会长痘痘，记得一定不要随便使用去痘产品，可以在注意清洁面部的同时选择天然植物类护肤品来保湿，如芦荟液等。这类产品通常比较清爽透气，不会造成负担。

随着孕周的增加，准妈妈会觉得面部特别干燥，但又不宜随便用化妆品来补水，这时候可以选用纯天然保湿产品，黄瓜水就是不错的选择。

游戏胎教

♥ 游戏胎教益处多

　　游戏胎教是让准妈妈和准爸爸通过进行一些实用的胎教游戏，来进行亲子互动，以此刺激宝宝脑部成长的胎教方法，是一种寓教于乐的胎教，对宝宝的发育非常有利。通过游戏胎教，可以增加准爸妈和宝宝之间的互动关系，促进彼此的感情。游戏胎教要以不危险、有趣味性为原则，最好是在有音乐的良好环境中进行。

推荐游戏：节奏拍打

1　用一只手压住腹部的一边，然后再用另一只手压住腹部的另一边，轻轻挤压，感觉宝宝的反应，这样做几次，宝宝可能有规则地把手或脚移向妈妈的手，宝宝感觉到有人触摸他，就会踢脚。

2　准爸爸有节奏地轻轻拍打准妈妈的肚子，同时感觉宝宝有什么反应，一般反复几次之后，宝宝便会回应准爸爸的动作了。

3　有节奏地轻轻拍打腹部。准妈妈拍两下，宝宝就会在准妈妈拍的地方踢两下，如果轻拍三下，宝宝就有可能会回踢三下。

　　提醒： 游戏胎教若是借着听音乐、运动或游戏来对宝宝进行刺激，可以有效增加宝宝对动作的敏感度。准妈妈还可以通过游戏胎教让宝宝的胎动变得更加明显，以此来判断宝宝是否健康。

♥ 比赛说绕口令，看谁更厉害

　　绕口令是练习普通话发音的最好方法，准妈妈可以教宝宝说几个，相信等宝宝会说话后，一定比妈妈更厉害。

　　1.东洞庭，西洞庭，洞庭山上一根藤，藤上挂铜铃，风吹藤动铜铃响，风息藤定铜铃静。

　　2.天上七颗星，树上七只鹰，梁上七只钉，桌上七盏灯，地上七块冰，一脚踏了冰，拿扇熄了灯，用手拔了钉，举枪打了鹰，乌云遮了星。

　　3.河边两只鹅，白鹅和灰鹅，一同去过河，拾草来搭窝，草窝真暖和，大家真快活，住在草窝里，喔喔唱支歌。

　　4.盘儿里摆着一个梨，桌上放块橡皮泥，小立用泥学捏梨，看着梨，手捏泥，一会儿捏成一个梨，比一比，真梨假梨差不离。

　　5.牛牛要吃河边柳，妞妞赶牛牛不走，妞妞护柳扭牛头，牛牛扭头瞅妞妞，妞妞捡起小石头，吓得牛牛扭头走。

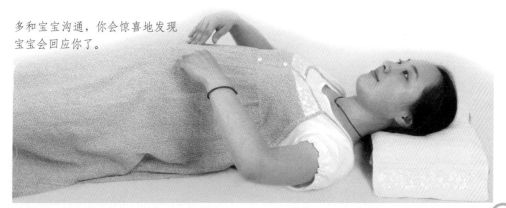

多和宝宝沟通，你会惊喜地发现宝宝会回应你了。

12周

胎宝宝像个完整的小人儿

宝宝周周看

孕 12 周，胎宝宝仍然很小，甚至还不如成人的手掌大，但是从牙胚到指甲均已发育完全，身体的雏形已经形成。

另外，胎宝宝还有了完整的甲状腺和胰腺，不过它们还不具备完整的功能。这两个腺体的形成对胎宝宝来说意义非凡：甲状腺可分泌甲状腺素，甲状腺素是维持人体代谢的基础物质；而胰腺分泌胰液和胰岛素，帮助消化，并调节全身生理机能。肝脏在此时也开始分泌胆汁，为将来消化奶中的脂肪做准备。

本周，胎宝宝的面部五官更集中，眼睛之间的距离不再那么远，耳朵也从颈部移到了头部，整体看上去更精致、漂亮了。他现在还有了触感，父母如果用手触摸他的头部，他会把头转开，还会有手指及脚趾张开、嘴巴开合、四肢舞动等反应。不过，这个也只能在 B 超里看到，准妈妈暂时还感受不到。

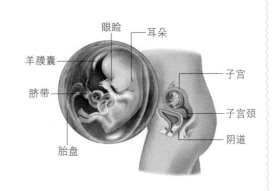

眼睑　　耳朵
羊膜囊
脐带
胎盘
子宫
子宫颈
阴道

胎宝宝在这周身长有 65~80 毫米，头部仍占身体的 1/2，大脑进入快速增殖期。

准妈妈身体变化

进入孕 12 周，大部分的准妈妈早孕反应减轻，孕吐已经缓解，疲劳嗜睡也已逐渐过去，精力会大大恢复。

在这周，由于激素的影响，准妈妈脸部和脖子上可能会出现黄褐斑。黄褐斑在产后会慢慢变淡，不需担心。乳房在本周会继续膨胀，阴道分泌物可能还会增多。

此时大部分准妈妈都能够真切地感受到胎宝宝的存在了，于是会有一些不自觉的行为改变，比如会习惯性地轻抚肚子，与胎宝宝进行交流；偶尔会走神，沉浸在对胎宝宝的想象中；也会放慢走路的速度等。

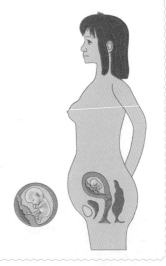

第12周特别提醒

♥ 做第一次正规孕期检查

医生会问很多问题

第一次正式产检意义重大。首先，医生通过这次检查可以确定是否为正常怀孕，排除宫外孕、葡萄胎等常见的病理妊娠。

其次，在这次检查中，医生要对准妈妈以往的月经周期、健康情况进行详细询问，还会问到准妈妈有没有不正常的怀孕经历和分娩史；怀孕之前或怀孕最初是否患过较严重的疾病或感染；夫妻双方直系亲属中有没有遗传性疾病、高血压、心脏病或糖尿病等病症；还会问及老公的身体健康情况。对于医生的提问，准妈妈要如实回答，不能隐瞒。

总之，孕期第一次健康检查是优生优育的保证，它可以为优生优育打下良好的基础，准妈妈一定要提前做好准备。

去产检时要怎么穿

产科的例行检查需要脱衣服，所以准妈妈在穿着上也有一些细节需要注意。有的医生会通过脸色来初步判断准妈妈的健康状况，所以素面朝天最好。身体要保持整洁，最好前一天或当天洗个澡，换上干净、宽松的衣服。特别提醒准妈妈的是，如果是当天洗澡，一定要等头发干透了再出门，千万别因此感冒。

为了方便检查，如果是在夏季，最好穿宽大的裙子，如果是在其他季节，要以穿暖为前提。不要穿长筒袜。还要尽量穿易于穿脱的平底鞋，有过多鞋带的鞋不要穿，并且最好整个孕期都不要穿。

♥ 有些准妈妈会出现黄褐斑

怀孕后准妈妈的面部可能会出现黄褐斑，一般会在分娩后会逐渐消失。夏天防晒的同时，也要注意皮肤的保湿，在保证营养均衡全面的前提下，经常吃番茄可减少黄褐斑的出现或缓解黄褐斑症状。

♥ 食欲逐渐增加，这是好事

随着胎盘的不断成熟，胎宝宝也在不断向妈妈索取着营养，准妈妈的食欲也会跟着增加，也许会出现吃很多东西也不饱的感觉，不用担心，这是好事，说明宝宝正在通过你传递的营养健康地发育着，他在跟妈妈"抢饭"。

♥ 性生活急不得，再等等

准爸妈一定要克制自己的欲望，性生活急不得，还要再等等。因为早期胎盘功能尚未成熟，还是容易流产，所以那些"性急"的准爸妈们要稍微忍耐一下，等到下个月就可以慢慢恢复正常的夫妻生活了。

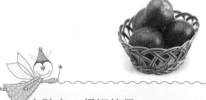

小贴士：保证热量

由于胎宝宝、胎盘以及自身体重的增加，基础代谢增高等因素的影响，准妈妈需要有充足的热量摄入，建议每日增加热量150千卡左右。

食物参考热量（每50克）：牛肉50千卡、苹果26千卡、鲤鱼24千卡。

准妈妈饮食宜忌

♥ 整个孕期都要多吃鱼

鱼类含有丰富的氨基酸、卵磷脂、钾、钙、锌等元素，这些都是胎宝宝发育的必要物质，尤其是神经系统。调查研究表明，多吃鱼有利胎宝宝发育，特别是脑部神经系统。

提醒：咸鱼、熏鱼、鱼干一定不要多吃，因这些经过腌制处理的鱼含有很多亚硝酸盐，在人体内可转变成亚硝胺类致癌物质，特别是烧焦的鱼中含强致癌物质杂环胺，要坚决禁食。

♥ 可当作零食的食物

新鲜水果：水果是孕期必不可少的营养食品，可以为你和胎宝宝补充多种维生素及膳食纤维。而且大部分水果都含有较多的水分和糖分，既解渴又充饥。像苹果、香蕉、橙子等都是不错的选择。

坚果：核桃仁、松子仁、杏仁、榛子、腰果等坚果含有孕期所需的多种微量元素，能够迅速补充能量、消除疲劳，还有滋润头发和皮肤的作用。

谷类食物：谷物食品中含有大量的膳食纤维，既可以增加饱腹感，又可以促进肠道蠕动，清理肠道环境，缓解便秘。你可以在两餐间吃一些全麦面包、燕麦片等，作为加餐的基础。

牛奶或酸奶：牛奶和酸奶含有丰富的蛋白质、脂肪和钙质，作为加餐或者零食，都是不错的选择。

♥ 水果每天最多500克

水果富含维生素，有助于胎宝宝的发育，但是水果普遍含糖量较高，其中的果糖、葡萄糖经胃肠道消化吸收后可转化为中性脂肪，吃得太多的话，会让体重增长过快，胎宝宝过大而增加顺产的难度。另外，吃太多水果会使体内的糖代谢发生紊乱，容易患上妊娠糖尿病。因此，孕妇应合理安排饮食，最好是在两餐之间吃水果，每天吃水果最好不超过 500 克，而且要尽量选择含糖量低的水果，或以蔬菜代替。

♥ 清晨一杯白开水

激活内脏机能，缓解内脏疲劳，排出老化废物

清晨一杯白开水，可以激活准妈妈"休息"了整晚的新陈代谢功能，让前一夜体内积累的废物快速排出体外，扫清体内的垃圾，再次激活肝脏、肾脏机能，让体内环境更加洁净无污染。

排出体内多余水分，消除便秘状况，解毒养颜

清晨饮用一杯白开水，能滋润准妈妈的喉咙。同时，促进血液及淋巴的流通，形成尿液，让毒素也随尿液排出体外，可以有效预防便秘。

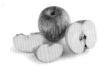

本周营养食谱推荐

玉竹瘦肉汤

材料：玉竹15克，猪瘦肉100克，盐适量。

做法：❶ 猪瘦肉洗净，切块；玉竹洗净切片，用纱布包好备用。

❷ 将玉竹、猪肉一同放入砂锅内，加清水煎煮至猪肉熟后取出玉竹，加盐调味即可。

功效：玉竹中的膳食纤维可以促进大肠蠕动，帮助排便，可以减少毒素、废物在体内积存，预防便秘的形成；猪瘦肉还会给准妈妈提供优质蛋白质。

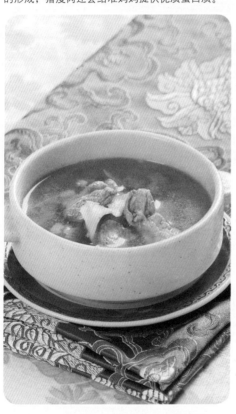

麻酱拌茄子

材料：茄子500克，芝麻酱20克，蒜5克，盐、香油、醋各适量。

做法：❶ 茄子洗净，削去皮，切成小长方条，撒上盐，浸在凉水中泡去茄褐色，捞出，放碗内入蒸锅蒸熟，取出晾凉。

❷ 蒜剥去蒜衣，洗净，用刀拍碎，剁成蒜泥。

❸ 芝麻酱放小碗内，先放凉开水搅拌，边搅拌边徐徐加入凉开水，搅拌成稀糊状时，再加入盐、蒜泥、香油、醋拌匀，浇在茄条上，拌匀即可。

功效：茄子中除含有一般蔬菜所共有的营养成分外，还含有丰富的维生素P。维生素P能增强人体毛细血管壁，防治小血管出血，对孕期的妊娠高血压疾病有治疗作用。

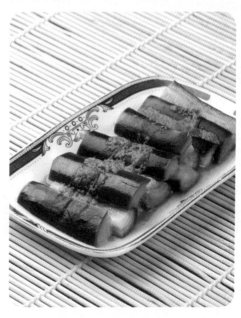

苔菜虾

材料：大虾12只，葱2段，姜3片，苔菜25克，鸡蛋1个，盐、白糖、香油、番茄酱、面粉各适量。

做法：❶ 将虾洗净，抽出黑线，并在虾腹部划开一刀。

❷ 葱、姜拍碎，放入大碗中，加入盐、香油、白糖拌匀，再将虾放进，腌约10分钟。

❸ 苔菜滤去泥沙，用刀剁碎；鸡蛋在小碗中打散备用。

❹ 将每只虾先在干面粉中沾一下，再放入蛋汁中蘸匀，最后裹满苔菜屑。

❺ 放入已烧至八分热的油中炸熟，盛在碟上，食时蘸番茄酱即可。

功效：虾营养价值高，富含蛋白质，有通乳抗毒、养血固精、开胃化痰等功效，特别适合准妈妈食用。

准妈妈生活宜忌

♥ 工作不要勉强，量力而行

职场准妈妈在工作中不要勉强自己，要量力而行，注意不可参加过重和过于劳累的工作，要根据自己的情况随时做出相应的调整，一旦感觉累了，便要及时休息。在休息时间，可以吃一点水果或点心，并且到室外呼吸一下新鲜空气，中午吃完饭以后，尽可能睡上一会儿，即使没有条件，也要闭目养神休息一会儿。

寒冷季节上下班时，要注意保暖以防感冒。如果有可能，尽量不要挤公共汽车，以免人多时撞到腹部，离家较远就尽量让家人来接或打车回家；离家近的可以走路上下班（路程在20分钟以内），但是要避开上下班高峰期，早上班1小时、早下班1小时或晚上班1小时、晚下班1小时都是能避开高峰期的做法。

♥ 找个机会把怀孕的事告诉老板

本周，一定要找个机会将怀孕的事告诉上司或者老板，不要觉得不好意思，国家给予了孕妇很多特殊的保护和特例，准妈妈如果不及时告诉老板自己怀孕了，那这些应该得到的特权就都享受不了了，并且还会为自身带来一些不必要的麻烦（工作之余吃零食、出外散步、来回走动等举动会让同事及上司反感）。

♥ 保证充足的睡眠

充足的睡眠对准妈妈来说十分重要。一方面，睡眠可以使细胞能量得到补充，有助于体力的恢复；另一方面，还能缓解精神压力，增强神经系统和免疫系统的功能，降低孕期忧郁症和产后抑郁症的发生。如果睡眠不足，会引起疲劳、食欲下降、营养得不到充分吸收、身体抵抗力下降，影响胎宝宝的健康发育。有研究显示，夜间睡眠少于6小时的孕妇产程较长，且剖宫产概率为睡眠足够的孕妇的4.5倍。有严重睡眠障碍的孕妇产程更长，剖宫产概率为睡眠足够孕妇的5.2倍。所以准妈妈一定要保证自己有充足的睡眠时间（至少9小时，包括夜晚8小时，午间1小时）和优质的睡眠质量（无失眠、多梦、惊醒等影响睡眠质量的症状）。

♥ 不做剧烈运动和长途旅行

此时，胎宝宝仍然很脆弱，爱旅行的准妈妈要忍一忍，不要做长途旅行，长途旅行中的颠簸、劳累和突发性问题很容易伤害到胎宝宝。同时，也不要剧烈运动，孕早期流产最主要因素就是外界刺激，如果分不清什么是剧烈运动，那么最好就不要做除散步以外的任何运动。等过了危险期，再计划去旅行或做一些其他运动（孕妇有氧操、孕期瑜伽等）也不迟。

♥ 别担心，孕期B超是安全的

B超是产前检查的一个项目，准妈妈怀孕5周就可以做B超检查了。目前医学研究认为B超检查是安全的。不必对孕期B超检查产生恐惧心理，每个准妈妈在孕期一般至少会进行4次或4次以上的B超检查。

美育胎教

♥ 春日游，杏花吹满头——名画古诗同欣赏

《春日游，杏花吹满头》是丰子恺先生诗配画中的一幅，出自韦庄的词《思帝乡》。这首词语言浅显，主题也比较明确，很容易读懂，描写了一位女子在婚姻要求上的强烈愿望，体现了女子对爱情狂热而大胆追求的精神。而丰子恺的画《春日游，杏花吹满头》则重点在取景，诠释了这句词独有的春日游的意蕴。准妈妈在看的时候可以想着词的意境，这样不仅享受了视觉盛宴，内心同样也享受到了美的盛宴。这种双重享受的美好感觉会传递给宝宝，熏陶他的小心灵。

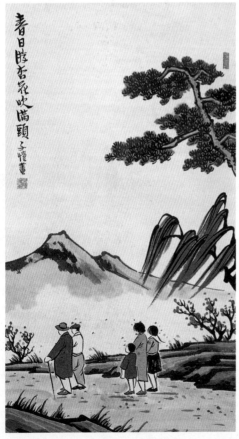

丰子恺画作：《春日游，杏花吹满头》

♥ 赏花，体验美妙情感

在此阶段，准妈妈可以在散步的同时进行另一种美育胎教——赏花，五颜六色的花朵总是能带给人们好心情，在赏花的同时准妈妈还可以给胎宝宝讲解一下这些花的名字、来历和花语，让宝宝也了解一下大自然的神奇创造。如果准妈妈不方便欣赏真实的花朵，可以买一些花卉的图片，也能达到给胎宝宝讲解的效果，等到身体舒适的时候再去欣赏一番。

推荐花语

百合：顺利、心想事成、祝福、高贵

玫瑰：爱情、爱与美、容光焕发

郁金香：爱的表白、荣誉、祝福永恒

康乃馨：母亲我爱您、热情、真情

牡丹：圆满、浓情、富贵

菊花：清净、高洁、我爱你、真情

风信子：喜悦、爱意、幸福、浓情

满天星：关心、纯洁、喜悦

小贴士：画作来源——课外赏读《思帝乡》

春日游，杏花吹满头，陌上谁家少年，足风流，妾拟将身嫁与，一生休，纵被无情弃，不能羞！

夏日游，杨花飞絮缀满头，年少轻狂，任意不知羞，为比花容，一身罗裳玉搔首，休言愁！

秋日游，落英缤纷花满头，儿郎情深，依依双泪流，恨离愁，不忍别，待到山崩水断流！

冬日游，似水云雪落满头，莫是谁家少年不知愁，纵无心，跌入云泥，相看笑不休！

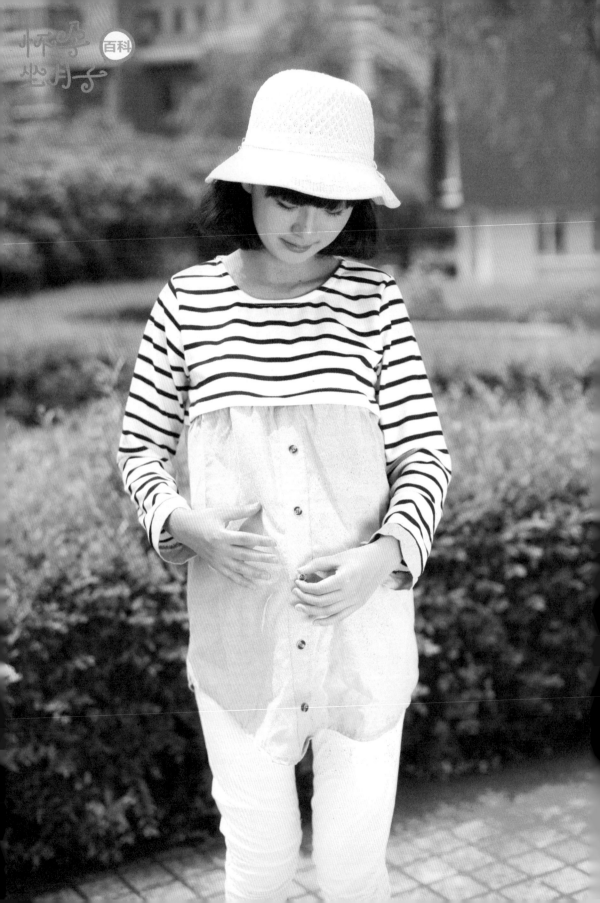

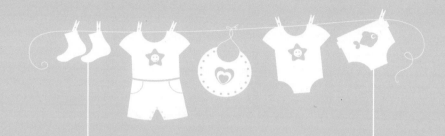

怀孕第4月

（13~16周）

"好孕"来了

肚子日渐隆起

身材日渐丰盈

幸福也跟着福杯满溢

胎动的感觉开始清晰

像振翅的蝴蝶

轻轻滑过你的身体

那是小宝贝在你腹中不甘寂寞

"咕咚、咕咚"

调皮地嬉戏

13周

早孕的不适消失了

宝宝周周看

　　胎盘和脐带对胎宝宝来说是一条生命线，胎宝宝通过其吸收母体中的营养。非常可喜，这两个重要部分在13周发育完成了。从现在起，胎宝宝通过脐带把胎盘内的营养和氧气吸收到自己体内，并把代谢废物由脐带运送出去。

　　胎宝宝本身还在不断成长变化中，继续发育并完善各器官功能。脖子发育得已经足以支撑头部，脸部五官更集中；神经元迅速增多，神经突触形成，条件反射能力增强；另外，胎宝宝的牙槽内在本周开始出现乳牙牙体，声带也开始形成。还有一个胎宝宝重要的身份识别信息也开始形成了，这就是手指和脚趾纹印。

　　此时，胎宝宝身长有70~76毫米，体重约20克。手指开始能与手掌握紧，脚趾与脚底也可以弯曲，眼睑仍然紧紧地闭合。这时，如果用手轻轻在腹部碰触，宝宝会蠕动起来，但仍然感觉不到胎宝宝的动作。

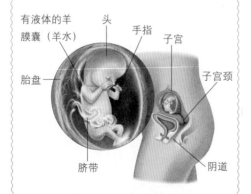

有液体的羊膜囊（羊水）　头　手指　子宫
胎盘　子宫颈
脐带　阴道

准妈妈身体变化

　　准妈妈在这个阶段的变化比较特别，甚至有的准妈妈感觉就像重生了一样，心情极度愉悦，这都是因为早孕反应消失了。没有了晨吐，嗅觉不再那么敏感，不会老是恶心，倦怠感也消失了。虽然身体较孕早期舒适多了，但在孕4月仍需要小心，保护好腹中的胎宝宝，不要放松警惕。

　　本周准妈妈的身体对食物中的毒素会更敏感。只要有一点危险，身体就会做出反应将有害物质排出。但孕期严重腹泻有可能导致流产或早产，所以在日常饮食一定要小心谨慎，用药要听从医生的安排，以免造成对胎宝宝的危害。

　　现在准妈妈的肚子上可以看到条条静脉，像地图线条一样分布着，这是因为腹部皮肤变薄了。另外，有的准妈妈会感到乳房的皮肤痒痒的，还有白色的乳汁分泌出来，这些都是孕激素的分泌增多引起的，都属于正常现象。

　　体重现在还没有增加很多，但从此开始会逐渐增加，准妈妈可以经常量一下体重了。

　　给准爸爸的温馨提示：
　　男性的衣服颜色一般比较深，不过家居服可以选几件颜色较浅的，如浅蓝色、浅粉色的T恤都可以，如果T恤上有可爱的图案和花纹会更好。有喜感的衣服能让妻子心情喜悦、笑口常开。

第13周特别提醒

♥ 进入安全期，可以适当锻炼身体

此时，准妈妈已经安全度过了孕早期最容易流产的阶段，接下来的孕中期，需要适当锻炼来帮助准妈妈调整身体。而且循序渐进、有规律地进行锻炼，也可以为将来的顺产打下好基础。

锻炼名称	益处	具体做法
腹肌运动	锻炼支持子宫的腹部肌肉	1. 仰卧 2. 单腿屈起、伸展，屈起、伸展，左右各10次 3. 双膝屈起，单腿上抬、放下，上抬、放下，左右各10次
骨盆的运动	放松骨盆的关节与肌肉，使其柔韧，利于顺产	1. 笔直坐好，单膝屈起，膝盖慢慢向外侧放下，左右各10次 2. 仰卧，双膝屈起，左右摇摆至床面，慢慢放松，左右各10次
盘腿运动	放松耻骨联合与髋关节，伸展骨盆底肌肉群。这样胎宝宝可顺利通过产道	1. 笔直坐好，双脚脚心相对，两手握紧两脚，双膝在身体两侧上下活动，宛如蝴蝶振翅，重复10次 2. 同一姿势，吸气伸直脊背，呼气身体稍向前倾，重复10次

♥ 准妈妈怎么做运动比较合适

运动的关键

到了第4个月，自然流产的危险变小了，准妈妈可以适当加大运动量，以前擅长游泳的准妈妈可以重新游泳。另外，孕期体操、孕期瑜伽、散步、打太极等都是不错的运动方法。运动的关键是要形成规律，运动规律可由短时、经常、持续性等要素构成。只要体力允许，准妈妈早上、中午、晚饭后都可以专门抽出时间运动一会儿，每次运动时间以20~30分钟为宜。每次安排的运动量要均衡，不要忽强忽弱，更不要现在多运动一会儿，下一次的运动就不做了；或者现在不做了，下次运动多做点。身体不适的情况下，可以把运动量调小一些，但无论怎样调整，都要遵守规律，不能三天打鱼，两天晒网。

运动量要慢慢增加

运动量要慢慢增加，可从每周3天，每天做两次10~15分钟的运动开始。如果没有不适，便可以延长运动时间至每天30分钟，每周的运动天数也可以逐渐增加。每次量不要太大，如果运动中出现了呼吸困难、头晕目眩、心慌、子宫收缩等不适，应立即停止运动。

准妈妈饮食宜忌

♥ 胃口大开，宜少食多餐

进入孕中期，胎宝宝各系统功能加强，骨骼钙化，营养需求量加大；而准妈妈的乳房、子宫也逐渐增大，各个系统、器官功能增强，基础代谢增加，营养需求量也增大，所以准妈妈会胃口大开。

但是，准妈妈要注意，再好吃、再有营养的食物都不要一次吃得过多，或一连几天食用同一种食物。这样容易打破准妈妈的平衡饮食习惯，导致营养单一，最好的方法就是少食多餐。要注意吃得营养、吃得健康，从孕中期开始，母体内需要储存一些营养物质，如蛋白质、脂肪、钙、铁等营养素。而少食多餐可以帮助身体更好地吸收食物中的营养，让营养有序"进入"，而不是一股脑挤在"门口"。

♥ 增加主食摄入，保证充足能量

充足的主食摄入，是保证胎宝宝发育和自身能量供应的基础。一般来说，一天才吃 100~150 克米饭的孕妇，身体很容易能量不足。此外，长期主食摄入不足，还会造成人体酮体的生成与分解失去平衡，肝脏产生酮体过多，超过肝外组织氧化酮体的能力，使血液中酮体浓度过高，加剧孕期的呕吐、恶心。所以，准妈妈一定要有充足的主食摄入量，保持每日 300~400 克主食的量。

另外，平时吃的米、面不要过分精细，尽量选择中等加工程度的。主食也不要太单一，应将米、面、杂粮、干豆类掺杂食用，如五谷杂粮粥、玉米发糕、窝头等，更有利于获得全面的营养，不但能为身体提供足够的基础能量，还可以提供不同的矿物质和多种维生素。到了孕中、晚期，妊娠反应减轻，可每日在基础摄入量上，再增加 100 克的主食摄入。

提醒：准妈妈想要保证足够的能量，仅注重主食的摄入还是不够的，只有多样化饮食的摄入才能获得平衡的营养和足够的能量。最好能做到：每天 1 杯牛奶、2 个鸡蛋、150 克肉类、400 克主食、500 克蔬菜水果，外加适量食用油和豆制品。

♥ 植物油，有助胎宝宝发育

植物油是准妈妈在烹饪时首选的油，它不仅健康、脂肪少，并且对促进胎宝宝的发育也必不可少。因为，植物油中含有人体必需的脂肪酸亚油酸和亚麻酸。准妈妈还要从植物油中吸收脂溶性维生素，如维生素 A、维生素 E、维生素 D 等。

现在关于脂肪酸说得最多的就是 DHA 和 ARA 等脑部必需脂肪酸，其实它们就是由亚麻酸和亚油酸经过肝脏分泌的脱氢酶（去饱和酶）和碳链延长酶代谢后形成的，对胎宝宝大脑的发育极为重要。所以适当摄入植物油能保证身体合成足量的脂肪酸，来为胎宝宝的大脑发育提供养分。

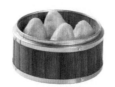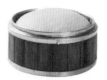

吃些粗粮可以补充膳食纤维，改善妊娠反应。

本周营养食谱推荐

小白菜豆腐汤

材料: 小白菜 200 克, 冻豆腐 (或者老豆腐) 1 块, 火腿粒、姜末、蒜片、虾皮、盐各适量。

做法: ❶ 小白菜洗净, 略焯一下水, 挤干水分, 切段备用; 冻豆腐 (或者老豆腐) 切块儿备用。

❷ 锅热油少许, 炒香姜末、蒜片、火腿粒、虾皮。

❸ 放入豆腐, 加水煮开, 然后放入小白菜段, 盖上锅盖, 再煮开后, 加盐调味即可。

功效: 豆腐营养丰富, 素有"植物肉"之美称, 消化吸收率达 95% 以上。两小块豆腐, 即可满足准妈妈一天钙的需求量。

鳝鱼金针菇汤

材料: 鲤鱼 1 条, 金针菇 50 克, 猪瘦肉 150 克, 鸡蛋 2 个, 肉汤 800 毫升, 盐适量。

做法: ❶ 将鸡蛋打入汤碗中, 搅匀, 倒入砂锅中煎成蛋皮, 切成丝。

❷ 金针菇洗净; 猪肉洗净、切丝。

❸ 鲤鱼去骨、去鳞, 切丝。

❹ 锅中加入肉汤, 烧沸, 倒入鸡蛋、金针菇、猪肉、鲤鱼, 同煮 1 小时。

❺ 加盐调味后, 再煮 5 分钟即可。

功效: 鳝鱼肉白嫩, 含蛋白质、维生素都极为丰富, 并且含锌量很高, 所以不仅味美, 还是孕妇补身、胎宝宝补脑的珍品。

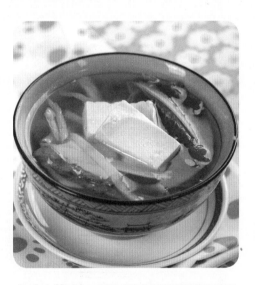

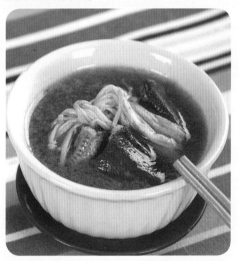

白虾芦笋

材料: 鲜白虾 120 克, 芦笋 80 克, 姜、蒜、盐各适量。

做法: ❶ 白虾去皮去泥肠, 清洗干净。

❷ 芦笋洗净, 切成小段备用; 蒜剁成蓉, 姜切片。

❸ 油热后, 倒入蒜蓉、姜片炝锅, 再倒入虾和芦笋, 炒熟后加盐调味即可。

功效: 孕期准妈妈要注意饮食营养均衡, 食用白虾可补充优质蛋白。芦笋富含维生素和矿物质, 粗纤维含量高, 有助于缓解准妈妈的便秘症状。

菠菜鸡煲

原料: 鸡半只, 菠菜 100 克, 冬菇 4 朵, 葱、姜、冬笋、料酒、蚝油、酱油、白糖、盐各适量。

做法: ❶ 鸡洗净, 剁成小块; 菠菜洗净切段; 冬菇洗净, 切成块; 冬笋切成片。

❷ 锅中放油烧热后, 用葱、姜爆香, 加入鸡块、冬菇及蚝油翻炒片刻, 放料酒、盐、白糖、酱油及冬笋翻炒至鸡熟烂。

❸ 菠菜放在砂锅中铺底, 将炒熟的鸡块倒入即可。

功效: 鸡肉可温中益气。菠菜富含叶酸和 B 族维生素, 可预防准妈妈患盆腔感染、精神抑郁、失眠等症。

准妈妈生活宜忌

♥ 勤刷牙，勤漱口，预防牙病

女性在怀孕后，体内的雌激素，尤其是黄体酮水平上升，会使牙龈中血管增生，血管的通透性增强，容易诱发牙龈炎。如果准妈妈有口腔炎症，即使只是牙龈炎，细菌也很有可能进入血液，通过胎盘传染给宝宝，所以一定要勤刷牙、勤漱口，积极预防牙病，保护好自己的牙齿和牙龈。

具体做法：在三餐之后用软毛牙刷刷牙；平时吃完零食后要去漱口，保持口腔卫生；少吃糖和易上火的食物，少吃过凉的食物和冰块，保证口腔的舒适。

♥ 正确的刷牙方法

正确的刷牙方法应该是牙刷和牙齿呈45度角，上下轻刷，在牙齿咬合面前后轻刷，每个刷牙位置至少轻刷10次，每次刷牙时间至少持续3分钟，这样才能彻底有效地清除口腔细菌，对于一些难以清除的部位还可以用漱口水和牙线配合清洁。

♥ 准妈妈最好不要开车

孕妇在孕初期不宜多开车，孕中期以后最好不要开车。从医学角度讲，怀孕满3个月开车，虽然腹部还没有明显变化，但由于身体是一直坐在座位上的，骨盆和子宫的血液循环都会受到影响，而且开车容易引起紧张、焦虑，这些因素都不利于胎宝宝的发育。而怀孕超过4个月的时候仍开车，逐渐增大的子宫和隆起的腹部都不适合被安全带束缚，但开车为了安全必须要系安全带，如果因意外需要急刹车的时候，车内的方向盘还容易冲撞准妈妈的腹部。此外，怀孕时间越长，准妈妈的反应

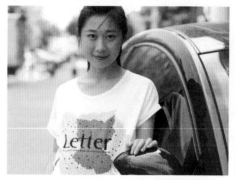

适时给补充钙质，可以促进胎宝宝骨骼的生长。

会变得越缓慢，开车还可能会增加意外交通事故的概率。

♥ 准妈妈开车注意事项

如果准妈妈因某些特殊原因一定要亲自开车的话，就一定要做到以下几点。

1 时速不要超过60千米，最好只在熟悉的路线开车，避免紧急刹车。另外，连续驾车时间尽量不超过1小时。

2 避开交通堵塞的高峰时段，事先要做好路况调查。

3 车内保持适宜的温度。

4 安装防晒窗帘或者粘贴车窗防晒膜，避免阳光直射。

5 准备一些舒适的头枕、靠垫等。

6 一定要配备孕妇专用安全带，孕妇系安全带的要求比常人更严格，肩带置于肩胛骨而不是紧贴脖子；肩带部分应该以穿过胸部中央为宜，腰带应置于腹部下方，不要压迫到隆起的肚子。身体姿势要尽量坐正，以免安全带滑落，压到胎宝宝。

运动胎教

♥ 孕期瑜伽，有利于优生

准妈妈练习瑜伽一段时间后，可以明显感觉到自己腰部和骨盆的关节变得更加柔软、肌肉也更加富有弹性，特别是腹部、腰部、背部和骨盆的肌肉，有助于减轻临产时的阵痛，促进自然分娩的顺利进行。另外，准妈妈练习瑜伽，还会增加氧气的摄取量，从而促进新陈代谢，带动神经内分泌功能，使消化液分泌增多，更有利于食物的消化、吸收和利用。

适当的瑜伽运动可以预防因体重过重而引起的孕期疾病，如妊娠高血压疾病、妊娠糖尿病等。

♥ 适合孕期练习的瑜伽

蝶式

锻炼作用：舒展髋部、骨盆和大腿内侧肌肉。

步骤：

1. 上身直立坐，两脚脚板相对靠拢，两脚跟尽量靠近会阴部位。

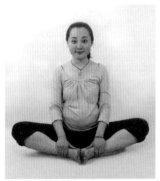

2. 抬升胸骨并放松肩部，两膝如蝴蝶拍动翅膀一样上下运动。

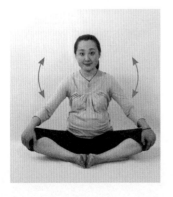

3. 向下运动时使两膝尽量靠近地面，如要加强髋部肌肉的拉伸，上身向前舒展，面朝前方，但不要弯曲脊椎，这是练习骨盆抬升的很好的姿势。

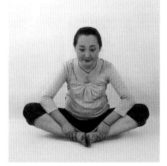

猫式

锻炼作用：增加脊椎的灵活性，练习猫伸展延长式还可以舒展拉伸肩部肌肉。做猫伸展延长式时膝盖下面要垫上软垫子，注意把握平衡，不要摔伤。

步骤：

1. 四肢撑地跪在地面上，两臂垂直于两肩之下，手指打开，两手中指互相平行，双膝位于臀部正下方，两腿稍分开。

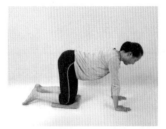

2. 左腿向上抬起并向后伸直，左脚离地，脚尖朝下，左臀部放低，身体保持稳定后，举起右手臂，保持呼吸顺畅，不要屏息，尽量保持这个姿势以感觉舒适为限度。

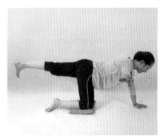

3. 收回左腿和右手恢复正常呼吸，换右腿和左手重复练习。

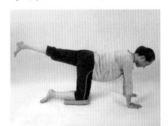

胎宝宝可以斜眼、皱眉、做鬼脸了

宝宝周周看

在第14周，胎宝宝的骨骼继续发育，软骨开始形成。另外，胃内消化腺和口腔内唾液腺也会形成。而脏器功能也在不断地锻炼和完善中，吞咽、排尿都很正常。

从这一周开始，胎宝宝身体的生长速度超过头部，颈部更加伸展、更加有力，有时还能把头抬起来。四肢的生长速度出现了分化，胳膊的生长速度超过了腿部，而且灵活性也优于腿部，会时不时地挥动胳膊，并做出抓或挠的动作，还会把手入嘴里吮吸。另外，胎宝宝开始锻炼面部的肌肉，经常会出现斜眼、皱眉等动作。

胎宝宝在本周还有一个新的变化就是长出了胎毛，全身都被胎毛覆盖。这些胎毛会在孩子出生后消失。还有一个重要变化就是胎宝宝的外生殖器已经基本成形，能够看出是男孩还是女孩了。

本周的胎宝宝头到臀的长度为85~92毫米，体重30~43克。

准妈妈身体变化

本周准妈妈体重上升比较明显，身材开始变得丰满，腰围也有所增加。仔细观察会发现乳房不仅增大了，形状也有所改变，乳房的下端向两侧扩张。皮肤有时候会有瘙痒的感觉，这是激素的影响，不会带来其他损害，不用担心。准妈妈此时的子宫约有成人拳头大小，底部达到耻骨上缘。不过，小腹依然没有明显突出。

此时，孕早期的容易疲劳现象会减少。另外，因体内雌激素水平较高，盆腔及阴道充血，阴道分泌物也会随着增多，别担心，这都是正常现象，准妈妈只要更加注意卫生习惯，勤换内裤即可。

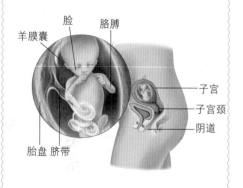

脸　胳膊　羊膜囊　子宫　子宫颈　阴道　胎盘　脐带

小贴士：孕早期过去了，为什么还是有孕吐

大多数准妈妈的孕吐都会在11~12周减轻，然后消失，但是个别准妈妈还会持续，甚至持续整个孕期，这与个人体质有关，对胎宝宝没有影响。需要注意的是要排除心理因素导致的孕吐。体会一下，如果是没有想到孕吐，就没有感觉，一想到就恶心，这就是心理因素导致的了。尽量不去想就会慢慢缓解了。

第14周特别提醒

♥ 补碘，多吃含碘丰富的食物

注意补碘，利于胎宝宝甲状腺的发育

孕14周左右，胎宝宝的甲状腺开始发挥作用，自己制造激素。碘对甲状腺有着重要的调节作用，母体如果碘的摄入量不足，会导致胎宝宝的甲状腺功能低下、身体发育迟缓，还会影响他的中枢神经系统，尤其是大脑的发育。所以，准妈妈从这周起还要注意碘的摄入。

含碘丰富的食物

食盐中一般都加入了碘，常人正常吃盐就可以补充足量的碘，但准妈妈孕期不宜多吃盐，需要控制在每天5克以下，所以应再吃些含碘比较丰富的食物。海产品一般含碘量较高，如海带、紫菜、鲜带鱼、蛤干、干贝、海参、海蜇、龙虾等，准妈妈每周可以吃两次海产品。

另外提醒一点，碘遇热容易挥发，所以做菜最好在菜熟后，即将出锅时加盐。还有，碘如果过量，也会引起甲状腺功能减退，对身体同样存在危害，所以不建议服用碘制剂。

♥ 适当增加各类营养素的摄入

进入孕中期，需要增加各类营养素的摄入量，其中蛋白质每天需增加15克，脂肪增加约5克，热能增加200卡（1卡=4.184焦）；其他的维生素都需要适量增加，不过维生素的增加量都比较小，只要保证饮食均衡，配合准妈妈的大食量基本就可以保证。

在孕中期需要特别关注以下营养素。

关键营养素	推荐摄入量	作用	补充方法
锌	每天20毫克	促进胎宝宝神经、大脑发育，增加分娩宫缩力量	食补，多吃生蚝、肝脏、口蘑、芝麻等
碘	每天175微克	促进甲状腺发育，从而促进神经系统和大脑功能发育	食用碘盐，多吃鱼类、贝类和海藻等海鲜，每周2次
维生素D和钙	维生素D每天10微克，钙每天1.2克	促进骨骼和牙齿发育、钙化	食补，服用钙剂，晒太阳
铁	每天30毫克	增强供氧，预防贫血	食补，服用铁剂

♥ 准爸妈可以享受夫妻生活了

从孕中期开始，胎宝宝的器官基本稳定，准爸妈就可以享受夫妻生活了。健康而适度的夫妻生活能增进准妈妈和准爸爸的亲密感情，有利于家庭和谐。

注意事项：

1 次数不要过频，用力要轻，还应注意姿势不要压迫腹部。

2 时间不宜过长，私处的清洁工作也要做好，最好在性生活前后都进行清洁。

准妈妈饮食宜忌

♥ 不宜多吃盐

从这周开始，准妈妈要调整摄入食盐的量。食盐虽然是身体必需的食品，但由于怀孕是特殊时期，所以食盐量应根据身体所需摄取，不宜过多。

盐中含有大量的钠，钠离子是亲水性的，会造成体内水的潴留。准妈妈吃盐过多，细胞外液积聚，血液中的钠和水就会由于渗透压的改变，渗入组织间隙中，导致出现水肿的状况。另外，如果体内的钠含量过高，还会使血压升高，患上妊娠高血压疾病，严重的甚至会引起心力衰竭等疾病。

但是，长期低盐也会有不良反应，所以这就要靠准妈妈自己来把握好食盐的摄入量。一般以每天3~5克为宜。

♥ 不要因为怕胖而节食

女性在怀孕以后，会随着孕期的推进而增加体重。这是因为胎儿、胎盘、羊水、子宫、乳房和自己血容量在增加。同时准妈妈会增加脂肪贮存，为分娩储存能源。这种状况是不属于肥胖的，当然也不用减肥。可是有的准妈妈会因为对自己日渐丰盈的身材不满而节食，这种做法是错误的。因为胎儿在母体里是非常需要营养的，先天营养是决定胎儿生命力的关键。若母体营养供应不足，会给胎儿发育造成严重障碍，严重的甚至会早产、流产、死胎。

♥ 补钙需要遵医嘱

补钙最好要遵照医生的嘱咐。到了孕中期，胎宝宝生长发育速度会加快，骨骼和牙齿等发育都开始需要钙的支持，所以这个时候准妈妈要加大钙的摄入量。平时可以多吃鲜奶、鸡蛋、豆制品、海带、紫菜、虾、芝麻、海鱼、蔬菜等富含钙的食物。但要注意不要补钙过量，如果补钙过量，可能会使胎宝宝有营养过剩的征兆，并逐渐发育成巨婴，为生产带来不利。

如果准妈妈没有办法很好地控制钙的摄入量，那么一定要在医生的指导下，健康、安全地补钙，不要自行服用钙剂。

♥ 适当补充矿物质

从现在开始，胎宝宝进入了生长发育较快的阶段，对矿物质元素的需求更大，应该充分摄入钙、磷、铁等元素。所以，准妈妈就应该多吃苹果、鸡蛋、豆制品、奶制品等矿物质含量丰富的食物，并适当增加粗粮，以便满足胎宝宝的营养需求。如果准妈妈感觉有轻微的胃酸反应，还可以适当吃一些蔬菜和苏打饼干，以避免产生过多胃酸，加重胃部的负担，影响食物的消化、吸收和利用。

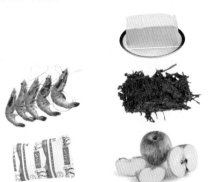

本周营养食谱推荐

鲜虾荷兰豆

材料：荷兰豆 200 克，鲜虾 100 克，胡萝卜 1 根，百合、大蒜、盐、姜、生粉各适量。

做法：❶ 荷兰豆、胡萝卜洗净，切菱形片；百合洗净掰瓣；大蒜压成蒜蓉。

❷ 鲜虾洗净，去虾肠线，取虾仁放入盐、姜、生粉略腌。

❸ 炒锅入油，放入虾仁滑散，变色后捞出。

❹ 锅底留油，放入蒜蓉煸炒出香味，再倒入荷兰豆、胡萝卜、百合翻炒，加盐调味，最后加入炒好的虾仁，略炒即可。

功效：虾肉中的维生素 E 可以和荷兰豆中的维生素 C 相结合，能够帮助准妈妈增强免疫力。

素什锦

材料：花生、黄瓜、胡萝卜、菜花、莴笋各 50 克，盐、香油各适量。

做法：❶ 胡萝卜、莴笋洗净去皮，切成小块；黄瓜洗净，切小块；菜花洗净，掰成小块；花生洗净备用。

❷ 锅里放油，小火将花生米炸出香味，放入胡萝卜、菜花一起煸炒；放入盐调味，加少许清水，盖上锅盖焖 5 分钟。

❸ 加入黄瓜、莴笋翻炒片刻，加入香油调味即可。

功效：胡萝卜不仅富含胡萝卜素，还富含维生素 B₁、维生素 B₂、钙、铁、磷等。花生、黄瓜、菜花、莴笋也富含多种营养物质。可以起到补充准妈妈营养、健脑强体的作用。是一道搭配合理、营养丰富的小菜。

爽口开胃小菜三样

糖醋萝卜丝

材料：白萝卜 500 克，醋、白糖、盐、香油各适量。

做法：将白萝卜切成丝，加醋、白糖、盐拌匀，淋上香油即可。

炒田螺

材料：田螺 500 克，盐适量。

做法：将田螺在水中养 1 周，捞出去杂；热锅入油，待油热后将田螺放进锅中翻炒片刻，加适量水、盐，煮至肉熟即可。

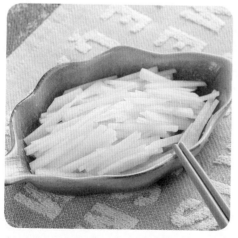

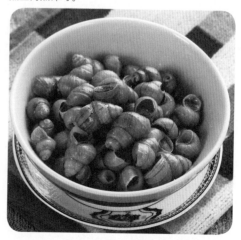

核桃仁拌冬瓜

材料：冬瓜 100 克，核桃仁 10 克，香油、盐各适量。

做法：将冬瓜去皮，洗净切丝；核桃仁洗净；将核桃仁与冬瓜丝一起用开水煮几分钟，捞出，沥干水，加入盐、香油拌匀即可。

准妈妈生活宜忌

♥ 可做短途旅行

现在，喜欢旅行的准妈妈可以着手准备一次短途旅行了。危险期已经度过，宝宝流产的危险也降低了，而且即将进入"好孕"时期，一切不适感都会慢慢消失。等到了孕晚期，大腹便便怎么能去旅行呢？而分娩过后又是能影响一生健康的、连续3个月的坐月期，就更不可能出门旅行了。这样，准妈妈只能再等上近一年的时间才能出门旅行，可是到那个时候家里多了个爱不释手的小宝贝，恐怕又会舍不得出门。所以此时旅行是再好不过的了，比如到大自然放松一下心境；到郊区呼吸一下都市缺乏的田园气息；或者让准爸爸陪同到邻近的城市开阔一下眼界，换一种生活方式等。但要注意，任何旅行都要以不让身体疲倦和让心情放松为原则。

小贴士：孕妇外出旅行的必备物品

1.最好带上一些健康小零食和保温壶。

2.个人生活用品比如睡衣、消毒纸巾、干净的毛巾、个人洗漱用品等。

3.请医生开一些维生素和补充矿物质的药物，以防在长途旅行中不能正常补充新鲜水果、蔬菜和足够的蛋白质。也可以带一小袋奶粉，预备在没有鲜奶的时候喝。

♥ 早些知道有关生育保险的事

生育保险是国家通过社会保险立法，对生育职工给予经济、物质等方面帮助的一项社会政策。其宗旨在于通过向生育女职工提供生育津贴、产假以及医疗服务等方面的待遇，保障她们因生育而暂时丧失劳动能力时的基本经济收入和医疗保健。

享受条件	已经参保生育保险，累计满一年的职工，在生育时仍在参保的，可按有关规定享受生育保险待遇
法定产假天数	1.正常法定产假98天 2.难产假，剖宫产、3度会阴破裂增加30天；吸引产、钳产、臀位产增加15天 3.多胞胎生育假，每多生育一个婴儿增加15天 4.领取独生子女证的增加产假35天 5.晚育孕妇（24周岁以上）可有奖励假期30天。如果准妈妈不休奖励假，那么国家规定单位要照一个月基本工资的标准给予奖励 6.男方可享受30天的法定产假
生育津贴	以用人单位职工月平均工资为基数 1.正常生育的按3个月(98天)计发 2.晚育的按113天计发 3.生育并已领取《独子证》的按133天计发 4.晚育并已领取《独子证》的按148天计发
医疗补助金	以上年度本单位职工月平均工资为基数 1.正常生育的按2个月计发 2.剖宫产或多胞胎的按4个月计发
特殊	单位不交保险需担生育费用

语言胎教

♥ 多和胎宝宝说说话

在怀孕的第 4 个月，宝宝已经具有了最初的意识，不仅母亲胸腔的振动可以传递给他，而且妈妈的说话声也可以被宝宝听到，但此时他还没有记忆声音的能力，只能判断声音的规律以及高低起伏。因此，准妈妈要特别注意自己说话的音调、语气和用词，以便给宝宝一个良好的声音刺激。

♥ 胎宝宝非常喜欢听爸爸的声音

生活中我们也许会看到一些刚出生的婴儿，即使不熟悉的女性逗他，他也会微笑，而爸爸逗他反而会哭，更别说其他的男性了。这正是孩子从胚胎期到出生后的一段时间里，对男性声音不熟悉造成的。为了消除宝宝对男性包括对爸爸的不信任感，在胎教中准爸爸应该扮演一个非常重要的角色。

宝宝在子宫内最适宜听中、低频调的声音，而男性说话声音正是以中、低频调为主。因此准爸爸在妻子孕中期以后，可以坚持每天对子宫内的宝宝讲话，让他熟悉爸爸的声音，不仅能够唤起宝宝最积极的反应，还有益于他出生后的智力及情绪稳定。

准爸爸的开场白和结束语

大多数情况下，胎教都由妈妈负责，宝宝出生前很少听到爸爸的声音，对爸爸容易产生畏惧，那么爸爸应该怎样消除和宝宝间的距离感呢？

准爸爸在对宝宝说话时，准备以下开场白和结束语还是很有必要的。开场白的语言可以是："宝宝，我是爸爸，我会天天和你讲话，我会告你外界一切美好的事情。"对话结束时，可以对宝宝给予鼓励："宝宝学习好认

真，你真是一个聪明的孩子，我们今天就先讲到到这儿，明天再见。"

具体与宝宝对话的方法

准妈妈可以坐在宽大舒适的椅子上，先对宝宝说："宝宝，爸爸就在旁边，你想听他说说话吗？"这时，准爸爸坐在距离 40 厘米的位置上，用平静的语调开始讲话，随着对话内容的展开再逐渐提高声音。

提醒：在可能的情况下，准爸爸应每天和胎宝宝对话，这样才能增进与宝宝的感情。

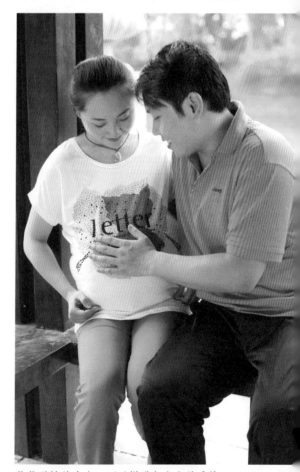

爸爸磁性的声音，可以增进与宝宝的感情。

胎宝宝能够"呼吸"了

宝宝周周看

在第 15 周，胎宝宝会继续锻炼，不断地吞吐羊水，这可以促进他肺部的发育。这时胎宝宝的胸部会随着吞吐而有节奏地起伏。紧接着，胎宝宝呼吸的前兆——打嗝就会出现，但是打嗝还不能像成人一样发出声，因为他的气管中充斥的是液体而不是气体。

胎宝宝的头发和眉毛也会在本周出现，眼睛虽然闭着，但是已经能感觉到光线强弱了。如果用手电筒照射腹部，胎宝宝很可能会将头转开，以避开让他感觉陌生和不舒服的光线。

胎宝宝的身体在本周的发育速度超过前面一段时间，腿的长度在本周会超过胳膊的长度，整个身体变得更加协调。另外，胎宝宝的动作更多了，也更协调，因为他的关节全部都发育完全而且可以自由运用了。

在本周，胎宝宝从头到臀的长度将达到 10 厘米，体重 60~70 克。

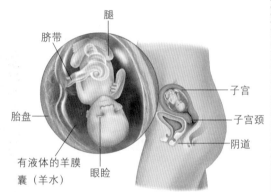

腿
脐带
子宫
胎盘
子宫颈
阴道
有液体的羊膜囊（羊水）
眼睑

准妈妈身体变化

在本周，准妈妈的小腹虽然还没有明显突出，但穿上以往的衣服会显得紧绷绷的，很不舒服，需要换宽松的衣服了。

另外，此时的准妈妈尿频现象可能更严重了，这是胎宝宝的代谢能力加强、代谢物增多导致的。准妈妈不要因为怕起夜而不敢喝水，此时充足的饮水是很必要的。

子宫继续升高，本周子宫底高度约在肚脐 2~3 指宽的地方，肚脐下会有明显的凸痕。虽然此时准妈妈的情绪波动已趋于平缓，但可能会感到比孕前更脆弱、敏感和易怒，所以要及时调整不良情绪。

内分泌变化使准妈妈的面部及躯体部皮肤色素加深，有时候还出现色素沉着斑块，并具有毛发增多、痤疮样皮炎等现象，使面部失去光泽，略有些浮肿。还有的时候可能会出现鼻子不通气的症状，也就是我们通常说的妊娠性鼻炎，这大多是由于鼻腔中血容量的增加和血管的扩张所导致，是常见现象。不用担心，分娩过后，自然会恢复正常。

第15周特别提醒

♥ 逐渐出现便秘情况

准妈妈在怀孕一段时间后，会发现自己出现了便秘的症状。便秘是常见的一种肠胃不适症状，主要是因为怀孕后，胃肠道需要大量的营养物质，而此时准妈妈胃肠道蠕动的速度减慢，食物通过胃肠道的时间明显延长，这样便秘的症状自然就出现了。

如果在饮食上过于精细或偏食，摄入的粗纤维过少，或饮水较少以及运动量太少都会造成孕中期的便秘现象。另外，便秘还与结肠运动减弱、盆底肌肉群张力变弱、子宫的逐渐增大及胎宝宝的压迫等因素有一定关系，怀孕后体内孕激素增多，而孕激素具有抑制肠蠕动的作用，所以孕期肠蠕动减弱，再加上子宫逐渐增大可压迫直肠，使粪便在肠内停留的时间延长，所以也就出现了便秘的现象。

应对便秘，准妈妈可以每天步行半小时、穿合脚的鞋子、回家后赤足或穿拖鞋。同时，还要吃一些含有膳食纤维的食物，如粗粮、芹菜等。

♥ 尿频现象加重

孕中期后，扩大的子宫会直接压迫输尿管，导致尿液潴留，很容易遭受细菌感染，准妈妈一定要保护好私处的卫生，以免尿路感染。另外，每天要有足够的饮水量，不要憋尿，还要勤换内裤，避免使用刺激性强的肥皂。如有异常的阴道分泌物，要及时就医。

♥ ABO溶血检查

ABO溶血检查是为了避免新生儿发生溶血需要做的检查，新生儿溶血症轻者表现为黄疸、贫血和水肿等，重者发生核黄疸，使脑神经核受损，出现抽搐、智力障碍等症状。新生儿ABO溶血症是母婴血型不合溶血病中最常见的一种，主要发生在母亲O型，胎宝宝A型或B型，其他血型极少见。此病是由于胎宝宝接受了母体的（通过胎盘）同族免疫抗体而发病，其发病条件是母体曾接受异种抗原刺激，产生相应的免疫抗体，母体所产生的抗体通过胎盘进入胎宝宝，胎宝宝对此抗体具有免疫敏感性而得病。

如果准妈妈是O型血，准爸爸是O型以外的血型，建议最好做个ABO溶血检查，具体检查方法是抽取血液检查，不需要空腹，费用在100元左右。如果医生没建议准妈妈做或明确提出不需要做，准妈妈也可以选择不做ABO溶血检查。

♥ 孕中期，可能会有一些不适

本周，准妈妈可能会陆续出现视力下降、腿脚肿胀、皮肤瘙痒等不适症状，不过不要担心，过了这段时间，这些不适感就会自然缓解并逐渐消失。如果腿脚肿胀，不妨用枕头把脚垫高，可帮助血液循环，减轻肿胀不舒服的情形。皮肤瘙痒的话，平时要注意保湿，并保持皮肤清洁干爽。如果经常感觉疲劳，要警惕是否有缺铁的可能，建议到医院做个检查。如果是缺铁，可以多吃些富含铁的食物，如瘦肉、蛋、芝麻、核桃、油菜、樱桃等。

如果某些不适影响到了正常的生活，建议及时就医，遵从医嘱。

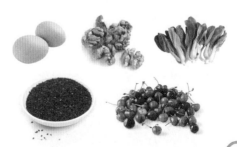

准妈妈饮食宜忌

♥ 多吃蔬菜、水果和粗粮，缓解便秘

要防治便秘，首先要养成定时排便的良好习惯，同时适当增加身体的活动量，安排合理的饮食，多吃蔬菜、水果。因为这些食物里面富含膳食纤维，可有效缓解便秘症状，如苹果、萝卜、芹菜、山芋、干杏、豌豆、葡萄干、韭菜等。

另外，粗粮含有膳食纤维，可加速肠蠕动，促进肠道内代谢废物的排出，减轻便秘症状，准妈妈也要多吃，如糙米、全麦食品等。

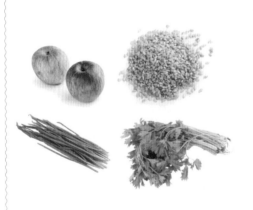

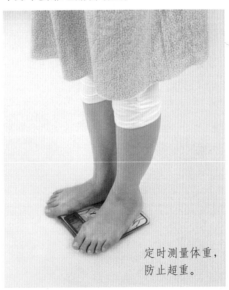

小贴士：选择蔬果的秘诀

一般来说，颜色较深的绿叶蔬菜和胡萝卜、韭菜、西蓝花等蔬菜中富含叶绿素、叶酸、胡萝卜素以及维生素C等准妈妈需要的营养素。另外，新鲜的蔬菜比长期存放的蔬菜营养要丰富得多。

♥ 体重超标和不达标的准妈妈怎么吃

准妈妈体重如果不合格，超标或者不达标，医生都会建议调整饮食。

体重超标的准妈妈要考虑减少碳水化合物的摄入，用蔬菜和水果补足。为预防碳水化合物摄入过度，准妈妈可以在进餐时先进食蔬果，将碳水化合物含量丰富的谷类等食物放在后面食用。另外，还要注意不要吃太多甜食。

体重不达标时各类营养素都要适当均衡地增加摄入量，食量较小的准妈妈可以减少些果蔬的摄入，以富含碳水化合物和蛋白质的食物补足。另外，可以增加一些零食，坚果和牛奶都是比较好的选择，还可以适当喝一些孕妇奶粉。实在吃不下饭的准妈妈需要遵医嘱补充药用维生素、微量元素等。

需要提醒的是，体重超标的准妈妈不能用节食的方法控制体重，而体重不够也千万不要靠吃甜食增重。

定时测量体重，防止超重。

本周营养食谱推荐

山药核桃芝麻糊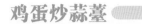

材料：核桃粉 1 大匙，黑芝麻粉 1 大匙，山药粉 1 大匙，新鲜核桃仁适量，冰糖适量。

做法：❶ 核桃粉、芝麻粉、山药粉放入碗内，加温开水搅拌均匀。

❷ 倒入锅中，炖煮 6 钟，加入冰糖煮至化。

❸ 将核桃仁放入煮好的汤中，再煮 2~3 分钟即可。

功效：核桃仁含有丰富的营养素，每 100 克含蛋白质 15~20 克、脂肪 60~70 克、碳水化合物 10 克，并含有人体必需的钙、磷、铁等多种矿物质，以及胡萝卜素、B 族维生素等。山药有清虚热、固肠胃的作用，含有蛋白质、碳水化合物、维生素、有机酸等成分，可健脾胃，但不适合身体虚弱但兼有实热症状的孕妇。

鸡蛋炒蒜薹

材料：鸡蛋 2 个，蒜薹 50 克，盐适量。

做法：❶ 鸡蛋洗净，磕入碗中，用筷子快速搅拌，打散。再加入适量盐，搅拌均匀。蒜薹择洗干净，切成 3 厘米长的段。

❷ 锅中放油烧热，将鸡蛋倒入锅内，炒散盛出。

❸ 再加入少许油于锅中，烧热后放入蒜薹翻炒，将熟时加入适量盐，搅拌均匀，然后放入炒好的鸡蛋，翻炒均匀盛盘即可食用。

功效：鸡蛋营养丰富，可被人体全面吸收，能促进胎儿大脑发育，增强记忆力，所以在整个孕期准妈妈都要坚持食用，每天 1~2 个为宜。

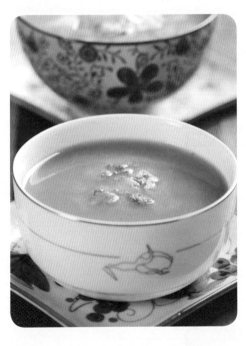

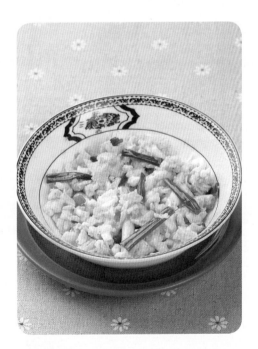

乌骨鸡汤

材料：乌骨鸡 1 只，红枣 8 颗，盐、生姜各适量。

做法：❶ 将乌骨鸡去毛以及内脏，洗净，切成小块。

❷ 将鸡块与生姜（切片）、红枣一起放入锅内，加水、盐适量，煮汤服食。

功效：乌鸡含有丰富的黑色素、蛋白质、B 族维生素等，能全面补充孕妇体内所缺少的维生素和微量元素。

♥ 简单孕妇操，放松身心

脚腕的运动：可使孕妇的脚腕关节变得柔韧有力，还有助于消除妊娠后期的水肿。

1. 端坐。

2. 左右摇摆脚腕 10 次。

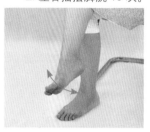

3. 左右转动脚腕 10 次。

4. 前后活动脚腕，充分伸展、收缩跟腱 10 次。

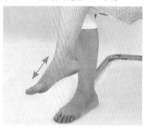

盘腿坐：可以松弛关节，伸展骨盆肌肉，使胎儿在分娩时顺利通过产道，每次可做 10 分钟左右。

1. 在床上坐好，盘好双脚。把背部挺直，正视前方，两手放在膝盖上。

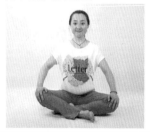

2. 每呼吸一次，双手将双膝向下压至床面，反复进行。

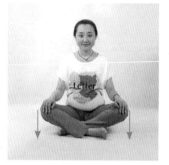

扭动骨盆运动：放松骨盆的关节与肌肉，使其柔韧，利于顺产。

1. 仰卧在床，两腿与床成 45 度，双膝并拢。

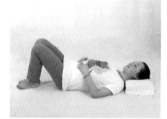

2. 双膝并拢带动大小腿向左右摆动。摆动时两膝好像在画一个椭圆形，要缓慢地、有节奏地运动。双肩和脚要紧贴床面，10 次。

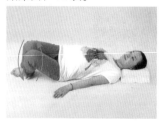

3. 左腿伸直，右腿保持原状，右腿的膝盖慢慢向左倾倒。

4. 右腿膝盖从左侧恢复原位后，再向右侧倾倒，此法两腿交换进行，各 10 次。

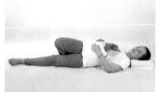

吹蜡式运动：锻炼腹肌，产后可恢复松弛的腹肌。

1. 仰卧，屈起双膝，将手指立于离嘴 30 厘米处。

2. 把手指视为蜡烛，为吹熄烛焰而用力呼气。

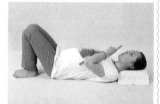

做孕期体操时，要注意以下 4 点。

1. 开始时不要勉强自己，做操次数可依身体状况而定，以后可逐日增加运动量。

2. 做完一遍体操后如果感到累，就应该适当减少运动量，运动适量的感觉为：身体微微发热，略有睡意。

3. 肚子发胀、生病等身体不舒服的时候，可酌减体操的种类、次数、强度等。

4. 早晨不要做操，沐浴后可以。

♥ 牙龈出血的对策

怀孕以后，准妈妈体内激素发生了变化，激素的变化会影响口腔黏膜，使之变薄变脆，所以准妈妈很容易牙龈出血，需要勤漱口、勤刷牙，注意口腔卫生。

每次吃完东西及时漱口，可避免食物残渣发酵腐蚀牙齿和减少口腔细菌的繁殖。漱口水可以是清水，也可以是淡盐水或2%的小苏打水。另外，可以尝试用牙线清洁牙齿，牙线能清理到牙缝里的残渣，清洁效果比较好。

用牙刷刷牙最好选用软毛牙刷，以减少对牙龈的刺激。每次刷牙牙膏也不需要很多，一般占到刷头1/3或1/4即可。还有一点，牙膏清洁牙齿主要靠其中的摩擦颗粒，而不是泡沫，所以最好不要在刷牙前将牙膏蘸水，那样会降低摩擦颗粒的作用。

♥ 午睡的益处

午睡能很有效地恢复体力，使下午的生活更轻松一些，因此职场准妈妈如果有条件最好午睡一会儿，没有时间也要创造条件睡一会儿。

有的公司里有休息室，那是再好不过，自己只需要在办公室里准备一套午睡用具：一条毛巾被，一个抱枕，中午吃完饭即可带着午睡用具去休息室舒舒服服地睡一觉。如果没有休息室，会议室、会客厅也都可以考虑，这些地方一般中午都是闲置的，很安静。会议室几把椅子拼接起来就可以形成一个简易的床，而会客室一般都有长沙发，都适合睡觉。不过，用这些地方之前最好先跟行政部门打个招呼。另外，每次睡完午觉，都要记得物归原位，把自己的毛巾被和抱枕拿走，椅子等物品摆放整齐。

如果实在没地方，也可以找一把闲置的椅子或小板凳跷起腿脚，坐在自己的座位上，上身靠着椅背休息一会儿。最好不要趴在桌子上睡，那样会引起脑部供血不良或增大眼睛压力。

♥ 孕期发质变化，要好好护理

准妈妈将发现自己的头发逐渐增多，且变得浓密亮泽，这是因为体内雌激素增多，使头发的生长期延长，脱落速度延缓的缘故，所以这时候的头发都是"超期服役的长寿者"。

头发变浓密了，更需要好好护理，最好能在每天早晚按摩一下头皮，用梳子或者手指都可以。梳子以桃木梳或牛角梳为好，每天早上从前向后梳几十下，按摩头皮，加速头皮血液流动；或者晚上把手指弯成手指梳，从耳上向头顶、从头顶向耳上分别梳扒100下，刺激头皮，改善发质。

另外，可以吃一些对头发有益的食物，如紫菜、瓜子、核桃、芝麻、海带以及绿色蔬菜等，这些食物可以使发质得到改善，保持准妈妈的头发黑亮柔顺。

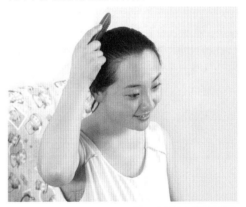

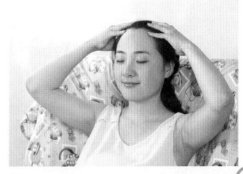

想象胎教

♥ 想象宝宝的样子

准妈妈可以想象一下，宝宝有圆圆的小脸蛋儿，明亮的大眼睛，粉嘟嘟的嘴唇，淡淡的眉毛和长长的睫毛，还可以和老公讨论一下宝宝出生后会像谁多一点，充分发挥想象，可以为生活增添一点情趣。

外貌的遗传有选择性，有可能像父亲多一些，也可能像母亲多一些，甚至有的会跟自己的爷爷、奶奶或舅舅、姑姑等长得非常像，主要看哪些基因在宝宝身上呈显性。体貌遗传一般有以下规律。

肤色：宝宝的肤色遵循"相加后平均"的原则，是介于父母之间的中间色，不会比白者更白，也不会比黑者更黑。

身高：身高受遗传影响较大，70%取决于父母，但是不会向更极端化发展，总是会向中间标准靠拢。就是说，父母都较高，子女成年后一般不会比父母更高，而父母都较矮，子女成年后也不会比父母更矮；他们总是会达到一个更平衡的高度。

肥胖：如果父母都肥胖，子女肥胖的概率为50%，如果只是父母一方肥胖，子女肥胖的概率为40%。

双眼皮：如果父母一方为双眼皮，那么子女双眼皮的概率要远远大于单眼皮；如果父母都是单眼皮，那么子女单眼皮的概率会很大，但双眼皮的概率不为零。

睫毛：如果父母中有一人是长睫毛，子女是长睫毛的可能性非常大。

至于其他外形的特征就不一定了，可能这样也可能那样。另外，有一种有趣的现象，宝宝将来跟谁在一起多一些，可能会逐渐像那个人多一点。

♥ 挑一张宝宝图片贴床头

在卧室或床头挂上大幅漂亮宝宝的图片，睁开眼就能看见漂亮宝宝，准妈妈会觉得赏心悦目，这种好心情会影响胎宝宝和自己一天的心情。也可以将喜欢的各种大小的宝宝像或者有可爱宝宝的年画贴在床头。如果你能找到你和老公小时候的漂亮照片，也不妨经常拿出来翻看，贴在床头也不错，这样就可以把它们当作是宝宝未来的样子，每天醒来或是睡前，都能与胎宝宝一起陶醉在这种美好的心情中去。

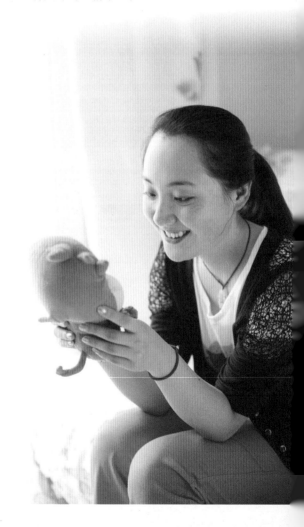

16周

第一次胎动，像蝴蝶一样飞过

宝宝周周看

在孕16周，胎宝宝的身体比例协调多了，头部只占到整个身体的1/3。胎宝宝的生长依然迅速，手指甲已经成形了。另外，他的神经系统也开始工作，肌肉可以对大脑的刺激做出反应，加上关节已经十分灵活，动作显得更加协调。

胎宝宝的循环系统几乎进入了正常的工作状态，可以把尿排到羊水中，但羊水仍然是安全的，因为胎宝宝的尿液是干净无毒的，其中的代谢废物早已随着准妈妈的循环系统排出体外，所以胎宝宝还是会把羊水吞咽下去练习呼吸。另外，胎宝宝的眼珠开始慢慢转动，不过眼睛仍不能睁开。

胎宝宝虽然已经接近完美，但是仍然非常小，身长12~15厘米，体重120~150克，刚好可以放在成人的手掌上。

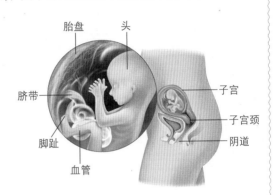

胎盘　头

脐带

脚趾

血管

子宫

子宫颈

阴道

准妈妈身体变化

到了第16周，子宫有婴儿的头一般大小，大多数准妈妈的肚子略微地突出了，只有少数身材高大或本身较消瘦的准妈妈可能还看不出来。不管看得出来还是看不出来，准妈妈还是应该穿上宽松的衣服，这样才能更舒服点。另外，为了能够供给子宫充足的血液，此后应尽量多采取左侧卧式睡觉。

一个重大的惊喜有可能在本周出现，那就是胎动。此时的胎动并不规律，不能作为检测胎宝宝健康与否的标准，而且有的准妈妈还感觉不到，一般是本身感觉敏锐的准妈妈和第二次怀孕的准妈妈能在此时比较清晰地感觉到胎动。没有感觉到胎动的准妈妈也不要着急，有的准妈妈需要到孕20周左右才能有所察觉。胎动的出现是很突然的，是某一天突然感觉到的。今天没感觉，也许明天就可以感觉到了，无论迟早，总会给准妈妈一个惊喜。

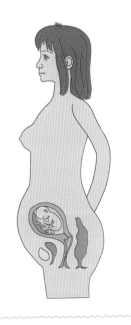

第16周特别提醒

♥ 别忘了第二次正式产检

本周，准妈妈要做第二次正式的产检了，除了常规性的检查外，还要做一些特殊的检查，准妈妈要保持一颗平常心。另外，穿着上还是要以宽松、易脱的衣服及舒适的鞋子为主，并且整个孕期都要这么穿。

第二次产检的内容

1 唐氏筛查：通过静脉抽血检测胎宝宝是否患有唐氏综合征、染色体异常或者是神经管缺陷等先天性出生缺陷，检查前需要空腹12小时。如果筛查值高于标准值，准妈妈也不用担心，一般医生会建议：超过的不是很高，只要保持心情愉快，不要有过多的心理负担；超过的较高，可以通过羊膜穿刺术再做进一步检查。

2 水肿检查：水肿是用手指压的时候有明显的凹陷，休息一会儿后就会消退，一旦有此现象应该及时测量血压是否正常，以预防妊娠高血压疾病。

3 多普勒听胎心：用多普勒听胎宝宝的胎音，听到胎音表明胎宝宝正常存活，这时期正常的胎心率一般在120~160次/分。

4 测量宫高、腹围：这两项是准妈妈从第二次产检开始，以后每次都需要做的检查，主要是观察腹部的形态、大小等情况。

5 尿常规检查：这项检查是为了发现有没有妊娠高血压疾病、妊娠糖尿病等疾病。

♥ 咨询医生要不要做唐氏筛查

什么是唐氏筛查

唐氏筛查是一种通过抽取孕妇血清，检测母体血清中甲型胎儿蛋白、人绒毛膜促性腺激素和游离雌三醇的浓度，并结合孕妇的预产期、体重、年龄、体重和采血时的孕周等，计算胎宝宝是否患有唐氏综合征的检测方法。

什么是唐氏综合征

唐氏综合征指第21条染色体上多了一条染色体，其结果是会造成新生儿身体发育异常、智力低下等，俗称先天愚型，多见于高龄孕妇。

为什么有的医生说不需要做唐氏筛查

一般医院，医生为了保险起见，都会建议准妈妈做唐氏筛查来确认宝宝的健康，但有的医生也不建议准妈妈做。其实，唐氏筛查不一定是每个准妈妈都必须做的检查，如果是适龄孕妇且自身没有什么孕妇常见疾病，并且B超显示胎宝宝十分健康，那么准妈妈可以酌情考虑是否要做。多数情况下，即使医生建议可以不做，准妈妈也会为了求得心安而去做唐氏筛查的。

♥ 从此开始体验胎动的美妙感受

胎宝宝在孕12周左右就已经开始运动，慢慢感触外界的刺激并做出反应，通常准妈妈会在孕16周左右初次感觉到胎动，这对准妈妈而言，是一种很美妙的感受。

胎宝宝刚开始的运动很轻微，准妈妈会有一种被电到的感觉，又好像是有人在敲门，也有些像肠子蠕动的声音；渐渐地，胎宝宝活动会变得有力而频繁，甚至还会翻个筋斗。到孕18~22周，准妈妈不仅可感到胎动，用手也能触摸到胎动。到孕第28周左右，胎动频率达到高峰，甚至可以在腹壁上见到胎动。此后胎动会因胎宝宝逐渐增大、活动空间减少而稍微减弱，直至分娩。

准妈妈饮食宜忌

♥ 多吃对胎宝宝大脑有益的食物

胎宝宝在孕 3~6 月和孕 7~9 月的时候，大脑发育速度非常快，在这期间准妈妈要注意补充营养。研究表明，孕期营养不良的胎宝宝，即使出生后营养状况得到了改善，其智力也无法与孕期营养状况良好的孩子相比。

除了蛋白质、脂肪、碳水化合物、维生素和矿物质等营养素，在这两个阶段需要均衡增加摄入外，大脑发育还需要三种特别的营养素，准妈妈可以了解一下，并适当补充。

营养素	作用	补充方法
DHA/EPA	DHA即二十二碳六烯酸，EPA即二十碳五烯酸，有优化胎宝宝大脑锥体细胞膜磷脂的构成成分的功能。孕5个月后，胎宝宝感觉中枢区域里的神经元增长更多树突和树突棘，胎宝宝大脑对DHA/EPA的需求增多	多吃鱼油等含有DHA/EPA的海产品，也可以吃含DHA/EPA的营养品，同时搭配牛奶、豆浆、鸡蛋、鱼、豆腐等食品
GA	GA又叫神经节苷脂，能促进大脑神经细胞向外延伸更多的树突，有利于大脑细胞之间建立更多的突触，使大脑在记忆或认知过程中的电脉冲传递更快，信息储存的场地更宽裕，进而使感觉更灵敏、思维更敏捷、记忆的容量更大、记忆的时间更持久	吃一些海鱼和海蟹、对虾或牡蛎等含有GA的海产品，或喝一些含有神经节苷脂的孕妇奶粉

♥ 警惕对胎宝宝大脑有害的食物

有些食物对胎宝宝的大脑有害，准妈妈谨记需少吃。

食物种类	害处	相关食物
过咸食物	影响脑组织血液供应，容易造成脑细胞缺血缺氧，致使智力迟钝	过量咸菜、咸肉、豆瓣酱等
过鲜食物	容易引起胎宝宝脑部缺锌	过量味精、方便面、膨化食品等
含铅食物	铅会杀死脑细胞，损伤大脑	爆米花、松花蛋等
含铝食物	铝会导致记忆力下降、反应迟钝，甚至痴呆	粉丝、油条、油饼等
含过氧化脂质的食物	会导致大脑早衰或痴呆，直接有损大脑的发育	腊肉、熏鱼等

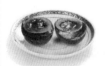

本周营养食谱推荐

核桃黑芝麻糖

材料： 核桃仁、黑芝麻各 250 克，红糖 500 克，香油适量。

做法： ❶ 将核桃仁、黑芝麻洗净，入锅用文火炒香；再把红糖加水适量，搅匀。

❷ 入锅用旺火煮沸，再用小火熬稠，加入核桃仁与黑芝麻，迅速搅拌均匀。

❸ 倒入涂有香油的盘中，待凉后切块食用。

功效： 增加孕妇免疫力，促进胎宝宝大脑发育。

海蜇拌双椒

材料： 海蜇皮 200 克，青椒、红椒各 1 个，姜丝、盐、白糖、香油各适量。

做法： 海蜇皮洗净切丝，温水浸泡后沥干；青椒、红椒切丝，拌入海蜇皮，加姜丝、盐、白糖、香油拌匀。

功效： 海蜇含碘丰富，有助于胎宝宝甲状腺发育。

紫菜豆腐羹

材料： 豆腐 300 克，紫菜 40 克，番茄 1 个，小米面 50 克，盐适量。

做法： 紫菜洗净沥干；豆腐、番茄洗净，切丁。油烧热，放番茄略炒，加清水烧沸，加豆腐丁和紫菜。小米面加水调成糊，入锅边煮边搅，最后加盐调味即可。

功效： 紫菜搭配豆腐可提高母体和胎宝宝对钙的吸收率。

对宝宝大脑发育有益的食谱

二米粥

将 50 克糙米洗净，加清水浸泡 3~4 小时，放入锅中，加 150 毫升水，煮开；再将 20 克糯米洗净，加入锅中一起煮至黏稠即可。

二米饭

将 50 克大米、50 克小米洗净，加入 150 毫升水，浸泡 20 分钟后，放入电饭煲中，如平时煮米饭一般煮熟即可。

大米绿豆粥

将 20 克绿豆洗净后用清水浸泡 1 小时，与 50 克大米一起放入锅中煮成粥即可。

黄豆玉米糊

黄豆和玉米粒一起洗净，放入食品粉碎机打成粉，加适量水煮成糊，加些糖即可食用。

玉米菜团子

将各种蔬菜切碎，和入适量玉米粉，加水和少量盐和成面团，分成均匀的几份，放入蒸锅蒸熟即可食用。

牛奶麦片粥

用开水将即食麦片泡成糊，然后加入牛奶搅拌均匀即可食用。

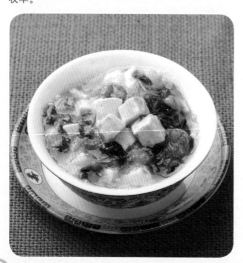

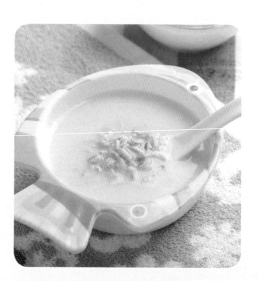

准妈妈生活宜忌

♥ 保养好乳房

在怀孕期间，准妈妈一定要注意乳房的护理工作，因为在此期间乳房因为怀孕而有了明显变化，同时也为哺乳期奠定良好的基础。

清洁乳房，呵护乳头

经常用温水擦洗整个乳房，并将乳晕和乳头的皮肤褶皱处擦洗干净。如果乳头上黏附有硬痂样的东西，不要强行搓洗去除，要先在上边涂抹植物油（豆油、花生油或橄榄油），待硬痂变软溶解后，再用柔软干净的毛巾轻轻擦掉。擦洗干净后，在乳房及乳头上涂抹润肤乳，防止干燥皲裂。另外，尽量不要用肥皂、香皂等碱性清洁液清洗乳房，长期使用碱性清洁液会洗去乳房上的角质层和油脂，使乳房表皮干燥、肿胀，不利于乳房的保健。

乳房瘙痒是正常的

怀孕后由于雌激素作用于乳腺，乳房有时可能会出现瘙痒的感觉，这是正常现象，一定不要挠，以防止造成不必要的伤害。分娩后，随着体内雌激素水平的降低，这种症状会慢慢消失，不用采取特殊的处理，如果实在是痒得厉害，可以用湿毛巾蘸点热水轻轻擦拭一下，或在医生的指导下涂一些没有激素和副作用的止痒乳膏。

泌"乳汁"，别用力擦洗乳头

进入孕中期，乳头会渗出一些白色液体或少许淡黄色液体，这也是正常现象。虽然距分娩还有好几个月，但乳房已经开始为哺乳制造乳汁了。此时准妈妈千万不要用手去挤、捏乳头，擦洗时也不要太用力，以免感染。

坚持按摩乳房

用合理的手法对乳房进行规律按摩，可以促进乳房的血液循环，提高乳房和乳头的耐受性，使分娩后排乳通畅。乳房按摩可以在每天洗澡后或睡觉前进行，用手掌侧面轻按乳房，露出乳头，并围绕乳房均匀按摩。

♥ 准妈妈能不能下厨房

怀孕期间，准妈妈是可以下厨房的，偶尔为自己制作几道开胃小菜、一杯营养的果蔬汁等都是既有益身心又陶冶情操的事情，但是要注意以下几点。

1 保持厨房良好通风，减少有害气体吸入

打开厨房的门窗，启动排油烟机或排风扇，让厨房保持良好的通风，尽量让二氧化硫等有害气体排出到室外，避免胎宝宝的正常生长发育受到干扰和影响。

2 尽量少用小家电

厨房中家用电器比较多，由此产生的电磁辐射也是一种不安全因素。比如微波炉，微波具有很强的热效应，产生的电磁波会诱发白内障，导致大脑异常，也可能会对胎宝宝产生影响。因此孕期尽量减少近距离长时间使用微波炉，尤其在孕早期。另外，电磁炉、电饼铛等电器也尽量少接触。

3 注意水电和刀伤等意外

清洗青菜等要用温水，尽量不碰冷水，避免着凉感冒。另外，因为怀孕，准妈妈不管是灵活度还是注意力都比平时有所下降，所以在使用刀具时宁可慢一点也要避免出现意外刀伤。使用电厨具的时候要注意开关、插头等位置的用电安全。

音乐胎教

♥ 音乐让宝宝更聪明

孕 8 周以后，胎宝宝的耳廓基本形成，神经系统也初步形成，听神经开始发育。从这时候开始，科学地放一些音乐，可以使其脑神经元增多、树突稠密、突触数目增加。另外，经常给胎宝宝听相关的声音，还有助于他建立起"感觉—记忆—反应"的机制，使大脑的活力越来越强。

时间安排表

时　　期	音乐选择
孕1~4月	这段时间宝宝还没有听力，所以音乐胎教还是以准妈妈听为主，可以根据自己的喜好选择一些轻柔、明快、欢乐的音乐，以古典音乐、西方名曲、儿童音乐为主，不必强迫自己听一些不喜欢的音乐，可以根据自己的喜好更换
孕5~6月	胎宝宝开始有自己的听力，可以直接放音乐给宝宝听了，音乐也要固定下来，给宝宝进行重复而稳定的刺激，每天听3~6首歌，每3周更换一首
孕7月~分娩	宝宝的听力已经基本发育完全了，音乐训练可以适当强化。这一时期对准妈妈来说，音乐也起着很重要的作用，孕晚期的准妈妈常感到身体笨重，再加上对分娩的恐惧，听一些柔和而又充满希望的乐曲能让身心得以放松

♥ 让听音乐成为一种习惯

给胎宝宝听音乐最关键的，就是多重复和循序渐进、不间断。每首歌至少重复 2~3 天，每天都要有音乐胎教的时间，让听音乐成为一种习惯，这样才会对宝宝形成稳定而良性的刺激。换音乐也要循序渐进，准妈妈最容易犯的错误就是找出很多胎教音乐，每天一首，天天不重样，这样是起不到好效果的。

♥ 和宝宝一起听音乐：《春江花月夜》

准妈妈可以轻轻闭上眼睛，让音乐响起，想象自己和宝宝站在一叶小舟上，一轮皎洁的明月挂在深远幽寂的夜空中，闪烁的星星播撒在天际，目光向下，江水像一面镜子，映出天上的明月，也映出了你们的影子，船儿向前划行，轻轻划开眼前的水面，波光粼粼的水面好像天上的星斗，远处有一座巍峨的大山，山际有一座高塔，钟声清晰地传来，绵远而悠长，更衬托出了周围的宁谧与祥和。

相信在这样美好的想象中，准妈妈和宝宝都会深深陶醉，再加上悠扬婉转的乐曲，真的是一次心灵上的美好享受，让宝宝从胎儿期起就懂得什么是音乐的魅力。

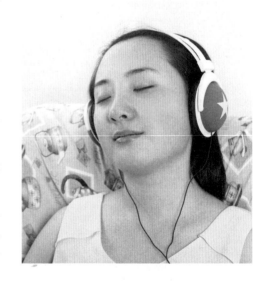

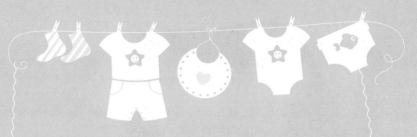

诗歌欣赏：变"丑"的妻子

为了宝贝 你可以
将美丽的容颜搁置一边
任其平平淡淡
为了宝贝 你可以
任窈窕的身材变得浑圆
俨然没有了曲线
因为
这是一个生命来临前
你无私真爱的体现
所以
为了宝贝 你可以
不怕辛苦，勇往直前
我变"丑"的妻
我亲爱的妻
我
为你这无私的奉献
感到骄傲、自豪

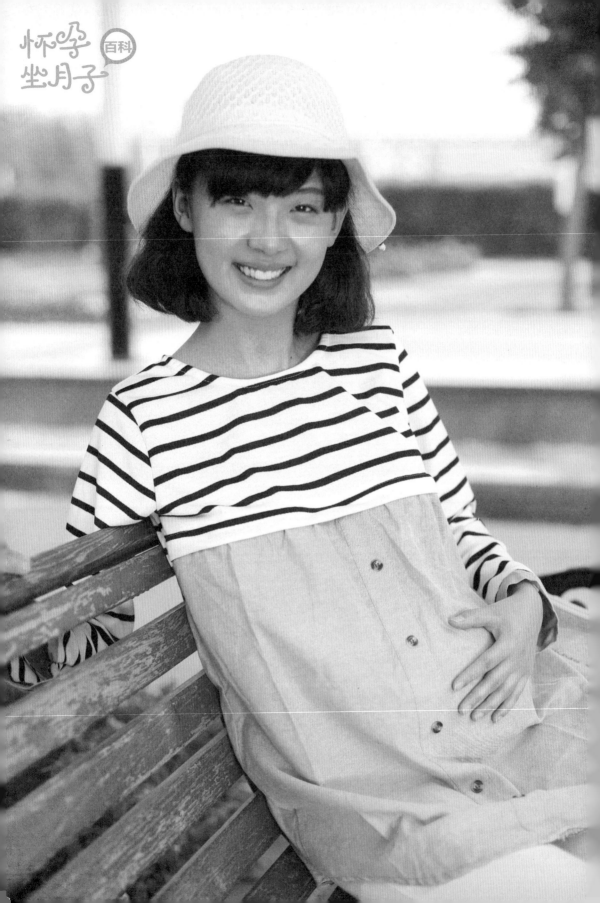

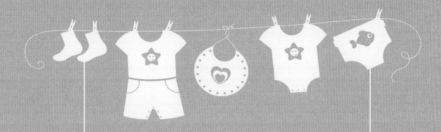

怀孕第5月

（17~20周）

看起来像个孕妇了

你是一个孕育着新生命的人

你的内心

充满了对宝贝的爱

夜晚来临

你总能梦见你的宝贝

那是因为

他的骨骼在慢慢变硬

他的五官越来越清晰

他的听觉也渐渐敏锐

频繁的胎动架起了爱的枢纽

这就是：血脉相连

17周

顽皮的"鸭梨"

宝宝周周看

进入孕17周，胎宝宝的心脏发育基本完成，搏动有力，每分钟约145次。其他的脏器也在不停地完善。在这段时间，胎宝宝的棕色脂肪开始形成（棕色脂肪可以在孩子出生后释放热量，帮他保温）。骨骼开始变硬，保护骨骼的磷脂开始形成并覆盖其上，通过B超可以隐约看到胎宝宝排列整齐的脊柱。同时，胎宝宝的手指现在已经非常清晰，只是关节还不容易看出来。

另外，平时除了玩玩小手和小脚，脐带也成了宝宝的新玩具，时不时地对它又拉又抓，在今后3周内，宝宝将继续经历飞速增长的过程，身长、重量将增加2倍以上，这周就是他迅猛成长的开始。

本周，胎宝宝已经长成一个鸭梨的样子，长约有13厘米，重140~170克，骨骼都还是软骨，大脑发育已经很充分，心跳变得更有力，循环系统和泌尿系统完全进入正常的工作状态，肺也开始工作，能平稳地吸入、呼出羊水，可以做指尖并拢的动作了。

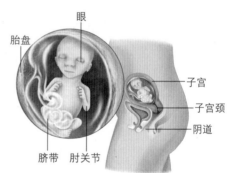

眼
胎盘
子宫
子宫颈
阴道
脐带　肘关节

准妈妈身体变化

随着子宫不断增大，准妈妈的身体重心发生了变化，行动不再那么灵活。有的准妈妈在这段时间会感到腹部一侧有轻微的触痛，有时会感到背痛，这是韧带的变化导致的。子宫增大的同时，子宫两边的韧带在迅速拉长、变软。由于韧带比以前柔软了，所以准妈妈在起坐、拿东西时要更加小心。这时，舒适随意的装束、软底平跟的鞋更适合准妈妈。

内分泌的变化可能会让有些准妈妈出现鼻塞、鼻黏膜充血和出血的状况，但不要随便使用滴鼻液和抗过敏药物。一般情况下，这种现象会自行逐渐减轻。如果鼻出血严重，应警惕妊娠高血压疾病，及时请医生检查处理是首选。

另外，本周开始，可以借助听诊器听到宝宝强健有力的心跳声了。从此，除了监测胎动外，听胎心音将成为准妈妈确定宝宝健康状况的另一个有趣的方法。

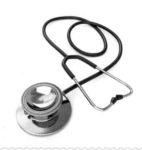

第17周特别提醒

♥ 适当控制体重，防止营养过剩

体重的增加速度会影响腹部皮肤的瞬间张力，孕期体重的增加最好控制得当，不要增加得太快。每个怀孕阶段都有标准体重的范围，只要控制好饮食，防止营养过剩，不让体重过重，就能减缓皮肤的张力，降低色素沉淀的现象。

以下几点对准妈妈控制体重有一定的帮助。

1. 食物多样化，尽可能食用天然的食品，多吃一些新鲜绿色蔬菜，少吃高盐、高糖及刺激性食物，一些高糖水果也不要多吃。

2. 烹饪应按"少煎炸，多蒸煮"的原则，可将一天的总量分成5~6顿进食，最好不要增加饭量，可以多吃些营养副食和零食，如酸奶和坚果。

3. 保持适量运动，做一些孕妇瑜伽和助产操。

合理的体重增重规律

月份	体重增加	每周增加
孕3月	1~2千克	-
孕4~7月	4~5千克	350克左右
孕8~10月	5~6千克	500克左右
过轻或超重	到足月妊娠分娩时，理想体重是原体重上增加9~12千克，低于9千克为过轻，高于12千克为超重	
备注	以上数值仅供参考，不一定要严格按照这个来比较。具体增加多少体重，还要根据准妈妈实际的胖瘦，按比例调整，具体应遵医嘱	

♥ 全面补充微量元素

人体由60多种元素所组成，占人体总重量的万分之一以下的元素称为微量元素，如铁、锌、铜、锰、铬、硒、钼、钴、氟等。微量元素虽然在人体内的含量不多，但与人的生存和健康息息相关，对人的生命起着至关重要的作用，摄入过量、不足、不平衡或缺乏都会不同程度地引起人体生理的异常或发生疾病。

因此，准妈妈一定要做到全面补充这些微量元素。缺乏其中任何一种对身体都有坏处。至于身体中缺乏什么、需要补充什么，去医院请医生做一个微量元素检测就清楚了。

♥ 最舒服的一段日子即将开始

进入孕5月，孕期中最舒服、最享受的日子也即将开始。因为此时身体上的一切不适症都缓解并慢慢消失，而身体也因为前4个月的适应，习惯了怀孕，所以腰腿酸疼等感觉也减轻了。逐渐隆起的腹部让准妈妈看上去更像是一个孕妇了，所以出门的时候你会得到很多特殊的照顾（被人让座、不用排队等）。由于现在腹部还不是特别大，所以准妈妈在走路、游玩上还是很方便的，没事可以散散步、看看书、欣赏一下幽默电影、做一次短途旅行等，这些惬意悠闲的日子会让准妈妈觉得怀孕是一件美好的事情，再加上胎宝宝时不时的胎动，幸福感便会油然而生。

准妈妈饮食宜忌

♥ 好吃不胖的营养食物

脱脂牛奶

准妈妈需要从食物中获取的钙大约比普通人多1倍。多数食物的含钙量都很有限，因此孕期喝更多的牛奶就成了聪明的选择。准妈妈每天最好喝200~400克牛奶。

瘦肉

孕期对于铁的需要就会成倍地增加。如果体内储存的铁不足，会极易感到疲劳。通过饮食补充足够的铁就变得尤为重要。瘦肉中的铁是供给这一需求的主要来源之一，也是最易于被人体吸收的。

柑橘

尽管柑橘类的水果里90%都是水分，但其中仍然富含维生素C、叶酸和大量的膳食纤维。能帮助保持体力，防止因缺水造成的疲劳。

香蕉

香蕉可以快速提供能量，击退疲劳。而且很容易为你的胃所接受。可以把它切成片放进麦片粥里，也可以和牛奶、全麦面包一起做成早餐。

全麦面包

可以保证每天20~35克膳食纤维的摄入量。同时，全麦面包还可以提供丰富的铁和锌。

♥ 保健品不能代替食物

随着生活水平的提高，市面上出现了大量的孕妇保健品，这无疑是为准妈妈的营养摄取提供了便捷，但是一定不要盲目、大量地吃保健品，甚至用它们代替食物。

任何保健品都有针对性，不会对所有的孕妇都适用，将增加营养的希望寄托在保健品上极不科学。如果准妈妈各方面的饮食都比较均衡，就不需要再吃保健品；如果准妈妈偏食或食量较少，可以在医生的指导下选择合适自己的保健品，适当地吃一些。

要知道，食物是天然的保健品，合理的饮食不仅能帮抵抗力低的孕妇改善体质，而且还没有副作用。另外，食物有五颜六色的品种和百变多样的烹饪方法，还会给人一种视觉、味觉上的诱惑，让人产生食欲，这些都是保健品无法做到的。通过合理的饮食来保证身体营养摄取的平衡，不依赖保健品才是最正确的做法。

♥ 水果不能代替蔬菜

有些不爱吃蔬菜的准妈妈会想，多吃点水果代替也可以，其实这种想法是不对的。水果中含有大量的果糖和果酸，吃得过多不利于保持人体酸碱平衡。而多数蔬菜属碱性，可中和人体中的酸，且提供大量的膳食纤维。另外，水果虽然含维生素多，但含矿物质的量就不如蔬菜的含量多。矿物质包含许多元素，它们对人体各部分的构成和机能具有重要作用，比如钙和磷是构成骨骼和牙齿的关键物质；铁是构成血红蛋白、肌红蛋白和细胞色素的主要成分；铜有催化血红蛋白合成的功能；碘则在甲状腺功能中发挥着必不可少的作用等。

所以，水果不能替代蔬菜，准妈妈要均衡地分配水果和蔬菜的摄入比例。

本周营养食谱推荐

苹果甲鱼羊肉汤

材料：甲鱼1只，苹果50克，羊肉500克，盐、生姜各适量。

做法：❶ 将甲鱼洗净、去壳，切成小块。

❷ 羊肉洗净，切成片状或块状均可。

❸ 苹果削皮，洗净、切成小块。

❹ 将甲鱼和羊肉一起入锅，煮至八成熟。

❺ 加入苹果、生姜，大火煮开，改用小火炖熟，最后加入盐调味即可。

功效：气血双补、补虚养身、滋阴养颜，是营养不良型孕妇的最佳保健汤。

菠菜猪肝粥

材料：大米100克，猪肝150克，菠菜200克，盐、淀粉、葱花、姜末各适量。

做法：❶ 将大米拣去杂物，淘洗干净；菠菜洗净。

❷ 猪肝洗净，切成约0.3厘米厚的长方薄片，装入碗内，加淀粉、葱花、姜末和少许盐，抓拌均匀，腌上浆。

❸ 锅置火上，放油烧至五六成热，分散投入猪肝片，用筷子划开，约1分钟，至猪肝半熟，捞出控油。

❹ 另用一锅上火，放水烧开，倒入大米，再开后改用小火熬煮约30分钟，至米涨开时，放入猪肝片，继续用小火煮10～20分钟。

❺ 加入菠菜继续煮至米粒全部开花，肝片酥熟，汤汁变稠，加余下的盐，调好口味即可。

功效：含铁和蛋白质丰富，有助于孕妇补铁。

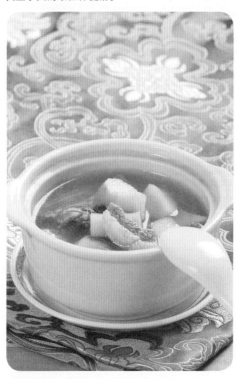

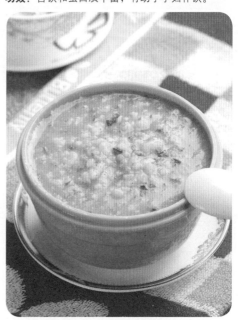

猴头菇炖鸡

材料：黄芪20克，白术20克，猴头菇100克，冬笋100克，鸡肉150克，白菜100克，高汤600毫升，葱、姜、蒜、盐、酱油、水淀粉各适量。

做法：❶ 黄芪、白术煎汁，取200毫升；猴头菇去掉针刺和老根，切成片；冬笋切片。

❷ 鸡肉切成块，姜切成片，葱切成段，白菜取菜心用开水焯一下，盛盘。

❸ 锅内放油烧至七成热，先炒鸡肉和猴头菇，变色后加姜片、葱段和酱油炒几下，加药汁和高汤。

❹ 用小火焖至肉烂，拣去姜、葱，以盐和水淀粉勾芡收汁，装盘即可。

功效：此菜具有补脾胃、益气血、助消化的作用，非常适合孕中期气血不足的孕妇食用。

准妈妈生活宜忌

♥ 肚子显山露水，该穿舒适的孕妇装了

准妈妈的腹部慢慢地显山露水，平时的衣服已经穿不下了，所以就要准备几套漂亮、得体的孕妇装。选择孕妇装，面料很重要，以纯棉、麻、丝为好，以免让孕期敏感的皮肤不舒适。颜色最好是浅色。有的职场准妈妈要顾及职业形象，所以选择孕妇装时不要太繁复夸张或太可爱，尽量简约、简单、颜色单纯，大小合身，以西装和套装为宜。

购买孕妇装时，要考虑到自己的腹围和胸围最终会到的尺寸，不要买得太小，以免过一段时间需要再重新买，造成不必要的浪费。早期穿着嫌大时，可以搭配一条柔软的腰带。

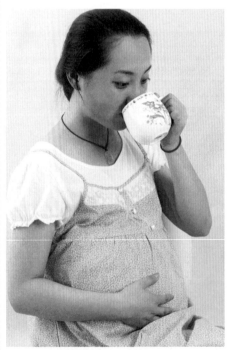

准妈妈一定要穿得轻松、舒适。

♥ 孕期健忘的对策

大多数准妈妈发现自己开始变得健忘，这是孕激素稳步上升、甲状腺水平下降共同导致的。另外，有的准妈妈睡眠质量不高，头脑易昏昏沉沉，到了孕中期以后还会经常沉浸在对胎宝宝的想象中，难以顾及更多的事。如果出现了健忘的症状，可以参考下面的应对策略。

1 列出当天需要做的事物清单，贴在醒目的位置，照着上面的提示一件一件做完。

2 随时做笔记，把重要的事情和临时想到的事情记在笔记上，放在显眼的位置，以便随时翻阅。

3 将钥匙、钱包等每天出门必备的随身物品收在一起，放在固定的位置上。

4 多喝水以保证血液循环通畅，多吃含铁的食物以供给大脑更多的氧。

5 保证定期、适当的运动以促进血液循环，并保持充足精力。

提醒：健忘的情形多数发生在孕中期，在分娩后会逐渐消失，也会有准妈妈整个孕期都精力旺盛，不受健忘的困扰。

小贴士：必备弹力袜

怀孕中期，也许准妈妈有腿、脚肿胀的现象。如果在夏季，不妨穿上孕妇裙，同时配一双弹力的长筒袜，因为弹力袜有消除疲劳、防止脚踝肿胀和静脉曲张的作用。如果在冬季可以选择一双棉的、厚的、能遮住小腿的弹力袜子，不仅能保暖还能消除疲劳。

知识胎教

♥ 教宝宝认识动物和昆虫

可爱的动物卡片

猫：猫是动物中的捕鼠能手，它的眼睛在夜晚会发光，特别喜欢吃鱼，猫的叫声软绵绵的，爪子肉乎乎的，尤其是刚出生不久的小猫崽，真是非常的可爱。

狗：狗是人类最忠诚的朋友，也是最聪明的动物，常常被用来训练成为人类的好帮手，比如警察叔叔可以利用猎狗抓坏人，一些老年人会养只小狗来做伴。

兔子：小兔子是一种非常漂亮的动物，毛是白色的，耳朵长长的，很喜欢吃胡萝卜，在中国古典神话中，第一美人嫦娥仙子的身旁，就时常跟着一只玉兔，象征着美好的事物。

狮子：之前我介绍的都是很温顺的小动物，但这个狮子可一点都不温顺，是一种凶猛的食肉动物，还是百兽之王，但雄狮子的脖颈周围通常会长着狮毛，而母狮子则没有。

长颈鹿：有一个小故事：动物园新开了一个衣帽店，在围巾货柜旁却标着标语——不卖给长颈鹿。宝宝，你可不要觉得对长颈鹿不公平，因为它的脖子实在是太长了，妈妈站在长颈鹿身边，比她的脖子最低端都矮，给它做围巾多费布料啊。

熊猫：熊猫可不是我们上面介绍的猫哦，这是我们国家的特级保护动物——我们国家的国宝，全身只有两种颜色：黑、白，最爱吃的是竹子，熊猫样子憨态可掬，还维系着国际和平呢。

有趣的昆虫卡片

蝴蝶：蝴蝶是毛毛虫经历千辛万苦，化成茧，在排除万难后破茧而出的昆虫，非常的美丽，尤其是它的两个翅膀，有的甚至比花儿还漂亮，之前给你讲的故事中曾经提到过它呢，但是蝴蝶的寿命很短，只有 6 个月，所以有一句古话叫：蝴蝶飞不过冬季。

蚂蚁：虽然蚂蚁的体型小，但是它的力气很大，可以背动比它身体重 1000 倍的物体，狮子的体型再大，却背不动 10 头狮子。

蜜蜂：蜜蜂是一种特别勤劳的昆虫，能为我们酿出美味营养的蜂蜜。蜜蜂身上还肩负着一个重要的使命，就是让雌雄花蕊的花粉可以相互交配，结出果实。我们经常把勤奋爱劳动的人称为"勤劳的小蜜蜂"。

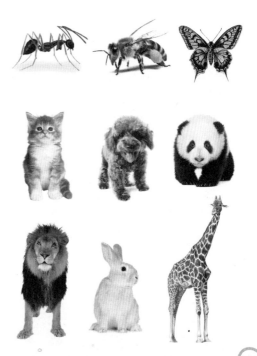

感觉到明显胎动

宝宝周周看

胎宝宝此时的脑发育已趋于完善，大脑神经元树突形成，大脑的两个半球不断扩张，逐渐接近仍在发育的小脑，小脑的两个半球也正在形成。胎宝宝此时的大脑具备了原始的意识，但是还不具备支配动作的能力。另外，胎宝宝的听觉能力已经发育得不错了，会经常微眯着眼，倾听妈妈身体里的肠鸣声、血流声及心跳声，或者外部人们说话的声音。

胎宝宝的肺也开始了正式的呼吸运动，但呼吸的都是羊水而非气体。他还会把羊水吞进消化道，形成胎便。胎便的量很少，一直到出生后才会排出体外。

本周的胎宝宝身体比例更趋协调，下肢比上肢长，下肢各部分也都成正常比例。身体发育越来越完善，胎宝宝也越来越爱动，所以胎动会越来越频繁，如果这时做 B 超，可能会看到胎宝宝呼吸、踢腿、抓脐带等动作。准妈妈可以将 B 超单照下来，这就是宝宝人生中的第一张照片了，很有纪念意义。

胎宝宝本周的身长有 13~15 厘米，体重达到 160~198 克。

准妈妈身体变化

这周，准妈妈乳房的发育可以用"膨胀"来形容了，臀部也渐渐浑圆起来，体态较以前丰满了许多。在这一阶段，消化不良、伤风感冒、口干舌燥、耳鸣都是妊娠引起的感觉变化，不用太过担心，这些都是正常现象。而胃部渐渐频繁地移来移去的感觉，是越发活跃的胎动引起的，大多数的准妈妈在此时都已经感受过第一次胎动了，那感觉如同小蚯蚓在蠕动，或是像手放在鱼篮外，仍能感到里面的小鱼在跳动一样。

另外，因为胎宝宝对钙的需求逐渐增大，准妈妈可能会缺钙，出现腰酸、腿痛、手脚发麻、腿脚抽筋等不适，需要注意补钙和维生素 D。

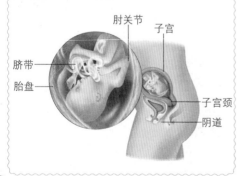

肘关节　子宫

脐带

胎盘

子宫颈

阴道

小贴士: 腹形与宝宝的性别无关

传统认为不同的腹形代表不同的胎宝宝性别：怀男孩肚子尖，怀女孩肚子圆。这种说法是毫无科学依据的，胎宝宝的性别是由准爸爸的性染色体决定的，看肚子形状，可以成为你们茶余饭后的消遣，拿它作闲聊的话题，解个闷还是挺不错的，就是千万别太当真了。

第18周特别提醒

♥ 高龄准妈妈可以去做羊膜穿刺了

高龄准妈妈此时可以去医院进行羊膜腔穿刺检查，羊膜腔穿刺术是最常用的侵袭性产前诊断技术。一般在16~20周时进行。

医生可以通过抽取羊水得到胎宝宝的皮肤、肠胃道、泌尿道等的游离细胞，利用这些游离细胞进一步分析胎宝宝的染色体是否异常。有些单基因疾病，如乙型海洋性贫血、血友病等，也可以通过检验羊水细胞内的基因得到诊断。此外，有一些胎宝宝体表上的重大缺陷，如脊柱裂、脑膜膨出、脐膨出、腹壁裂开等，也可以通过检查羊水内的甲型蛋白得到比较准确的信息。

另外，羊水还可以提供一些生化物质，了解胎宝宝肺部的成熟度，所以准妈妈在此时做羊水刺穿检查是再合适不过的了。

♥ 胎动越来越频繁

本周，由于胎宝宝具备了原始的意识，所以准妈妈胎动的感觉会越来越频繁。这个时候的宝宝动作不是很激烈，也许妈妈会觉得这个时候的胎动像是鱼儿在游泳，或是"咕噜咕噜"吐泡泡，跟胀气、肠胃蠕动或饿肚子的感觉有点像，没有经验的准妈妈常常会分不清。但是，如果感觉自己的胎动过于频繁，就一定要去看医生，因为此时的剧烈胎动，有可能是提示宝宝出现了问题。

♥ 按摩腹部有好处

腹部的皮肤组织被撑大后，会失去原有的弹性，撑大的肚皮也比平时更为脆弱，孕中期开始，准妈妈可以适度按摩腹部，来帮助维持皮肤的弹性，减少皮肤因撑大引发的干燥与发炎的症状。另外，适当的按摩也能让身体的血液循环通畅，降低色素沉积的概率。

准妈妈按摩腹部的动作，也会影响到宝宝，让他在肚子里"做起运动"，促进他的发育成长。具体方法是：准妈妈仰卧后，尽量让腹部放松，然后双手捧抚胎宝宝，用手指轻压轻起。开始时，有的胎宝宝能立即做出反应，有的则要过一阵，甚至几天后再做时才有反应。如果此时胎宝宝不高兴，他会用力挣脱或蹬腿反对，碰到这种情况，就应马上停止。过几天，只要胎宝宝对妈妈的手法习惯了，手一按压抚摸，他就会主动迎合要求玩耍了。

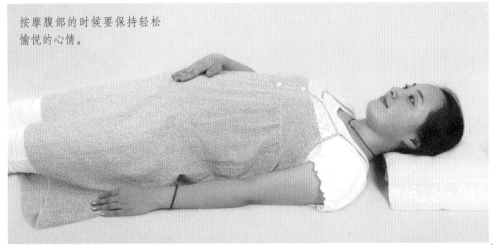

按摩腹部的时候要保持轻松愉悦的心情。

准妈妈饮食宜忌

♥ 宝宝骨骼的发育需要更多的钙摄入

本周起，胎宝宝的骨骼开始逐步硬化，从 20 周起，胎宝宝的牙齿也会开始钙化，所以从现在开始宝宝会需要妈妈供给更多的钙。如果摄入的钙不足，不仅会使准妈妈出现腰酸、腿痛、手脚发麻、腿抽筋等不适感，还会严重影响宝宝骨骼的生长发育。因此，准妈妈要注意进食含钙丰富的食物，或是到户外晒太阳，特别是冬季，也可以向医生咨询，什么时候有必要开始补充维生素 D 和钙质。

含钙多的食物

1 **乳类与乳制品**：牛、羊奶及其奶粉，乳酪、酸奶、炼乳。

2 **豆类与豆制品**：黄豆、毛豆、扁豆、蚕豆、豆腐、豆腐干、豆腐皮等。

3 **水产品**：鲫鱼、鲤鱼、鲢鱼、泥鳅、虾、虾米、海带、紫菜、蛤蜊、海参、田螺等。

4 **肉类与禽蛋**：羊肉、猪脑、鸡肉、鸡蛋、鸭蛋、鹌鹑蛋、猪肉松等。

5 **蔬菜类**：芹菜、油菜、胡萝卜、萝卜缨、芝麻、香菜、木耳、蘑菇等。

6 **水果与干果类**：柠檬、苹果、黑枣、杏脯、橘饼、桃脯、杏仁、核桃、西瓜子、南瓜子、桑葚等。

同样食物不同吃法

1 食物保鲜贮存可减少钙耗损，牛奶加热不要搅拌，炒菜时要多加水、时间宜短，切菜不能太碎。

2 菠菜、茭白、韭菜都含草酸较多，宜先用热水浸泡片刻以溶去草酸，以免与含钙食品结合成难溶的草酸钙。

3 高粱、荞麦、燕麦、玉米等杂粮较稻米、面粉含钙多，平时应适当吃些杂粮。

♥ 少吃含糖量高的水果

准妈妈吃水果每天最多不能超过 500 克，含糖量高的水果更要少吃。

水果含糖量排行榜：含糖量在 70% ~80% 的水果有蜜枣、葡萄干，建议准妈妈不要每天吃，可以 1 周吃 2~3 次；含糖量在 13% ~16% 的水果有柿子、桂圆、香蕉、杨梅、荔枝、石榴，建议准妈妈少吃，可以隔天吃 1 次；含糖量小于 12% 的水果有苹果、杏、无花果、橙子、柚子、梨、柠檬、樱桃、葡萄、桃子、菠萝等，可以每天选择性地吃一点；含糖量在 4% ~7% 之间的水果有西瓜、草莓、白兰瓜，准妈妈只要不吃太多就可以。

吃水果的最佳时间：吃水果的时间一般选在上午 9 点到 10 点、下午 3 点到 4 点或者晚上 9 点左右。吃完饭后不能马上吃水果，应该在两餐之间吃水果，作为加餐，既满足了口腹之欲，又缓冲了饥饿感，降低发生低血糖的几率，保持血糖平稳。

食疗水果：有些水果有食疗作用，适合准妈妈孕期吃：秋梨炖熟吃，润喉降压、止渴生津；柿子可以帮助降压，患有妊娠高血压的准妈妈可以每天吃 1 个；西瓜利尿，每天吃 1~2 块，有助于防治水肿，但不要吃太多，吃多了容易导致脱水；无花果可防治痔疮，也可适当吃一些。

本周营养食谱推荐

补钙食谱：促进胎宝宝骨骼发育、缓解小腿抽筋现象。

清炒虾仁

材料：虾仁 400 克，胡萝卜 25 克，青豆 50 克，香油、水淀粉、盐、料酒各适量。

做法：❶ 将虾仁洗净，挑去肠泥，加淀粉、料酒、适量盐拌匀。胡萝卜洗净，去皮，切丁。青豆洗净。

❷ 锅烧热，倒油，油热时放入虾仁略炸，捞出控油。

❸ 锅内留底油烧热，放入胡萝卜丁、青豆略炒，放入少量盐炒匀，然后倒入虾仁，炒熟后，加入水淀粉，淋入香油，起锅后即可食用。

功效：虾仁不仅含钙丰富，还含有磷、铁、蛋白质、脂肪、维生素等营养物质。

鱼头木耳汤

材料：鱼头 1 个，冬瓜 100 克，油菜 150 克，水发木耳 30 克，姜 3 片，葱 2 段，白糖、盐各适量。

做法：❶ 将鱼头刮净鳞，去鳃片，洗净，在颈肉两面各划两刀，放入盆内，抹上盐。

❷ 冬瓜切片；油菜切成薄片，木耳择洗干净。

❸ 炒锅上火，倒油少许滑锅，把鱼头沿锅边放入，煎至两面呈黄色时，加盖略焖，加白糖、盐、葱段、姜片、清水，用旺火烧沸，盖上锅盖，用小火炖 20 分钟。

❹ 待鱼眼凸起、鱼皮起皱、汤汁呈乳白色而浓稠时，放入冬瓜、木耳、油菜，烧沸出锅装盘即可。

功效：此菜肴鲜嫩肥香、清淡味美，含有丰富的优质蛋白质、脂肪、钙、磷、铁和锌，是孕妇滋补佳品。

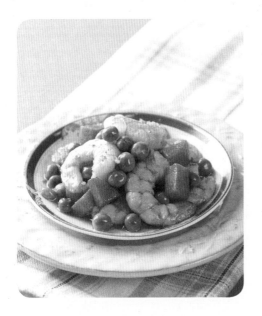

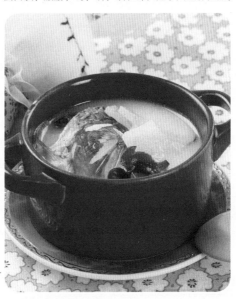

榛仁莴笋扇贝

材料：榛仁 100 克，莴笋 200 克，扇贝 50 克，鸡蛋 1 个，盐、香油、淀粉各适量。

做法：❶ 榛仁用水浸泡，去掉外皮后，下入油锅炸脆。

❷ 莴笋去皮、切丁，扇贝肉切丁，一起用沸水焯一下。

❸ 鸡蛋磕破，取蛋清。用蛋清将淀粉调成糊，放入扇贝肉腌一下。锅内放少许底油，下入扇贝丁、莴笋丁煸炒，调味后放入榛仁，淋少许香油即成。

功效：榛仁含钙量较高，和富含钙的扇贝相得益彰，除钙之外，蛋白质和不饱和脂肪酸也相当丰富，适合准妈妈长期食用。

♥ 洗澡也有讲究

水温在 36℃ 左右，时间不超过 20 分钟

准妈妈在洗澡时室温不宜过高，以皮肤不感到凉为宜。水的温度最好控制在 36℃ 左右，因为如果水温过高，准妈妈可能因为缺氧而导致胎宝宝发育不良。此外，洗澡的时间也不要过长，以不超过 20 分钟为宜，洗澡时间过长会导致疲劳，另外密闭的浴室空气稀薄，不适合孕妇待太长时间。

洗澡避免用力搓洗

怀孕后，乳腺组织快速增生，所以洗澡时要轻柔地对待乳房，不要用力清洗乳头，更不能用力擦洗乳头，以免哺乳期发生漏乳现象，最好用温水轻轻去擦洗它。

勤擦乳液，局部保养

洗澡后，选择含有维生素 E 修护成分的乳液，定期保养身体，能缓解皮肤干燥、瘙痒的现象。此外，想让皮肤保持湿润的话，还可以通过多喝水、在暖气房里放一个加湿器等方法来达到目的。但要注意的是，在护肤乳液的选择上一定要选不含化学添加剂的乳液，不放心的话，让医生看一看会比较好。

♥ 开始进行乳头保养

从现在开始注重乳头的保养，可以使乳头部位的皮肤变得有韧性，为日后哺乳做好准备。最好做到：

1 每次洗澡后，在乳头上涂上橄榄油或维生素软膏，用拇指和食指轻轻摩擦乳头及周围部位 5 分钟左右。坚持每天都这样做，可使乳头皮肤变得不那么娇嫩，宝宝出

生后吸吮乳头时，妈妈就不至于很疼痛。

2 如果有乳头扁平或乳头凹陷，从现在开始就要进行纠正了。用拇指、食指、中指三个手指捏起乳头，向外轻轻牵拉，停留片刻，每次牵拉 15 下，每天坚持 3 次；也可使用吸乳器进行矫正。

3 如果出现腹部不适，觉得子宫在收缩，要立即停止乳头保养，并要及时就医。有习惯性流产的孕妇，一定不要自行做乳房护理和乳头保养，最好遵循医生的嘱咐，在其指导下进行。

♥ 不建议用卫生护垫

孕期阴道分泌物会增多，准妈妈会觉得有些不舒服，可能会使用卫生护垫。医学上并不赞成这样做，再好的卫生护垫多少都会影响局部透气，会让分泌物与阴道再次接触，达不到健康、卫生的要求。

正确的做法是：穿纯棉的内裤，每天换 1~2 次，不要嫌麻烦；把洗净的内裤在阳光下曝晒，这样可以有效地利用紫外线杀灭洗不掉的细菌。

♥ 夜间下肢痉挛怎么办

孕妇在怀孕期间，特别是第一次怀孕的妇女，有很多都会突然发生下肢痉挛症状。这是因为当人体内血钙过低时，人体的神经肌肉兴奋性就会增加，出现肌肉收缩，如果持续呈现这种状态，就会引起痉挛。孕期任何时期均可出现下肢痉挛，常见于孕中、晚期，夜间发作较多。另外，疲倦、寒冷、不合理的睡姿以及体内钙、磷比例失调致神经系统应激均可促使发作。进行热敷患处、抬高下肢、按摩腿部肌肉等措施

都能缓解痉挛的症状。还应做到：

1 临睡前用温水洗脚，洗时两手分别在小腿后侧由下而上加以按摩，每次15分钟。

2 多吃含钙的食物，如鱼、蛋、豆制品、牛奶等，以补充钙质。

3 小腿抽筋很多是发生在夜间突然伸腿时，所以睡觉时应留心不要猛然伸腿。若抽筋刚开始，可立即脚尖向上翘，让腿忍痛伸直，膝不要弯曲，抽筋一般会很快消除。

改善下肢痉挛的日常习惯

1 适当进行户外活动，多进行日光浴。

2 合理安排饮食，补充钙质。饮食要多样化，多吃含钙丰富的菜肴，如海带炖豆腐、木耳鱼头炖豆腐、牛筋炖番茄、大骨熬汤等。

3 注意调整睡姿，尽可能采用左侧卧位，伸懒腰时注意两脚不要伸得过直，并且注意下肢的保暖。

♥ 不必密切监测胎动

本周开始，准妈妈要用心检测一下胎动，争取掌握胎宝宝的运动规律和作息时间。掌握了宝宝的规律，妈妈就能大体估计宝宝活动是否正常，但并不需要时时刻刻关注记录下胎动，以免增加自己的压力。除非胎动有了较大的变化，比如突然停止、明显频繁或伴有其他异常时，计数和关注胎动才有意义，并且要及时看医生。

在孕18~20周时，胎宝宝每天的胎动次数平均为206次；到了孕28~32周时，胎动会明显活跃并频繁，达到高峰，每天可达570次；但是到32周以后，胎宝宝逐渐占满整个子宫，并逐渐下降到盆腔，活动空间变小，运动受到限制，胎动次数会明显减少。无论次数多少，只要胎动规律都是正常的。

♥ 安排一次轻松的二人旅行

在早孕反应已经过去、身体还不笨重的孕中期，建议准妈妈邀准爸爸进行一次轻松的旅行，因为在产后短期内要带孩子，很可能没有这样的机会了，即使去旅行，也已经是三人行了，不容易再有这样的二人世界。

孕期旅行不要随团。随团旅行，行程较紧，容易劳累，不适合准妈妈。对准妈妈来说，最好是安排一个自助游，到自己喜欢的地方做一次深度旅行。这样在旅行的时候，可以按照自己喜欢的、适合的节奏游玩，累了可以随时休息。

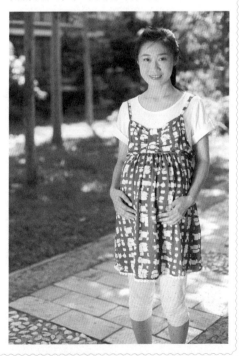

♥ 亲手给宝贝做个小布袋

准妈妈在空闲的时候，可以亲手为宝宝缝制一个小布袋，既有意义又可以陶冶情操。女人除了天生具有母性外，还有天生的缝纫欲。喜欢做针线活的准妈妈，会很享受这个过程的。所以准妈妈如果情绪低落，或者有思绪需要整理的时候，不妨拿起针线盒，将自己的整个精神全部投入作品当中，会发现自己在不知不觉当中，内心已经开始平静而且思绪也变得清晰。难怪有的准妈妈说："才发现原来做手工是会上瘾的。"

今天准妈妈就尝试着做个小布袋子吧，可以装些常用的杂物放在手边，非常实用。而做法又很简单。

准备材料

A. 查看一下，家里有没有没用的布头，或是不再喜欢的旧衣服。挑选两种布料做表布，注意颜色搭配要舒服、漂亮。

B. 选出里布，颜色可稍随便一点。

C. 剪刀、针、线。

小布袋的做法

1 取 3 块相同大小的正方形布做表布，其中有两块颜色相同。

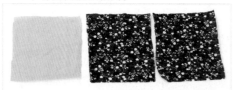

2 将 3 块表布缝制在一起，展开。

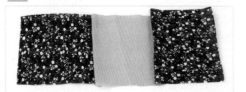

3 再裁剪一块与缝好的表布同等大小的里布。

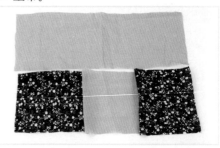

4 然后将里布和表布正面对正面叠在一起，先将两头（宽边）先缝好，然后表布对表布、里布对里布的对齐、缝好。

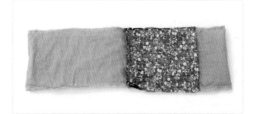

5 注意在缝里布时要在一端留一个 4 厘米左右的口子不缝，做反口。

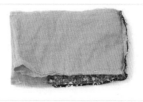

6 然后将袋子从反口处整个翻过来，再把里布塞回袋子里，温暖、可爱的小袋子即大功告成。也可根据个人需要在封口处加根小带子。

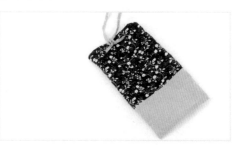

胎宝宝的听觉形成了

宝宝周周看

进入孕 19 周，胎宝宝的十二指肠和大肠开始固定，具备了一定的消化功能；胃通过不断吞咽羊水逐渐增大，现在已经比一粒米要大些了。整个消化器官开始最初的运行。

本周，胎宝宝最大的变化就是感觉器官开始按照区域迅速发展。味觉、嗅觉、触觉、视觉、听觉等感官，都在各自不同的区域里成长、变化着，很快宝宝的感官发育将会得到完善。

胎宝宝还会分泌另一种脂肪状的物质，称作髓鞘，能将宝宝的神经包裹起来，很好地保护着他的脑部神经系统。从 B 超来看，胎宝宝经常会踢腿、屈体、伸腰、滚动、吸吮自己的拇指，胎动平均每小时 3~5 次，达到了高峰期，准妈妈应该很容易感受到了，其中的乐趣可以慢慢地去体会。

另外，胎宝宝的肾脏已经能够制造尿液，头发也在迅速生长，他的胳膊和腿现在已经与身体的其他部分成比例了。同时，宝宝的腺体开始分泌出一种黏稠的白色油脂状物质，这就是胎宝宝的皮脂，具有防水作用，可防止宝宝的皮肤长期浸泡在羊水中而被伤害。

本周，胎宝宝的身长有 13~15 厘米，体重 200~240 克。

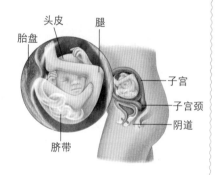

头皮　腿　胎盘　子宫　子宫颈　阴道　脐带

准妈妈身体变化

准妈妈的子宫仍在不断增大，现在很容易就可以摸到了。乳房不断增大，乳腺也很发达了。此时要注意，睡觉时不要压着乳房，无论是做清洁或者是行夫妻生活都不要太刺激乳房，以免引起强烈的宫缩。

随着孕周的增加，准妈妈的水肿情况可能会加重，也有可能出现静脉曲张的情形，要注意适时运动，不能久坐或久站。睡觉时用枕头等垫高腿部，穿宽松柔软的鞋子，尽量让自己舒服些。

小贴士: 睡着后经常翻身无法保持左侧卧位，怎么办?

人在睡觉时换姿势是因为血液回流不畅，引起了不适而采取的自我保护方式，所以翻身是必然的，准妈妈不用要求自己一定要保持左侧卧位的睡姿，一夜都不变。如果翻身引起了子宫供血不良，胎宝宝会不舒服，并做出较大的反应，迫使妈妈再次翻身或干脆醒过来，所以不必担心。

第19周特别提醒

♥ 可以做有规律的声音胎教了

本周开始，宝宝能听到周围的声音了，因此有规律的声音胎教十分重要，此时的声音胎教重点在和宝宝说话上，让他能对周围的世界慢慢熟悉，也能逐渐熟悉爸爸和妈妈的声音。

时间	胎教内容	具体做法
07:00	向宝宝问早上好	对宝宝说："宝宝，早上好，美好的一天又开始了！"
08:00	哼唱歌曲，听音乐	听适合胎教的音乐
09:00	与宝宝聊天	用充满爱意的话语对宝宝说话，如："宝宝，音乐听完了，高兴吗""宝宝我和爸爸都希望你快点出生"等
13:00	给宝宝读儿歌	可以给宝宝读轻快、有教育意义的儿歌，声音不用太高，轻轻的就可以
14:00	边运动边跟宝宝讲话	可以讲准妈妈运动的动作、感受等
18:00	听音乐	重复听上午的音乐
19:30	请准爸爸讲一些白天发生的趣事	准爸爸对宝宝讲一些路上、公司里发生的趣事儿
20:00	准爸爸给宝宝讲故事	讲童话故事、寓言故事、成语故事均可，如《小鹿斑比》《白雪公主》《灰姑娘》《狐狸和乌鸦》《小红帽》《小蝌蚪找妈妈》等
22:00	一起和宝宝说晚安	对宝宝说："宝宝，要睡觉了，你和我们一块睡，好吗？"

♥ 水肿情况会逐渐加重

进入孕中期，准妈妈容易遭遇小腿水肿的麻烦，这是增大的子宫压迫双腿回流血管，引起组织体液淤积而形成的。不过不用太担心，这是正常的生理现象，分娩后会逐渐消失。

缓解方法

1 调整工作和日常生活节奏，要保证充足的休息时间，不能过于紧张和劳累。每餐后最好休息半小时，下午最好休息2小时，每晚应睡9~10小时。如果上班地点没有条件躺下休息，可以在午饭后将腿抬高放在椅子上，采取半坐卧位。

2 不要久站、久坐，工作时可以在脚下垫个矮凳。工作间隙要适当走动，以增加下肢血流。在躺着休息时，尽量平躺或左侧卧。平常坐着时，不要跷二郎腿，要常常伸展腿部，动动脚跟、脚趾，伸展小腿肌肉。

3 进食足够量的蛋白质和蔬果，每天一定要保证食入肉、鱼、虾、蛋、奶等动物类食物及豆类食物。另外，一定要避免食用高盐、罐头食物。

小贴士：拍手歌

你拍一我拍一，八荣八耻要牢记；你拍二我拍二，为了祖国要出劲；你拍三我拍三，铺张浪费要揭穿；你拍四我拍四，做人不能自顾自；你拍五我拍五，好逸恶劳是耻辱；你拍六我拍六，我们尊老也爱幼；你拍七我拍七，见利忘义要抛弃；你拍八我拍八，诚实守信人人夸；你拍九我拍九，法律法规要遵守；你拍十我拍十，争做文明小卫士。

准妈妈饮食宜忌

♥ 饮食宜清淡温和

进入孕中期，大多数准妈妈都会遇到水肿问题，要想有效缓解，饮食上要清淡温和。

平时容易水肿的准妈妈在孕期就更容易出现水肿，所以要格外注意，要多吃清淡食物，过咸、过辣、过鲜的食物都要少吃，其中包括：火腿、牛肉干、猪肉脯、鱿鱼丝等烟熏类食物，泡菜、咸蛋、咸菜、咸鱼等腌制类食物，方便面、薯片等方便食品。

清淡饮食可以减少身体中液体的潴留，从而缓解水肿现象。因为食欲不佳而用上述食物下饭的方法是很不可取的。另外，一些难消化的食物（如油炸食品）也是引起水肿的原因之一，需要少吃。

♥ 少吃高糖食品

准妈妈如果患有妊娠糖尿病，属高危妊娠，需要严格控制。而预防妊娠糖尿病，最基本的一项就是少吃高糖食品。

喜爱吃甜食的准妈妈尤其需要注意忌口，高糖的蛋糕、面包、糖果、含糖量高的水果都不能多吃。另外需要提醒一点，现在有些食物如面包、蛋糕、零食等都宣称是无糖食品，其实这些食物并不是无糖，而是没有添加精制糖如蔗糖、蜜糖等。但制作这些食物的面粉都是碳水化合物，进入身体后会提升血糖值。所以，不能看见"无糖"就肆无忌惮地多吃。

碳水化合物含量高的主食、薯类等高糖食品都不能多吃；更不能只吃主食，不吃肉食、蔬菜等。

♥ 饮食多样化，摄取营养全面均衡

到了孕中期，准妈妈饮食上要注意多样化，这样摄取的营养才全面、均衡。像海带、木耳、蛋、红枣等食物富含铁，豆制品含钙，蘑菇富含矿物质和维生素，这些都可以常吃。如果准妈妈时常感到腰酸、腰痛，就应该再吃一些有安胎养血作用的食疗食品，如乌鸡、蛋黄等。

另外，像鱼肉、蛋、肝、乳等都含有较多的维生素A、维生素D；而菠菜、芥菜中叶酸比较丰富；胡萝卜、韭菜、苋菜和莴笋叶中则含胡萝卜素较多；油菜、藻类、芹菜、莴笋和小白菜中含有铁和钙较多。准妈妈还可以尝试做一些果蔬汁，果蔬汁中汇聚了水果和蔬菜的综合营养，而且亮丽的颜色、清香的味道也会令其心情愉快起来。

总之，要做到主食、肉类、蔬菜、水果、蛋奶、豆制品、点心一样都不能少。

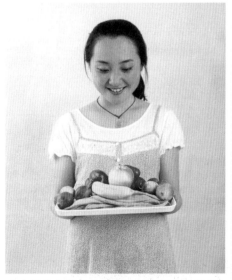

多吃新鲜蔬果可以补充准妈妈每日所需维生素。

平菇炖土豆

材料：平菇200克，豆腐（南）50克，盐、酱油、香油各适量。

做法：❶ 先将平菇洗净，切成小片备用。

❷ 将豆腐放在锅里煮一煮，捞出沥水，切成小方块备用。

❸ 将平菇、豆腐、酱油、盐放入砂锅，加适量清水炖。

❹ 至豆腐、平菇入味，淋上香油即可食用。

功效：可用于缓解准妈妈在孕中期腰腿疼痛、手足麻木、筋络不通等症状。

银耳莲子鸡汤

材料：净鸡1只（约1250克），火腿20克，莲子40克，水发银耳40克，蜜枣20克，淮山药20克，盐适量。

做法：❶ 莲子用清水浸1小时，去心。

❷ 蜜枣洗净；银耳用清水浸1小时，撕成小朵洗净；净鸡去脚，洗净，放入水中煮10分钟，取出再洗净。

❸ 莲子、银耳放入开水中煮5分钟，取出再洗净。待煲内的水煮开，放入鸡、火腿、淮山药、莲子、银耳、蜜枣煲开，慢火煲3小时，加入盐调味即可。

功效：此菜含有淀粉酶、多酚氧化酶等物质，有利于脾胃消化吸收，是药膳的最佳选择。银耳营养丰富，非常适合孕妇补身健体。

嫩豆腐鲫鱼羹

材料：嫩豆腐1块，鲫鱼200克，嫩玉米1根，鸡蛋1个、盐、水淀粉、姜丝、香菜各适量。

做法：❶ 将嫩豆腐、鲫鱼肉分别洗净，切成丁；嫩玉米洗净，切成段。

❷ 嫩豆腐、鲫鱼、玉米一起放入锅中，加入适量水，加热煮熟。

❸ 加盐调味，加水淀粉勾芡，打一个鸡蛋淋入锅中。

❹ 待蛋液均匀，撒入姜丝、香菜即可。

功效：豆腐与鲫鱼搭配，鱼肉中的维生素D可以促进人体对豆腐中钙的吸收，非常适合准妈妈用来补钙。

菊花猪肝汤

材料：猪肝100克，鲜菊花12朵，盐、料酒各适量。

做法：❶ 猪肝洗净，切薄片，用油、料酒腌10分钟；鲜菊花洗净，取花瓣。

❷ 先将菊花放入清水锅内煮片刻，再放猪肝，煮20分钟，用盐调味即成。

功效：此汤可滋养肝血、养颜明目。准妈妈常吃猪肝，可使胎宝宝眼睛明亮、精力充沛。猪肝中含丰富的蛋白质及铁质，可以预防胎宝宝营养性贫血。它还含有大量的维生素A，有助于宝宝的骨骼发育。

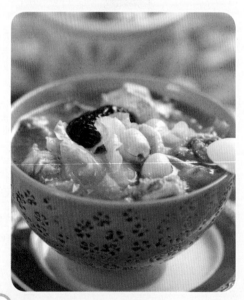

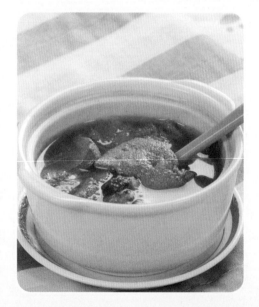

准妈妈生活宜忌

♥ 腹部皮肤干痒的对策

随着胎宝宝的长大，在子宫占据的空间就会更多，随着准妈妈腹部皮肤不断扩张，干燥、发痒的感觉会越来越严重。除了腹部皮肤，其他相关部位的皮肤也会发干，这时要注意以下几点。

1 不要用手搔抓。

2 清洁时，不要过多使用香皂，不能使用肥皂，最好选用碱性小的浴液。

3 不要用过热的水洗澡，不要用浴巾搓澡。

4 多喝水，保持环境的湿度，家里或办公室里放置加湿器、小鱼缸、水生植物盆景等。

5 使用高效保湿护肤品和全身护肤产品，但一定不要使用含化学成分、刺激性药品的护肤品。

6 情形严重的应请教美容师和医生。

♥ 睡眠最好左侧卧

孕中期起，准妈妈的睡姿变得很重要，睡觉时，最好采取左侧卧位。因为子宫是一个呈右旋转的器官，采取左侧卧的睡姿可以改善子宫的右旋程度，减轻子宫血管张力和对主动脉、髂动脉的压迫，增加胎盘血流量，改善子宫内的供氧状态，有利于胎宝宝的生长发育。特别是在胎宝宝发育迟缓时，采取左侧卧位可以收到很好的治疗效果。

此外，左侧卧位还可以减轻子宫对下腔静脉的压迫，增加回到心脏的血流量。回心血量的增加可使肾脏血流量增多，改善脑组织的血液供给，有利于避免或减轻妊娠高血压疾病。但如果左侧卧时间过长，感觉不舒服也可以右侧卧位，最好不要仰卧。

♥ 晒太阳好处多

孕期要经常与阳光亲密接触，特别是在冬季，更要多做户外运动，不要隔着玻璃晒太阳，应让皮肤直接接受阳光照射（因为紫外线不容易透过玻璃窗）。上班族准妈妈要保证所在的位置有充足的光照，特别是怀孕5个月以后，胎宝宝进入快速生长期，从母体汲取的钙质和其他营养素越来越多，如果钙供给跟不上，准妈妈很容易出现牙齿松动、指甲变薄变软、盗汗和小腿抽筋等现象。晒太阳有利于补钙，孕期经常晒太阳对准妈妈和宝宝都十分有益。

准妈妈要尽量保证晒太阳的时间，冬季每天不少于1小时，夏季每天不少于半小时。另外，紫外线还有杀菌功效，半个小时左右的日晒就能起到对皮肤和房间空气的消毒作用。

♥ 适当减轻工作负担

本周开始，要适当减轻工作负担了，准妈妈在体力上要尽量休息，以免疲劳；在情绪上，不要因为工作把自己搞得太紧张，这对自己和胎宝宝都没有什么好处。不要经常加班、熬夜，要尽量减少工作量并且善用上班时间完成工作，避免将工作带回家中。

美育胎教

♥ 美好温馨的电影有助于胎教

看一些美好温馨的电影，对胎教十分有益，那些优美的画面、温馨的情节，不仅吸引着准妈妈，也吸引着宝宝，虽然他还看不见，但是声音的传递，还有妈妈情感的传达都会清楚地让宝宝感受到这份美好。

推荐适合准妈妈观看的胎教电影

《小淘气尼古拉》：充满童趣的儿童题材外国电影，可爱的小尼古拉总是能做出许多搞笑、淘气的事情，是一部能让准妈妈放松心情、收获快乐的电影。

《步履不停》：一部关于家庭、亲情、生老病死，关于岁月、爱和被爱的电影。

《看上去很美》：大人永远不知道小孩子想什么，小孩子也不能理解大人的思考，这部电影讲述了3岁的方枪枪用他的方式看这个世界，让准妈妈可以了解到孩子的想法。

《倒霉熊》：为什么这只熊总是这么倒霉？一部氛围轻松搞笑的动画片，能让准妈妈开心地笑一场。

《宝贝计划》：一部集感人、幽默、温馨、教育于一身的电影。一个宝宝改变三个贼的命运，令他们改邪归正，准妈妈相信吗？不信的话就看看这部电影。

♥ 电影欣赏《导盲犬小Q》

准妈妈对宝宝说的话：宝宝，你还记得之前我们学习的动物图片吗？我告诉过你，狗是人类最忠诚的朋友，也是最聪明的动物。今天我们来认识一种狗——导盲犬，它们是专门为盲人带路的，作用十分大，有的时候比人还要厉害呢。

情节梗概：一只具有拉布拉多血统的小狗，因它高贵的血统，被选为导盲犬。但这

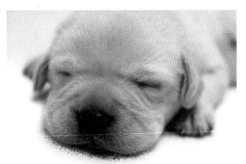

只小狗太小，必须在人类的家庭中生活一段时间，与人类培养感情，所以它被寄养在了仁井夫妇家，并被取名为小Q，仁井夫妇对小Q非常的疼爱，它在这里度过了一段快乐、美好的时光。

在导盲犬训练营里，小Q展现出与众不同的潜能，训练的日子很苦，但小Q坚持了下来，临近毕业时认识了第一个主人——渡边先生，渡边先生是个顽固的家伙，天生不喜欢狗，但在小Q一次巧合的领路后，思想开始转变，尝试接触导盲犬，并与小Q建立了深厚的感情。可是好景不长，严重的糖尿病加肾衰竭使渡边先生病倒了，他只能待在医院里，小Q只有回到往日的训练营，但它多么希望自己的主人快点好起来。在被带回训练营3年后，渡边先生突然出现了，因为他的身体快不行了，很想来看看小Q，让它为自己再领一次路。但由于身体原因只行走了30米，不久后渡边先生病逝了。

7年后，退役的小Q又回到了仁井夫妇家里，回家后的小Q身体开始变差，在过完12岁生日后的第25天，去世了。

准妈妈是不是迫不及待地想看看这部电影，认识一下这只让你感动的导盲犬？相信小Q也会感动肚子里的宝宝，让他明白什么是动物的爱。同时，电影的音乐优美、具有感染力，柔和而又温暖，也很适合作为胎教音乐。

胎宝宝越来越好看了

宝宝周周看

胎宝宝 20 周时，骨骼发育开始加快，四肢、脊柱已经进入骨化阶段，需要大量的钙帮助骨骼生长。消化道的功能在进一步完善，其腺体开始发挥作用；胃内也出现了制造黏液的细胞；肠道内的胎便也开始积聚。女孩的卵巢里产生了约 600 万个卵细胞，而男孩的外生殖器也有了明显特征。另外，此时的胎宝宝大脑具备了记忆功能，这是一个让人惊喜的变化。

从 B 超上看，胎宝宝越来越好看了：嘴变小了，两眼的距离更靠拢了些，只是鼻孔仍然很大，而且是朝天鼻，不过鼻尖会慢慢发育起来，并且鼻孔变得朝下，那时就会更漂亮了。

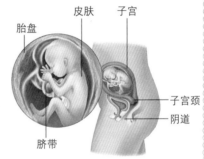

胎盘　皮肤　子宫
子宫颈
阴道
脐带

此时不大的子宫对胎宝宝来说还比较宽敞，胎宝宝会像鱼一样在子宫里慢慢游动，同时嘴巴不断开合吞咽羊水，眼珠也会不停地转来转去。而且此时的胎宝宝能够像新生儿一样时睡时醒，逐渐形成自己的作息规律。

本周，胎宝宝身长 16~18 厘米，体重 250~300 克。

准妈妈身体变化

孕育胎宝宝的日子不知不觉已过去一半，准妈妈也会逐渐接受身体上的一些变化。子宫继续增大，腰部、腹部同胸部一样，也开始了膨胀式的增长。子宫底高度仍然在脐部以下，但从 20 周起已经以每周大约 1 厘米的速度开始上升，过不了多久就会到脐部上方。

本周，准妈妈体重急剧增加，易感疲劳，有时候会有腰痛。睡觉偶尔还会出现腿部痉挛。同时，水肿现象比较明显，双腿、足背及内、外踝部水肿尤其多见，下午和晚上水肿还会加重，晨起会减轻。由于子宫挤压胃肠，影响胃肠排空，准妈妈可能常常感到饱胀。

胎动更加活跃了，胎宝宝时常会伸伸胳膊、踢踢腿，经常会把准妈妈的肚皮撞击得凹凸鼓动。不过，因为此时的胎宝宝时睡时醒，准妈妈也会感觉到胎动时频繁时稀少，如果稀少，很有可能是胎宝宝在睡觉。

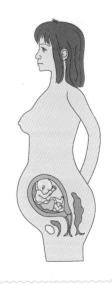

第20周特别提醒

♥ 本周做第三次正式产检

准妈妈不要忘记这周该做第三次正式的产检了。第三次产检的项目有：体重、血压、尿检、子宫底高度测定、腹围测定、宝宝心音、血液、心电图、超声波检查、血糖浓度检查。这些常规检查目的主要是看一下宝宝的发育情况以及准妈妈是否患上孕中期较易出现的病症（妊娠糖尿病、妊娠高血压疾病等），并告知准妈妈相应的缓解、防治措施。

在检查时，准妈妈还应该告诉医生这段时间，身体是否出现不适，如水肿、体重突然增加、头痛、胃痛、恶心、尿频等。如果有龋齿，医生会建议在这个时期治疗最为合适。

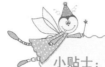

小贴士：宝宝的视觉和味觉

孕5月，胎宝宝对光线已经非常敏感，在进行光照胎教的时候，他会睁开双眼，把脸转向有光亮的地方，心跳也随之发生有规律的变化。如果能在此时适当地将光线传递给宝宝，他的眼睛活动就会增强。

另外，胎宝宝舌头上的味蕾已发育完全，可以津津有味地品尝稍具咸味的羊水。如果准妈妈在孕期偏爱某一种食物的话，宝宝出生后很可能也会偏爱这种食物。

♥ 注意监测血压

此时，准妈妈不要忘了测量血压，因为妊娠高血压疾病常常会在没有察觉的情况下侵袭身体，并带来一些身体上的不适感。严重的，还会对胎宝宝的发育造成严重的影响。如果发现自己有以下症状的话，一定要及时去医院检查，以免耽误了最佳调理时机。

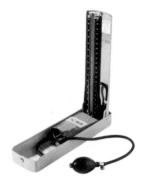

名称	症状
高血压	血压≥140/90毫米汞柱，或血压较孕前或孕早期血压升高≥25/15毫米汞柱，至少2次，间隔6小时
蛋白尿	单次尿蛋白检查阳性，至少2次，间隔6小时，或24小时尿蛋白定量≥0.035克
水肿	体重增加>0.5千克/周，为隐性水肿。按水肿的严重程度可分为：局限踝部及小腿(+)；水肿延及大腿(++)；水肿延及会阴部及腹部(+++)
妊娠高血压	仅有高血压，伴或不伴有水肿，不伴有蛋白尿
轻度先兆子痫	有高血压并伴有蛋白尿的存在
重度先兆子痫	血压≥160/110毫米汞柱；蛋白尿≥3克/天；伴有头痛、视物不清、恶心、呕吐、右上腹疼痛，并伴有心衰或肺水肿

准妈妈饮食宜忌

♥ 少吃产气的食物

如果准妈妈有较严重的胃酸反流情况，则应避免吃甜腻的食品，应以清淡饮食为主，可适当吃些苏打饼干、高纤饼干等中和胃酸。胀气情况严重时，应避免吃易产气的食物，如豆类及其制品、油炸食物、土豆等，太甜、太酸的食物以及辛辣刺激的食物也不宜吃。

♥ 适当多吃含膳食纤维的食物

由于孕期身体的孕激素增多，抑制了肠蠕动，加之准妈妈活动减少，增大的子宫会压迫直肠，延长了粪便在肠内的停留时间，所以就引起了便秘，严重时甚至导致痔疮，使准妈妈有苦难言。所以，要适当多吃含膳食纤维的食物来促进肠胃蠕动，不让便秘乘虚而入。

名称	食物推荐
谷物	小麦粒、大麦、玉米、荞麦面、薏米、高粱米、黑米等
豆类	黄豆、青豆、蚕豆、芸豆、豌豆、黑豆、红小豆、绿豆等
蔬菜	芹菜、韭菜、蕨菜、菜花、菠菜、南瓜、白菜、油菜等
水果	桑葚、樱桃、石榴、苹果、鸭梨等
菌类	香菇、银耳、木耳等
坚果	黑芝麻、松子、杏仁等

♥ 远离吃鸡蛋的误区

鸡蛋食用的误区

1 尽量多吃：鸡蛋虽然是最完美的孕产期食品，但食用过多会造成营养过剩，影响身体的正常消化吸收。

2 导致胆固醇偏高：有人说常吃鸡蛋会导致胆固醇偏高，这种说法极不科学。蛋黄中含有较丰富的卵磷脂，是一种强有力的乳化剂，能使胆固醇和脂肪颗粒变得极细，顺利通过血管壁而被细胞充分利用，从而减少血液中的胆固醇。

3 生食鸡蛋有营养：生吃鸡蛋不仅不卫生，还容易引起细菌感染，而且也不营养。生鸡蛋里含有抗生物素蛋白，能影响食物中生物素的吸收。还会导致食欲缺乏、全身无力、肌肉疼痛等症状。

正确食用鸡蛋的方法

1 每天吃 1~2 个鸡蛋最为合适，不吃或多吃都不好。

2 如果不喜欢吃鸡蛋，可以把鸡蛋"藏在"食物里一起吃，如薄煎饼里摊个鸡蛋。

3 鸡蛋中的维生素 C 含量不高，因此在食用时可辅以适量的蔬菜。

4 鸡蛋中所含的铁是非血色素铁，吸收利用率较低，只有 2%~3%，贫血的准妈妈可与一些富含铁的肉类搭配着吃。

5 鸡蛋中的磷很丰富，但钙相对不足，所以将奶类与鸡蛋共同食用可营养互补。

本周营养食谱推荐

笋烧海参

材料：海参300克，鲜笋100克，葱3根，酱油、清汤、盐、水淀粉各适量。

做法：❶ 海参从中间剖开，洗净后沸水烫一下，捞出沥水。

❷ 鲜笋洗净、切成片；葱洗净切段。

❸ 锅中放油烧热，将葱段放入锅中炒香，再放入鲜笋、海参，加酱油、清汤、盐翻炒至入味。

❹ 用水淀粉勾芡，待汁收浓后出锅即可。

功效：笋可清除内热。海参是高蛋白、低脂肪、低胆固醇食物，具有通便润肠的功效。准妈妈常吃这道菜可滋阴润燥、养肾补血，非常有益。

海米炝紫甘蓝

材料：紫甘蓝300克，海米20克，葱花、姜末、盐各适量。

做法：❶ 紫甘蓝菜择洗干净，切丝再切段，放入开水中烫一下，捞出沥水。

❷ 海米用温水浸泡开，装盘待用。

❸ 锅中放油烧热，放入葱花、姜末炒香，将紫甘蓝、海米倒入，急火快炒至熟。

❹ 加盐调味即可。

功效：这道菜清淡可口、色泽清新，很适合准妈妈食用。另外，紫甘蓝的维生素C含量很高，也是准妈妈所需要的。

百变鸡蛋食谱

水煮荷包蛋

做法：水中加入盐煮滚，加醋，把蛋打入锅中，大火烧开，等到蛋凝固成形后，用小火煮3分钟即可。

菜豆蛋

做法：菜豆洗净、切细粒，蛋打入碗中、打散。锅中加油烧热，下菜豆和蒜蓉炒，中火炒半分钟，再下鸡蛋煎，煎至两面金黄，倒入酱油翻炒至颜色均匀即可。

鸡蛋羹

做法：鸡蛋打散，加盐搅匀，再倒入凉开水搅匀，用细筛网过滤掉杂质和泡沫，过滤好的蛋液倒入蒸碗，盖上盖子，入蒸锅。大火上汽后转中小火蒸10分钟，关火后略闷即可。

肉碎炒蛋

做法：肉切碎，加酱油搅匀，鸡蛋打入碗中和青葱粒一起打散（打至起泡）；锅中加油烧热，将肉碎和鸡蛋一起放入，炒至肉碎熟透即可。

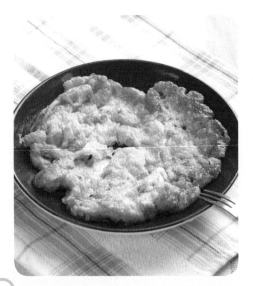

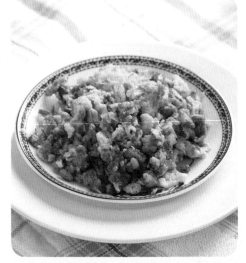

准妈妈生活宜忌

♥ 和准爸爸一起参加孕妇培训班

准妈妈不妨和老公一起参加孕妇培训班。参加孕妇培训班有很多好处，可以了解更多关于孕产方面的专业知识，了解孕期可能出现的各种异常妊娠和妊娠并发症，了解分娩知识和育婴知识。另外，和准爸爸一起去参加、一起学习，共同准备迎接小生命的到来，这个过程还可以增进准爸妈的感情。

♥ 孕期视力也许会改变

怀孕后，激素的波动会导致准妈妈的视力障碍，而身体内分泌系统发生的变化，即体内的黄体素分泌量增加及电解质的不平衡，让准妈妈的角膜组织有轻度水肿现象，使角膜的厚度增加。同时，泪液分泌量也比平时少，黏液成分增多，眼角膜弧度也会发生变化，容易造成角膜损伤，使眼睛有异物感、摩擦感，视力也会下降。准妈妈不必担心，产后6~8周的时间内，这种现象就会逐渐消失。

♥ 孕中期锻炼：简单、可行的孕妇操

名称	姿势	功效
第一节：踝关节运动	坐在椅子上，一条腿放在另一条腿上面，下面一条腿的脚踏平地面，上面的腿缓缓活动踝关节数次，然后将足背向下伸直，使膝关节、踝关节和足背连成一条直线。两条腿交替练习	通过活动踝关节促进血液循环，并能预防下肢痉挛和静脉曲张
第二节：足尖运动	坐在椅子上，两脚踏平地面，脚尖尽力上翘，翘起后再放下，反复多次，注意脚尖上翘时，脚掌不要离地	通过脚尖运动促进血液循环，并增强脚部肌肉力量
第三节：舒展背部	盘腿而坐，让两手手指在胸前交叉，再一起向上推过头顶，将背部伸直，借用两臂的力量尽力向上推。上推的同时吸气，随着两臂的放下再缓缓地吐气	此运动可以强健筋骨，解除双肩紧张状态

♥ 可以为宝宝添置些衣物了

春夏季出生的宝宝	秋冬季出生的宝宝
1.纯棉、透气内衣，毛巾被，袜子，遮阳帽 2.毛毯，不用太厚，但一定要保暖 3.宝宝外衣两三件，一定要防晒、透气，以免出痱子	1.纯棉内衣，棉袄，抱被，厚袜子，帽子 2.小手套（包住宝宝的手，避免宝宝自己抓脸），外出最好有加厚的连体衣 3.厚实的纯棉贴身小内衣两三套，容易更换尿布的那种 4.厚一点的小毛毯

共同：纯棉围嘴或肚兜2~3个，防止宝宝吐奶弄脏衣服

美学胎教

♥ **手工时间：宝宝帽**

材料准备

柔软的绒布、针线、剪刀。

制作步骤

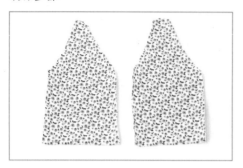

1 如图将绒布裁成相同大小的两片。每片布的总高约为31厘米，下宽为18厘米。

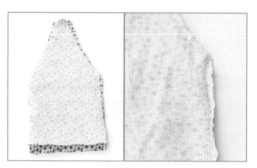

2 将两片布面对面地缝好。

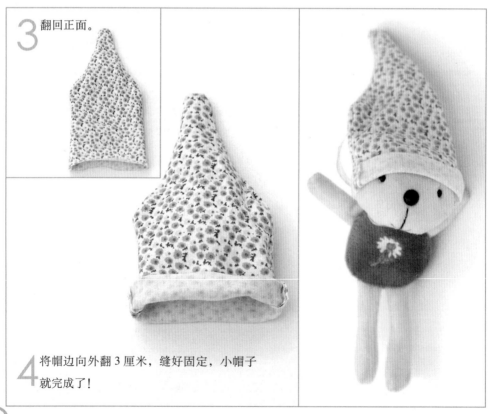

3 翻回正面。

4 将帽边向外翻3厘米，缝好固定，小帽子就完成了！

❤ 插花艺术——美的享受

插花艺术，就是将剪切下来的植物的枝、叶、花作为素材，经过一定的修剪、整枝和艺术构思、造型加工，重新配置成一件精致、富有诗情画意的、能呈现自然美和生活美的花卉艺术品。

插花艺术起源于人们对花卉的热爱，通过对花卉的定格，表达一种意境来体验生命的真实与灿烂。对准妈妈来说，插花艺术不仅可以修身养性、打发时间，还可以培养宝宝温文尔雅的气质。

选择材料的窍门

1 花枝越长越新鲜。为保持新鲜，提高吸水性能，花店每天都要将花枝茎的下端剪去一段。

2 观察花的整体形态，凡是叶面稍有萎蔫、发黄或浸入水中的花茎，或叶片变成褐色、黑色的花枝，新鲜度肯定不佳。

3 用手触摸水中的花枝，有滑溜溜的感觉，说明花枝已留放了五六天，新鲜度差，不宜选用。

4 花朵大部分全开的不宜选用。

5 花色明艳、花瓣有弹力、颜色鲜艳的才是好选择。

插花的步骤

1 **修剪**
首先要去掉花卉的残枝败叶，根据不同式样，进行长短剪裁，根据需要进行弯曲处理，为了延长水养时间，适合水中剪取。

2 **固定**
为了让花卉姿态按照设想进行，一般在花器的瓶口处，按照瓶口直径长度，取两段较粗枝干，十字交叉于瓶口处进行固定。

3 **插序**
一般先插花后插叶，这样容易在插叶的时候将花的高度降低。

提醒：准妈妈不一定要很专业，只要根据自己的想象插花就可以了，只要自己看着喜欢就好，结果不重要，享受过程才是主要的。

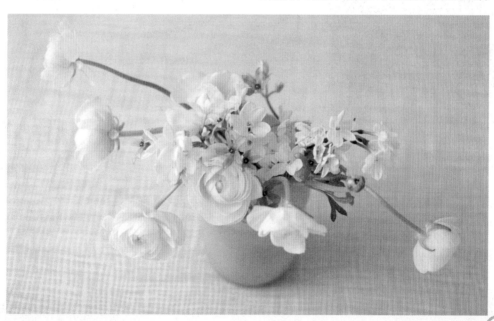

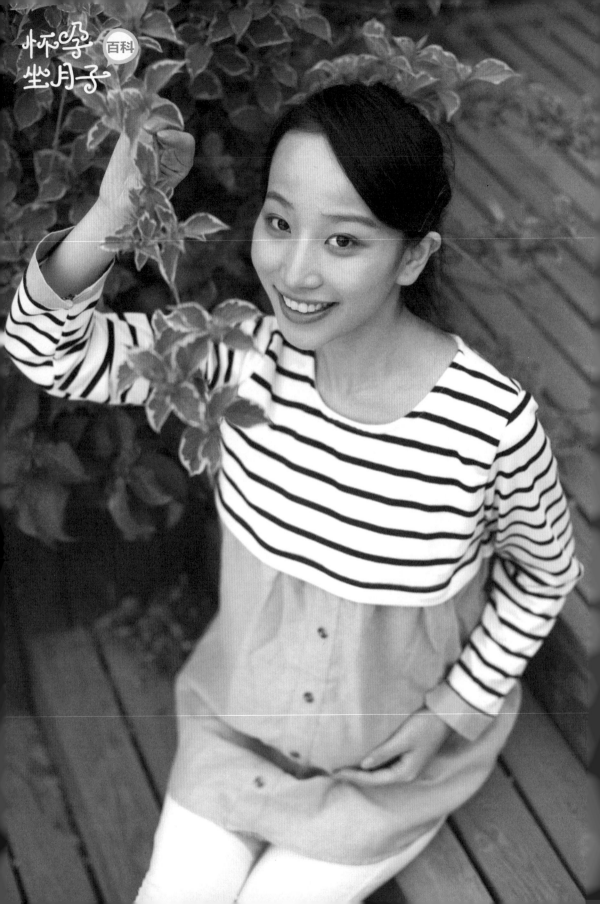

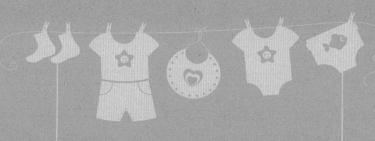

怀孕第6月

（21~24周）

进补的最佳时机

美味的食物

变着花样出现在你面前

你的目标就是将它们全部消灭

不好！抽筋、便秘、腰酸背痛、

皮肤瘙痒、黄褐斑……

通通找上了门

别担心

我们是你强大的"后备军团"

打败它们不成问题

子宫不断增大

宝宝周周看

进入孕21周，胎宝宝身体的构造也已进入到最后完成阶段，从外观上看，已经像一个新生儿的样子了，眉毛、眼睛、鼻子、嘴巴都各就各位，形状已经完整，眉毛和眼睑清晰可见，渐渐变得"眉清目秀"。虽仍是头大身子小的感觉，但头已占到整个身体的1/4，整体看上去还是非常协调的。

在这个时候，胎宝宝开始长出手指甲和脚趾甲，恒牙的牙胚也已经开始形成。同时，胎宝宝已经有了固定的活动和睡眠的周期。不过活跃期不一定都是在白天，也有可能在晚上或其他时间段。

胎宝宝的脑部发育仍然很快速，大脑褶皱出现，小脑后叶发育，出现海马沟。心跳声现在可以通过听诊器清晰地听到，而且胎宝宝也在时刻注意着外界的声音。因为他的听力也已经达到一定的水平，能够听到妈妈的声音，所以准妈妈一定要做好声音方面的胎教功课，这对宝宝出生后性格和气质的培养都十分重要。

本周胎宝宝身长16~20厘米，体重300~350克。

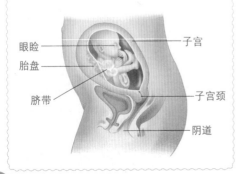

眼睑 —— 子宫
胎盘
脐带 —— 子宫颈
—— 阴道

准妈妈身体变化

日益增大的子宫也会压迫准妈妈的肺部，随着子宫的日益增大，准妈妈会时常觉得呼吸急促，特别是上楼梯的时候，走不了几级台阶就会气喘吁吁，不要紧，这都是正常现象。而且此时准妈妈的体重大约增加了4~6千克，已经分不出哪里是腰哪里是肚子了，因为看上去都是圆鼓鼓的。

准妈妈此时的汗液和油脂分泌比较旺盛，脸上、身上经常汗津津、油汪汪的；有的准妈妈还会出现少量的痤疮，这些痤疮一般在分娩后会自动消失。所以，长了痤疮一定不要擅自用药膏涂抹，因为其中的成分是否会影响胎宝宝很难判定。

另外，有的准妈妈站久了会感觉下肢发胀，这是因为妊娠期臀部和腹股沟有血栓形成。孕中、晚期，腿部的血液循环速度减慢会造成腿部血栓，但如果是身体的其他部分有肿胀，准妈妈一定要告诉医生，看是不是由于别的原因造成的，及时防患于未然是对自身和宝宝的负责。

小贴士：除了腿和脚，手指也有些水肿，这正常吗？

孕期水肿一般出现在下肢，腿和脚的水肿都是正常的。如果超过腰部或以上，并出现手部水肿，就很有可能是准妈妈患有其他疾病，如营养不良、妊娠高血压疾病等，需要检查治疗。不过手指指粗，有可能是准妈妈变胖了，毕竟这个阶段是体重迅速上升的阶段，不要误当成水肿。

第21周特别提醒

♥ 最好做一下微量元素的测定

在准妈妈补充营养物质的时候，微量元素容易被忽略，而这恰恰是培育"完美"宝宝不可缺少的。不只是钙、铁、锌等元素需要被注意；硒、碘、锗等元素也不能被忽略掉。这时候，就需要准妈妈去医院做全面的微量元素测定，一般的方法是空腹检查静脉血。这只是一个小检查，却可以发现准妈妈身体存在的大问题，早发现早补充，宝宝的健康发育才能一帆风顺。

♥ 乳房分泌液体别担心

怀孕20周后，乳腺管增长开始加速，乳腺泡进一步发育，准妈妈的乳房可能会有液体分泌。如果有外力挤压（如做按摩或用毛巾热敷时）可能有少量流出来，也有可能结成晶体附着在乳头上。这说明乳房已经为将来的哺乳做好了准备，同时也会让准妈妈即将为人母的感觉更强烈。

附着在乳头上的晶体，可以用植物油或乳液涂抹软化，然后用软毛巾擦掉。但是不要频繁挤压或用手抠乳头，这是不正确的，这样有时候会伤害到乳腺，而且在哺乳期间会容易发生漏奶现象。

需要提醒一点的是，正常情况下，乳房分泌的液体不会自行流出来，除非有外力挤压。如果是经常性的自然溢出，而且量比较多，有可能是疾病导致的，需要检查治疗。

坚持每天对乳头进行清洗，如果乳头扁平或凹陷，要用手指慢慢捏出来。但是，如果有早产史或出现子宫变硬等早产症状，则不宜捏乳头。

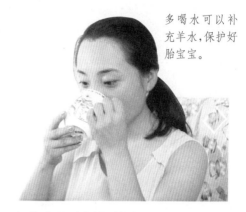

多喝水可以补充羊水，保护好胎宝宝。

♥ 多喝水帮助增加羊水

羊水是宝宝的摇篮，它能稳定子宫内的温度，保护胎宝宝不受伤害，并有轻度的溶菌作用，羊水还可使羊膜保持一定的张力，防止胎盘过早剥离。临近分娩时，羊水可明显缓解子宫收缩导致的压力，使胎宝宝柔弱的头颈部免受挤压。

羊水过少的孕妇，肚子比实际孕周要显小，在胎动时常常会感觉腹痛，对子宫轻微刺激即可引起敏感性宫缩，通过B超检查可以得到明确诊断。羊水过少要及时改善，平时多喝水可以帮助准妈妈增加羊水。严重缺乏羊水，喝再多水也不起作用的准妈妈，还可以在医生的指导下补充葡萄糖。

小贴士: 孕期乳房没有分泌液体，是不正常吗？

有的准妈妈可能觉得，如果孕期乳房没有分泌液体，那是不是就代表以后也没有乳汁哺乳呢？其实二者没有必然联系。孕期没有液体分泌不是不正常的表现，更不代表产后不能哺乳。经常按摩和热敷乳房，就可以促进乳汁的分泌，但是不建议为了这个目的频繁做按摩和热敷，以免引起子宫收缩。

准妈妈饮食宜忌

♥ 适当补充钙、铁元素

进入孕中期，胎宝宝的骨骼、牙齿不断钙化，对钙的需求量越来越大，因此准妈妈要有足够的钙摄入。钙轻微不足时，胎宝宝健康不会受影响，母体骨骼内的钙质会进入血液满足胎宝宝需要，但准妈妈的健康就会受影响，如出现骨密度下降、骨质疏松等。

孕中期准妈妈的每日钙需要量约为1000毫克，孕晚期约为1200毫克。此时从食物中摄入的钙质已经无法满足需要了。在合理饮食的情况下，每天从食物中摄取的钙约为800毫克。不足的就需要通过营养剂补充，所以最好食物、营养品一起补充。

牛奶、白芝麻（可以做点芝麻盐放在粥里面）、鱼、虾、虾皮、海带、紫菜、骨头汤（排骨山药汤）、藕、红薯、玉米、芹菜等都含有钙，如果膳食中的钙吸收率不高，可适量服用钙制剂。

为预防缺铁性贫血，准妈妈还要适当补铁。含铁的食物很多，比如牛肉、小麦、黄豆、绿豆、蘑菇、木耳、瘦肉、绿叶蔬菜、动物肝脏、黑芝麻、花生、紫菜等。但膳食中的铁质吸收率仅为10%~20%，只依靠膳食补铁可能不够，所以准妈妈还需要用适量铁营养制剂作为补充，像福乃得、右旋糖酐铁、硫酸亚铁都很不错。

为促进铁的吸收利用率，在补充铁时要注意摄入充足的叶酸和维生素 B_{12}、维生素C。预防或纠正缺铁时的叶酸补充量要比预防胎宝宝神经管缺陷剂量大，具体要咨询医生。医生也可能会建议准妈妈服用维生素、铁剂和叶酸的复合制剂。

提醒：补充铁制剂的量要遵医嘱，过量不会造成严重危害，但容易引起便秘。

♥ 多吃健脑食物，助宝宝更聪明

多吃核桃、海鱼、木耳，都有助于胎宝宝神经系统的发育。核桃含丰富油脂及蛋白质、膳食纤维、胡萝卜素、烟酸、铁、维生素 E 等，是一种健脑益智的美味食品。海鱼含丰富的碘、钙、铁、磷等矿物质，以及亚油酸、烟酸、维生素 B_1 等。木耳含有丰富的蛋白质、铁、磷、维生素等大脑需要的营养素。准妈妈多吃这些，宝宝将来一定很聪明。

提醒：虽然多吃核桃会让宝宝更聪明，但是每天 2~3 个就足够了。

♥ 晚餐不要吃太多，以免体重超重

准妈妈这个阶段的晚餐量一定要适度，不要吃得太多。建议晚餐的热量最好占全天餐食的30%，同时晚餐的进食时间不要太晚，这样可以在临睡前给肠胃留出足够的消化吸收时间，以免加重肠胃的负担。甜食也最好不要或者少在晚上食用，因为它不仅对孕妇的牙齿不利，还会和油腻的食品一样，带来心血管方面的困扰。

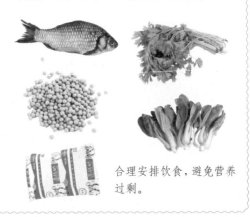

合理安排饮食，避免营养过剩。

本周营养食谱推荐

茭白炒鸡蛋

材料： 鸡蛋50克，茭白100克，核桃油10克，盐、葱花、高汤各适量。

做法： ❶ 将茭白去皮，洗净，切成丝。

❷ 鸡蛋磕入碗内，加入盐调匀。

❸ 将核桃油放入锅中烧热，葱花爆锅，放入茭白丝翻炒几下，加入盐及高汤，炒干汤汁，待熟后盛入盘内。

❹ 另起锅放入核桃油烧热，倒入鸡蛋液，同时将炒过的茭白放入一同翻炒，待鸡蛋熟后装盘即可。

功效： 这道菜色泽黄白、味道鲜美，富含维生素A和钙质，营养丰富。核桃油的醇厚香味和健康营养，与茭白清淡的口感完美结合，非常适合孕妇食用。

山药枸杞排骨汤

材料： 山药500克，胡萝卜1根，盐、枸杞子各适量。

做法： ❶ 排骨洗净，入锅中焯一下，再洗净。

❷ 山药去皮，滚刀切成菱形，放入盐水中浸泡。

❸ 胡萝卜也切成相应大小的块状，枸杞子用温水浸泡。

❹ 排骨放入汤锅中，加适量水，烧开后转小火炖煮。

❺ 排骨炖煮约1小时，下山药和胡萝卜，小火继续炖煮50分钟。

❻ 放入枸杞子，待汤再次煮开，放入盐调味即可。

功效： 枸杞子有滋补肝肾、明目、益气色、长肌肉坚筋骨之功效，配上味道鲜美、营养丰富的排骨，是骨质疏松的准妈妈增强骨骼的养生佳品。

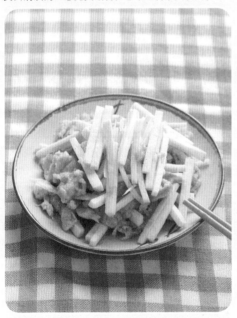 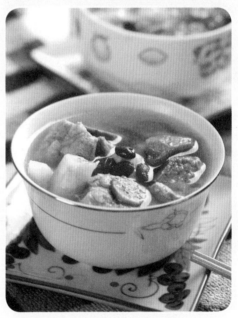

鲍汁双鲜

材料： 蘑菇300克，虾仁150克，青椒、胡萝卜、淀粉、鲍鱼汁、盐、酱油、白糖、葱姜末各适量。

做法： ❶ 虾仁洗净，用淀粉上浆；青椒、胡萝卜切片备用。锅中倒油，油热放入虾仁滑熟，盛出备用。

❷ 锅留底油，葱姜末炝锅，倒入蘑菇翻炒约1分钟。

❸ 下胡萝卜片继续炒至胡萝卜八分熟。

❹ 将虾仁、青椒分别倒入锅中。

❺ 加盐、酱油、白糖炒匀，最后加入鲍鱼汁调味即可出锅。

功效： 虾仁营养价值高，富含钙、磷等多种对人体有益的元素，有催乳、补钙等功效。

准妈妈生活宜忌

❤ 保证充足睡眠

保证充足睡眠，每天至少睡 8 小时，不仅对胎宝宝发育非常有好处，还能为顺利分娩储备充足的体力。如果因为腹部不适难以入睡的话，可以在身边放一个长形抱枕用来倚靠，或是将抱枕夹在两腿之间也会让你感觉舒适。另外，以下几点也对快速入睡很有帮助。

1. 睡前解决不顺心的事：睡前，将今天不顺心的事和家人聊聊。如果没人可以说话，则可以写下来，写的过程就是一种很好的发泄方法。

2. 睡前进行放松活动：晚饭后，做一些能放松的活动。读一些良性读物或是看看电视、听听轻音乐，做一些伸展运动，如瑜伽、放松活动，洗个热水澡，按摩一下背部等都可以。

3. 睡前吃一点零食：睡前吃一点零食对提高睡眠质量很有效。一杯温热的牛奶是最好的选择，因为牛奶中含有氨基酸、L- 色氨酸，这会提升脑部 5- 羟色胺的水平，能促进睡眠。如果准妈妈不喜欢喝牛奶，那么还可以试试燕麦饼干或是松饼、乳酪、酸奶和葡萄干等食物。

❤ 注意休息，避免劳累

孕中期，增大的子宫会使身体笨重，准妈妈很容易疲劳，尤其是年龄较大、有过流产史、患有某些慢性疾病的孕妇，更需要注意休息。太过劳累的话可能会引起胎宝宝体重过轻、早产、母体身体不适等问题。进行运动和胎教的时候也要注意时间的长短，不要过于劳累。

❤ 关注乳腺健康

乳腺健康不容小觑，准妈妈要时刻注意自己的乳腺健康，做到定期检查乳腺健康。常见的乳腺疾病有：乳腺炎、乳腺增生、乳腺瘤等。下面是有效预防乳腺增生的方法：

1. 少生气、少发脾气，保持情绪稳定。乳腺增生对人体的危害莫过于心理的损害，不良的心理因素和过度紧张忧虑能造成神经衰弱，加重内分泌失调，促使增生症的发生。

2. 少吃油炸、高热量、高脂肪食物；少吃辛辣刺激食物，多吃含碘丰富如紫菜、海带等海产品，以及蔬菜、水果、豆制品和粗粮等。

3. 常用毛巾、乳液洗擦乳头，并用拇指、食指捏拉乳头，使乳头变得坚韧。

❤ 锻炼骨盆底肌肉

扩大的子宫对骨盆底部肌肉施加了压力，使其长时间被牵拉。而它又支撑着生殖器官、膀胱和肠道，过分拉长会引起尿失禁，严重的甚至导致子宫脱垂。同时，还会增加对静脉的压迫，诱发下肢静脉曲张、水肿或痔疮等症，所以适当的骨盆底肌肉锻炼是很有必要的。

具体锻炼的方法

1. 在站立或仰卧时，缩紧阴部周围的肌肉，保持 8~10 秒或更长时间，然后缓缓放松。随时随地都可以进行，但一定要做 25 次以上。

2. 跪姿，双手撑地，两膝间距 30 厘米，缩紧臀部，后背不要下沉，使后背向上弓起，保持这一姿势 30 秒，然后放松。

知识胎教

♥ 教宝宝认识字母卡片

现在，市场上有很多给儿童学习用的字母卡片，上面描绘了水果、蔬菜、花草、鸟虫、人物等形象，准妈妈现在就可以买一套来给胎宝宝学习。卡片的颜色要醒目，这样更容易让准妈妈集中精神。同时，在胎教的过程中形象比喻要适当，以便能传递给胎宝宝更准确的信息。

进行胎教时，准妈妈可以先描述一下卡片的内容，然后手指放到卡片上，顺着图画内容描画，在描画的过程中，把这些内容深深地印入脑海，形成印象，传达给胎宝宝。

准妈妈也可以自制卡片，享受一下其中的乐趣。多买一些闪光的彩色卡纸，裁成若干个大小合适的正方形，一般以12~16厘米为宜，拿着方便，图画也不会太狭小。如果准妈妈画画的能力不强，只在卡纸上写数字和字母教胎宝宝就可以了。字画的颜色和卡纸的颜色要搭配好，不要顺色，那样看着会很费力。为了突出轮廓或形象，可以用彩色笔写或画，以增强对比效果，使准妈妈印象更加深刻。

♥ 教宝宝认物

教宝宝认识周边的物体，如高楼大厦、艺术建筑、家居用品等，用卡片的形式就不太理想了，建议准妈妈走到外面去，将随时看到的物体都讲给宝宝听，说的时候要富有情感，尽量详细地表达出物体的作用，这样在讲述的过程中，准妈妈的思想会一点点渗透给胎宝宝，让他真切地明白妈妈说的东西是什么。

小贴士：胎教时心情一定要好

胎教的过程中，准妈妈的心情一定要好，不要为了完成任务而规定自己必须要进行胎教功课。在心情不好的时候，调节情绪才是最重要的，不要勉强进行知识胎教，这样不仅不能给胎宝宝良性的刺激，反而会有适得其反的效果。

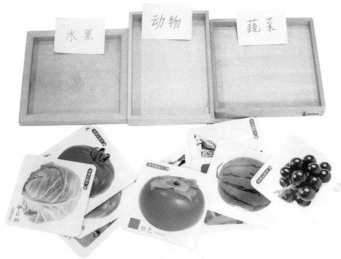

做好知识胎教，
生个聪明的宝宝。

22周

进入胎动频繁期

宝宝周周看

孕 22 周，胎宝宝的脑部仍然在迅速生长，尤其是位于大脑中心的生发基质，它负责产生脑细胞，而且宝宝清醒的时间越来越长了，进而胎动十分频繁。当胎宝宝清醒时，会很清楚地听到外面大人的谈话和噪声，即使是妈妈轻轻拍打腹部也会把他惊醒。此外，一个担任着内分泌和外分泌双重责任的重要腺体——胰腺也正在稳步发育中。

本周，胎宝宝虽然身体比例很协调，但是由于脂肪较少，只占到全身重量的 1%，皮下脂肪也很薄，全身皮肤红而多皱，所以整个身体显得皱巴巴的，像一个小老头。只有等胎宝宝体重上升到一定程度后，皮下脂肪才会将皮肤绷紧，让胎宝宝呈现圆润光滑的模样。另外，胎宝宝的生殖系统逐渐发育，男孩的精子开始初步形成，女孩的阴道也已形成中空。胎宝宝的肝脏器官也在不断完善着。

22 周的胎宝宝身长为 19~22 厘米，体重有 350~400 克。

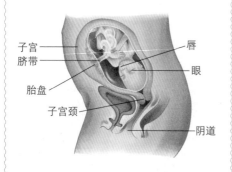

子宫
脐带
胎盘
子宫颈
唇
眼
阴道

准妈妈身体变化

进入孕 6 月后，准妈妈的身体会越来越重，平均 1 周增重 350 克，如果准妈妈走得快了些，腹部可能会有牵扯样的疼痛感，这是子宫肌肉收缩引起的，是这个阶段常见的症状，以后慢慢会有所好转，建议准妈妈把行动节奏放慢。

随着子宫的增大，准妈妈的身体重心出现变化，凸出的腹部使得重心前移，只能挺起肚子走路以保持平衡。这个时候千万不要再穿高跟鞋，一定要选择宽松、舒适的鞋子，以免令背部肌肉紧张程度加重而引起疼痛。

从外观上看，准妈妈已经是一个十足的孕妇了，子宫进一步增大，子宫底逐渐升高，在以后的一段时间内将经历一个从脐下到与肚脐平齐，逐渐超越肚脐上部的过程。

本周进入了"胎动期"，胎动变得规律起来，胎宝宝肢体活动增加，而且很有力，动作也都是大幅度的。腹壁较薄的准妈妈经常可以看到腹部的凹凸变化，那是胎宝宝踢腿、伸胳膊或跳跃时碰触腹壁导致的。

给准爸爸的温馨提示：

妻子以前窈窕的身材此刻已经荡然无存了，脸上也可能出现了黄褐斑、痤疮等问题。但是准爸爸千万不要说准妈妈变丑了或类似的话，以免引起她的焦虑和自卑，这对你们的宝宝很不利。还记得怀孕第 4 个月的时候，有一首《变"丑"的妻子》的诗歌吧，翻到那一页，轻声给准妈妈读一读，你会发现她脸上灿烂的笑容。

第22周特别提醒

♥ 胎动变得频繁且有规律

此时，胎动变得更加频繁且逐渐有规律起来，因为肚子里的小人也有自己的生物钟，在这么久的熟悉、成长中，他已经把子宫当成了自己的家，并养成了自己活动和休息的时间习惯，所以胎动相对来说就有规律了。胎动非常活跃的时候，正是胎宝宝忙着在你的肚子里踢腿、翻筋斗的时候。

♥ 从本周开始可以做排畸B超检查了

做排畸B超的主要目的是观察胎头、脊柱、心脏、肺、胃肠、双肾、膀胱、外生殖器、四肢，看看宝宝的发育是否正常。

此时胎宝宝各个器官基本发育完全，是检查四肢异常（四肢不等大）、脊柱裂、肾脏问题（肾脏缺失或肾脏异常）、膈疝（胸腔和腹腔之间肌肉上的孔洞）、脑积水（大脑里有液体）、心脏问题（如心室、瓣膜或血管的缺陷）的最佳的时期，还要查看一下胎盘的位置，看看有没有胎盘前置或胎位不正等问题。

提醒：排畸B超检查一定要做，不能省略，而且一定要去正规的医院去做。

♥ 预防小腿抽筋

本周小腿抽筋现象会频繁，这是件很遭罪的事，平日里应该积极预防。准妈妈不要长时间站立或坐着；每隔1小时就活动一会儿，每天到户外散步半小时左右；同时要防止过度疲劳。每晚临睡前要用温水洗脚，在洗脚时对小腿后方进行3~5分钟的按摩；注意养成正确的走路习惯，让脚后跟先着地，伸直小腿时，脚趾弯曲不朝前伸。

♥ 腹部按摩有要求

按摩腹部时应避免剧烈的摩擦，动作一定要轻柔，手指一定要尽量张开，使手部力量均匀分散到腹部上，而不是对某一处局部产生压力。按摩腹部的方向最好从右下腹部开始，然后按照向上、向左、向下的顺时针方向进行。

如果按摩腹部是为了与胎宝宝进行交流，准妈妈不妨采用半卧位的姿势，双手捧着下腹部，用手指轻压、轻按，并且用温柔的目光注视腹部。另外，腹部按摩最好不要选在傍晚，因为傍晚按摩会使胎宝宝变得兴奋，从而影响准妈妈晚上的睡眠。

小贴士：活动时腿抽筋怎么办

活动时如果出现了腿抽筋症状，准妈妈要尽量保持镇定，不要惊慌，及时抓住身边可以依附的东西，慢慢向前走几步，让肌肉放松。或者坐到椅子上，用同侧的手臂轻轻揉揉小腿，放松肌肉。

准妈妈饮食宜忌

♥ 孕期营养要均衡

均衡饮食宝塔

孕中、晚期想要营养均衡，就必须做到饮食多样化，不偏食、不暴饮暴食，不吃油炸、腥咸、刺激食物，适当增加粗粮和野菜等。中国营养学会推荐（每日）：油25~30克，盐6克，乳类及乳制品300~500克，大豆类及坚果40~60克，鱼、禽、蛋、肉类200~250克，蔬菜400~500克，水果200~400克，谷类薯类及杂豆300~400克（杂粮不少于1/5）。

含蛋白质食物是首选

准妈妈补充优质蛋白质非常重要，蛋白质是人体中重要的物质基础，是构成宝宝机体的重要成分，胎宝宝需要蛋白质构成自己的身体组织，而准妈妈也需要蛋白质供给子宫、胎盘及乳房的发育。蛋白质还是脑细胞的主要成分之一，是脑组织生长、发育、代谢的重要物质基础，是脑细胞产生兴奋与抑制过程中的主要物质，在记忆、语言、思维、运动、神经传导等方面都有重要作用，所以想要营养均衡，首先要从膳食中摄入充足的蛋白质，保证每天不少于70克。含蛋白质丰富的食物有瘦肉、鱼类、豆制品、奶制品等。

钙、铁、锌要跟上

钙是孕中、晚期需要补充的最重要的营养素，每日需1000~1200毫克。另一个需要额外补充的是铁，缺铁会导致早产、胎宝宝缺氧、婴儿期贫血，可多吃些鱼肉、动物瘦肉，适当补猪肝。此外，日常饮食里微量元素锌也会不足，锌能促进胎宝宝中枢神经系统的发育，可少量补充。

注意粗细搭配和荤素搭配

精米精面中缺乏B族维生素，吃些粗粮可以弥补，所以准妈妈要适当吃点粗粮，比如八宝粥、玉米粥等，也可以在焖米饭的时候加入一些小米和红小豆，这种搭配不仅色香味俱全，而且营养丰富。

荤菜中有提供胎宝宝生长发育所需的蛋白质、脂肪等，但缺乏素菜中的维生素和膳食纤维。所以吃饭要讲究荤素的搭配。

可增加野菜的摄入量

野菜营养丰富，蛋白质含量比栽培蔬菜高，矿物质达数十种之多。以蕨菜为例，其铁、胡萝卜素、维生素C的含量分别为大白菜的13倍、1.6倍和8倍。而每100克红苋菜叶叶酸含量高达420微克，超过栽培蔬菜中含叶酸之冠的菠菜。所以准妈妈要适当增加野菜的摄入量。

另外，每天吃的米、面、杂粮、肉、鱼、禽、蛋等，在准妈妈的身体内多呈酸性，而野菜经过消化分解后在身体内呈碱性。孕期吃些野菜可以中和体内的酸性，以维持身体弱碱性的内环境。

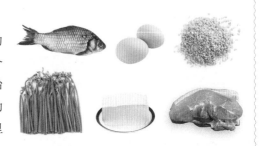

❤ 最适合准妈妈喝的果蔬汁

苹果柠檬汁：苹果、柠檬比例 10:1

功效：柠檬有健脾消食之效，有益于安胎，有"宜母子"之称。苹果甜酸爽口，可增进食欲、促进消化、补充碱性物质及钾和维生素，同时可以有效地防止孕期水肿。苹果富含膳食纤维、有机酸，还能促进肠胃蠕动，预防孕期便秘。

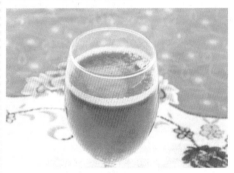

柚子香橙蜜汁：柚子、香橙、蜂蜜比例 1:20:1

功效：柚子中含有丰富的植物功能成分，有除肠胃中恶气、缓解孕妇食欲缺乏的作用。香橙中含有丰富的果胶、钙、磷、铁及维生素 B_1、维生素 C 等多种营养成分，尤其是维生素 C 的含量最高，有生津止渴、消食开胃的作用。二者结合还能有效预防孕期高血糖综合征。

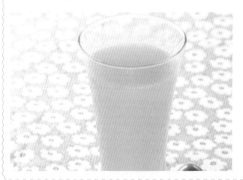

菠萝芹菜蜜汁：菠萝、芹菜、冰糖水比例 5:1:1

功效：芹菜营养丰富，具有健脾养胃、润肺止咳之效。菠萝香味宜人，味甜鲜美。此款果蔬汁富含维生素及铁、钙、蛋白质和粗纤维，可帮助消化、健脾解渴、消肿去湿。

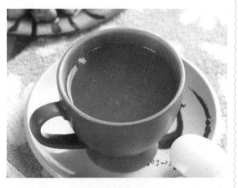

❤ 怎样喝汤最营养

饭前喝汤，营养健康

饭前先喝几口汤，将口腔、食管润滑一下，可以防止干硬食品刺激消化道黏膜，有利于食物稀释和搅拌，促进消化、吸收。

中午喝汤有助于控制体重

午餐喝汤吸收的热量最少。因此，体重过重的准妈妈不妨选择中午喝汤。

汤中加蔬菜应随放随吃

蔬菜中的水溶性维生素可以溶解到汤中，但加热时间过长容易被破坏。所以，汤中加蔬菜应随放随吃，以免维生素C被破坏。

长时间煲的汤孕妇不宜喝

熬汤时间并不是越久越好，一般 1~1.5 小时就足够了。长时间炖出的浓汤含有大量的饱和脂肪，口感油腻，不适合孕妇食用。

本周营养食谱推荐

浓香牛骨汤

材料： 牛骨1000克，冬瓜500克，番茄、菜花各200克，洋葱1个，盐适量。

做法： ❶ 牛骨斩大块，洗净，放入开水中煮5分钟，捞出冲净。

❷ 冬瓜去皮切块，番茄切成4块，菜花切大块，洋葱去衣切块。

❸ 烧热锅，下油，慢火炒香洋葱，注入适量水煮开，加入其他食材煮3小时，下盐调味即成。

功效： 牛骨含有丰富的钙质，对孕妇及胎宝宝都有益，孕中、晚期是胎宝宝骨骼形成的时期，特别需要钙质，饮用牛骨汤是不错的选择。

瘦肉人参果

材料： 猪里脊肉200克，人参果2个，淀粉1汤匙，水淀粉、盐、姜末、葱末各适量。

做法： ❶ 人参果洗净，切片；猪里脊肉洗净切片，用淀粉和少许的食用油腌制5分钟。

❷ 热锅凉油将肉片滑油，出锅控油。锅中留少许底油，放姜末、葱末炝锅，再放肉片，加盐，最后放人参果，用水淀粉勾薄芡即可。

功效： 人参果所含的营养成分较高，也较为全面。孕妇食之能补充人体之需要，具有较高的营养保健价值。

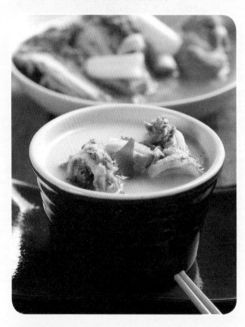

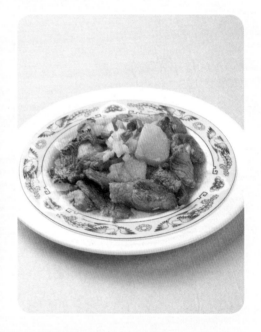

香蕉煎饼

材料： 熟透的香蕉1根，鸡蛋3个，面粉1杯，玉米面1/2杯，黄油、细砂糖各适量。

做法： ❶ 将1杯清水倒入大碗内，加入1杯面粉、1/2杯玉米面，用打蛋器搅成面糊，再加入细砂糖和鸡蛋，继续用打蛋器搅拌均匀。

❷ 准备一个空盘子，铺几张干净的无香面巾纸备用。

❸ 香蕉去皮，捣碎或切成薄片（根据个人口感喜好定），放入面糊中拌匀。

❹ 平底锅加黄油，用汤勺舀一大勺香蕉面糊放入，烙至一面金黄，再将香蕉饼翻面，也煎至金黄色。

❺ 将煎好的香蕉饼放到铺好纸巾的盘子里，吸去多余油脂，即可食用。

功效： 香蕉营养价值高，富含膳食纤维和果胶，有通便的功效，用于防治准妈妈孕期便秘。

准妈妈生活宜忌

♥ 准妈妈如何洗发

怕麻烦不如留短发

孕期，准妈妈的体温比一般人高，在炎热的夏天，更容易烦躁。如果剪了短发，不仅散热较快，还可以保证准妈妈的体温不致过高。此外，准妈妈孕期抵抗力较差，把头发剪短了，在洗发后头发比较容易干，就不容易受风寒感冒了。

长头发洗的时候最好找人帮忙

长头发带来的麻烦主要是在洗发的时间上，因为准妈妈洗发时间过长，就避免不了一直保持弯腰的姿势而压迫到子宫，淋浴时洗头也不提倡，因为洗发水和头发上的脏东西可能会流下来污染阴道、伤害宝宝。最好的方法是找个有靠背的椅子坐着洗，肚子大了以后最好请准爸爸代劳。

♥ 小腿抽筋的应对方法

引起小腿抽筋的主要原因是缺钙。久坐、受寒、疲劳过度也是发生小腿抽筋的原因。另外，随着子宫的增大，准妈妈下肢的血液循环运行不畅，也会导致小腿抽筋。

当准妈妈的小腿抽筋时，可先轻轻地由下向上地按摩小腿的后方（腿肚子），再按摩踇趾和整个腿。如果还得不到缓解，可以把脚放在温水盆内，同时热敷小腿，并扳动足部，一般都能使抽筋得到缓解。同时还应增加钙和维生素 B_1 的摄入，钙的摄入量每天不要少于 1000 毫克。牛奶、大豆制品、硬果类、芝麻、虾皮、蟹、蛋类、海产品等含钙丰富，应该多吃些。另外，还要多晒太阳。严重缺钙的孕妇，需请医生诊治。

平时活动时，量和幅度不能太大，并且要记得活动前先热身，活动后做放松运动。另外，活动场所不要选择太空旷的地方，最好有手扶的栏杆或可供坐下来休息的凳子或椅子，可防止抽筋时摔倒。

♥ 要严密监测胎动情况

此时是胎动频繁且有规律的时候，胎动次数的多少、快慢、强弱等可反映胎宝宝的安危，因此要严密监测，不能因为胎动太多而犯懒。

还有一件事也要注意。通常胎宝宝静止不动的时间最长不应超过 75 分钟，如果觉得胎宝宝不动超过一个半小时以上，应该吃一些小点心，摸摸肚皮，甚至轻微拍打肚皮，或推一下宝宝，实在不行还可以拿耳机放在肚皮上给他听音乐（控制好音量）。如果以上方式都没有反应，准妈妈一定不可粗心大意，应立刻就医。

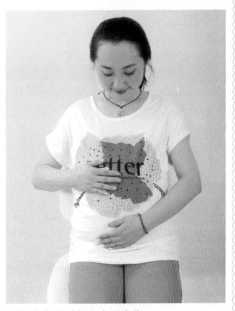

有没有感觉到宝宝在呼唤你。

语言胎教

♥ 教宝宝认识简单单词

此时宝宝的听力已经完全发育，脑部也基本发育完成，对一些外界的刺激可以做出回应，可以开始进行有趣的英语语言胎教了。英语的学习刺激能使宝宝在本能上产生记忆，对他出生后英语的学习十分有益。

准妈妈可以买一本幼儿英语书，时不时给宝宝读上一些简单的英语单词，如 apple（苹果）、pear（梨子）、banana（香蕉）、mather（母亲）、father（父亲）等，重点是反复练习，不能每天教不同的单词，要反复教宝宝那些已经学习过好多遍的单词，这样可以训练宝宝对英语记忆的潜力。在读的时候，尽量做到发音饱满、圆润、标准，语调抑扬顿挫，让胎宝宝能体会到英语语言的美。也可以找一些简单的英文短语经常读给宝宝听，比如"Good, better, best, Never let it rest.Until good is better, And better is best"，单词简单，朗朗上口，很适合作英语胎教。

♥ 给宝宝唱英文歌

《Happy Birthday》	《生日歌》
Happy Birthday to you	祝你生日快乐
Happy Birthday to you	祝你生日快乐
Happy Birthday to you	祝你生日快乐
Happy Birthday to you	祝你生日快乐

教准妈妈对宝宝说话：看！这首英文歌曲只有一句话"Happy Birthday to you"，但是每一句歌词却有不同的音调，唱起来是不是很好听呢？等到宝宝过 1 岁生日的时候，我和爸爸就会给你唱这首歌哦。

《Edelweiss》	《雪绒花》
Edelweiss, Edelweiss	雪绒花，雪绒花
Every morning you meet me	每日清晨我遇见你
Small and white, clean and bright	又小又白，又干净又晶莹
You look happy to meet me	你看起来看见我很高兴
Blossom of snow may you bloom and grow	含苞待放的雪骨朵，也学你会开花生长
Bloom and grow forever	开花生长到永远
Edelweiss, Edelweiss	雪绒花，雪绒花
Bless my homeland forever	祝愿我的祖国春常在
Small and white, clean and bright	又小又白，又干净又晶莹
You look happy to meet me	你看起来看见我很高兴
Blossom of snow may you bloom and grow	含苞待放的雪骨朵，也学你会开花生长
Bloom and grow forever	开花生长到永远
Edelweiss, Edelweiss	雪绒花，雪绒花
Bless my homeland forever	祝愿我的祖国春常在

教准妈妈对宝宝说话：雪绒花是一种美丽的花种，颜色雪白、花朵细长，是纯洁和美好的象征，如果宝宝喜欢，等你出生后，我们就用雪绒花来装饰你的房间，好吗？

孕味十足准妈妈

宝宝周周看

本周，胎宝宝的皮下脂肪仍然很少，看上去还是比较瘦弱，皮肤呈半透明状，透过皮肤可以清楚地看见毛细血管。银红色的血管，胎宝宝看上去整个身体都呈红色。同时，肺部的血管也正在形成中，呼吸系统正在快速建立，呼吸能力在不断的吞咽锻炼中迅速增强。

另外，骨骼和肌肉已经长成，身材也比较匀称了。牙龈下面，恒牙的牙胚也开始发育了。为此准妈妈要多补充些钙质，为宝宝将来能长出一口好牙打下基础。

宝宝在这时候对声音特别敏感，对节奏快、声音响的音乐反应很剧烈，胎动幅度也会随之加大；但当换成轻柔舒缓的音乐时，宝宝也会跟着安静下来，可见他对声音的敏感程度。胎宝宝在本周的视觉也会有所进步，视网膜逐渐形成，具有了微弱的视力，可以模糊地看见东西。

23周的胎宝宝身长大约22厘米，没有什么太大的变化，体重420克左右。

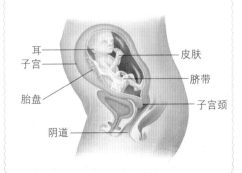

耳
子宫
胎盘
阴道
皮肤
脐带
子宫颈

准妈妈身体变化

准妈妈会发现自己的肚子不仅大，同时也变得非常能吃，可能连一些以前本不喜欢的食物都能让准妈妈感到很有食欲。本周准妈妈体重会增加5~7千克，明显比以前胖了一大圈。家人和朋友可能会告诉准妈妈太胖或太瘦了，但在做出任何饮食改变前，一定要咨询医生。

准妈妈还会发现不只是乳房、腹部的妊娠纹增多了，大腿上也出现了淡红色的纹络，甚至耳朵、额头或嘴周围也生出小斑点，下腹及外阴的颜色似乎比以往加深了些。此阶段子宫扩展到肚脐上方约3.6厘米处，由于子宫刚好在膀胱上，准妈妈可能会发觉有液体渗漏到内裤，有时很难分辨究竟是羊水还是尿液，但只要咨询一下医生，掌握缓解症状的措施即可，一般这些情况都会在分娩后消失。此外，由于激素的作用，皮肤干痒的症状会加重，准妈妈一定不要用力搔抓，以免抓破感染，可以咨询医生用一些外部止痒药物。

另外，增大的子宫会将肠胃向上推动，使准妈妈的肠胃蠕动速度降低，从而使胃的排空速度减慢，所以吃完饭后经常会有上腹饱足感和胃灼热。子宫的增大还会导致心率加快，准妈妈有时候会感觉心慌气短。

第23周特别提醒

♥ 警惕晚期流产

发生在孕 23~28 周的流产叫做晚期流产。晚期流产有疾病原因导致的，如宫颈机能不全、子宫肌瘤、子宫畸形、病菌感染、糖尿病、癫痫、高血压、肾病、镰状细胞贫血、胎宝宝染色体异常、神经管缺陷、RH 溶血病、先天性心脏病、多胎妊娠等；也有人为因素导致的，如准妈妈过于劳累、高热、提或举重物等。

疾病方面，只要严格产检，大部分都可以发现并减轻其影响。如果是 RH 阴性血型，需要查免疫抗体，如逐渐增高，则表明有溶血的可能。人为方面的因素就要求准妈妈注意休息，不要让身体过于劳累，提重物等体力活交给准爸爸或家人去做，自己不要逞强。

♥ 避免腹部受到碰撞

避免腹部受到碰撞，是对准妈妈和宝宝负责。有些危险是可以避免的，这就要求准妈妈平时要小心警惕那些能带来伤害的因素，做到：

1 走路要慢、稳，尽量要扶着物体走路，比如墙根、扶手等。

2 有小孩子在周围跑闹、玩耍的时候，要用手护住自己的肚子，并尽快远离他们。

3 坐公交的时候，让乘务员找座位坐，不要不好意思开口，以免急刹车令自己摔倒。

4 做家务的时候不要弯腰，捡东西的时候也要水平蹲下。

5 一旦腹部受到撞击，要先躺下来休息，再根据疼痛感来决定是否要看医生。

♥ 胎教之旅到达高峰

从现在开始，胎教的内容就要针对宝宝性格、气质、智力的培养开始着手了。准妈妈要时刻记住，在子宫内的胎宝宝，现在已经是个能听、能看、有各种感觉的小生命，对于外界的各种刺激十分好奇、敏感，并能做出多种反应，从而具备了接受"教育"的基础。

如果准妈妈能抓住时机，通过一些恰当方法给予宝宝良性的刺激，不仅可促进他各种感觉器官和大脑发育，还有利于今后形成聪慧的头脑及优雅的气质。因此，一定要抓住这"天赐良机"，对胎宝宝进行环境、音乐、语言、抚摸、情绪、运动、营养等形式多样化的胎教。

♥ 职场准妈妈注意休产假

此时，如果准妈妈仍然坚持工作，那么就一定要注意，如果是案头工作，可以不必丢弃，每天不要过度工作即可，直到分娩前期再开始休产假都可以，这不会影响宝宝的发育。但如果是劳动强度较大的工作，如售货员、厨师、警察、服务员、医生、护士等，工作不要超过第 28 周，并且现在开始要注意休息。有些具有伤害的工作，比如那些需要拉、推、爬的工作或是弯腰等动作的工作，准妈妈应该在第 20 周之后休假。

小贴士：为什么一天下来总是感觉下腹疼痛？

一天的活动之后，准妈妈也许发现下腹部会有难以言明的疼痛感，甚至可能会延伸到腹股沟，或是在腹部一侧或两侧有刺痛感，不要担心，这是由于子宫增大，导致支撑它的肌肉和韧带拉伸而引起的疼痛。

准妈妈饮食宜忌

♥ 预防便秘吃什么

应该多摄取的食物	举例
膳食纤维多的食物	粗粮、各种绿叶蔬菜等
润肠作用的食物	韭菜、芹菜、海带等
水分多的食物	雪梨等富含水分的水果
促进肠蠕动的食物	蜂蜜、香蕉、芋头等
富含有机酸的食物	酸奶
富含脂肪酸的食物	松子仁、黑芝麻、瓜子仁等
含有维生素B_1的食物	粗粮、谷物等

预防便秘的饮食好习惯

1 保证每天都吃一些富含膳食纤维的食物，包括麦片、全麦面包、新鲜水果蔬菜等。

2 每天要保证吃早餐，喝足量的水，每天至少要喝6~8杯。每天喝杯果汁也能有所帮助，特别是西梅汁，对孕期便秘的效果比较好。

3 经常锻炼，散步和孕妇瑜伽等运动能缓解便秘，而且会让准妈妈感觉更加愉悦。

4 要有规律的生活习惯，不要熬夜。

5 每日定时排便1次，有条件者使用坐式马桶，以减轻下腹部血液的淤滞和痔疮的形成。

6 睡觉时应尽量采取左侧卧位，以减轻子宫对直肠的压迫。

♥ 准妈妈要保证吃早餐

准妈妈比正常人体质弱一些，如果不吃早餐很容易引起低血糖，严重的会引起晕厥。有句话说："早上要吃得像皇帝，中午吃得像平民，晚上吃得像乞丐。"虽然有点夸张，但也充分说明早餐的重要性。所以为了自己和宝宝的健康，不愿吃早餐的准妈妈也要坚持吃一些。

早晨，身体对于营养的吸收是有限的，建议早餐以流质食物为主，以少量固体食物为辅。水分的补充很重要，但白开水的营养价值不高，应该适量饮用牛奶。牛奶中含有大量人体需要的钙、蛋白质和维生素，能够满足身体对营养的需要。

提醒：准妈妈早起喝杯早餐牛奶，搭配含有谷物纤维的固体食物，既简单又营养。还可以直接饮用加了谷物的早餐奶，以满足人体所需的膳食纤维和微量元素。

小贴士：配合预防便秘饮食的疗法

1.草药疗法：把用蒲公英或锦葵属植物的叶子做的茶，在沸水里浸泡，每天喝有助于治疗便秘。

2.香薰疗法：在一茶匙基础精油（甜杏仁或葡萄籽油）中加入三四滴甜橙、柠檬、酸橙、柚子、佛手柑类的精油，倒进洗澡水里。

3.指压针灸疗法：具体位置在肚子中部，肚脐下大约3指处（即气海穴）。间歇性按压20~30次，每天重复做几回。

柠檬鲑鱼

材料：鲑鱼 300 克，柠檬 150 克，盐少许。

做法：❶ 将鲑鱼用盐腌渍，放入烧热的锅中，用少许油煎熟。

❷ 食用时淋上柠檬汁即可。

功效：富含脂肪且营养丰富，适合孕妇补充优质不饱和脂肪酸。

花生炖牛肉

材料：牛肉 300 克，花生米 100 克，葱段、姜片、盐各适量，料酒 1 小匙。

做法：❶ 将牛肉洗净，切成 1 寸见方的块，略加汆烫后沥干水，再放入沙锅中，加适量葱段、姜片，加水没过牛肉，大火炖煮。

❷ 将花生米用开水泡 3 分钟，剥皮洗净，待牛肉汤烧开后，撇去浮沫，将花生投入牛肉中，然后加入 1 勺料酒，改小火炖至牛肉酥烂。

❸ 最后，将葱段、姜片拣出，加入盐即可。

功效：花生、牛肉含铁量都较高，是准妈妈补铁的好选择。

竹笋蘑菇炖豆腐

材料：豆腐 (南) 500 克，竹笋 25 克，蘑菇 (鲜蘑) 50 克，大葱、姜、香油、酱油各适量。

做法：❶ 嫩豆腐切成小块，放入冷水锅内，用旺火煮至豆腐起空 (豆腐四周能见小洞) 时去掉水。

❷ 将竹笋去老皮，切成指甲片，蘑菇切成小块；葱、姜切成末。

❸ 起锅下油烧到五成热时，放入竹笋片炸约 4 分钟，呈金黄色时捞起。

❹ 锅内倒入水，再将豆腐、竹笋片、鲜蘑、酱油、盐、姜末放入 (汤汁以淹没豆腐为准)，移放到小火上炖到 20 分钟，放香油、葱末后即可装盘。

功效：豆腐的蛋白质含量丰富，而且豆腐蛋白属完全蛋白，不仅含有人体必需的 8 种氨基酸，而且比例也接近人体需要，营养价值较高。这道菜是孕期的一款非常好的、能补充孕妇身体蛋白质的食谱。

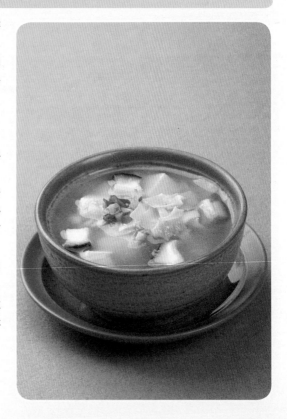

准妈妈生活宜忌

♥ 准妈妈逛街的安全准则

一双好鞋，孕期逛街不怕累

鞋类尺码应依脚长而定，约比脚长多出 10 毫米，选择圆头且肥度较宽、鞋面材质较软的。鞋型选择上，以粘贴带式较佳；其次可以选择有松紧带或可调整宽度的款式；鞋跟高度以 1~3 厘米为佳。

夏天防晒冬天保暖

夏天：紫外线易穿透皮肤表层，对肌肤造成伤害，所以一定要选择无刺激性的天然防晒品保护好皮肤，最好能穿上透气的长袖（丝绸、纱制的衣服都很凉快）。

冬天：选择长一些的针织衣（最好长至臀部），以及在腰、腹、膝盖都有加厚设计的衣裤。倘若准妈妈的腹部着凉，盆腔就容易发生血液淤滞，有可能导致早产。在服装款式的选择方面，最好以舒适、宽大为原则，而且腹部、腰部及裤腿处都避免有带子和装饰。

准妈妈逛街四不要

1 不要选择人流高峰期逛街。

2 不要走路过多，行走速度不宜过快。

3 购物时间不宜过久，每次逛街最好不要超过 2 小时。尤其是在一些封闭的商场或娱乐场所不要久留。要注意呼吸新鲜空气，及时补充身体所需的氧气。

4 不要在气候恶劣时上街，特别是在流感和其他传染病流行时，因为准妈妈抵抗力比较弱，易传染上各种疾病。也不要到人群拥挤、密集的地方去。

♥ 做家务的注意事项

此时，准妈妈的身体相对来说还算活动自如，平时做一些简单的家务可以帮助不爱运动的准妈妈运动，但一定不要做强度较大的家务，如清洁浴室、站高晾晒衣服、提重物等。除此之外，还应做到：

1 客厅擦地、拖地时，最好使用不需要弯腰的器具，打扫时要避免蹲下或跪在地上。可以用吸尘器来代替扫把，站立式吸尘器能根据使用者高度来调整长短，很省力。如果喜欢使用拖布，最好用拖把杆长度介于胸部与颈部之间的长柄式。

2 做家务时，千万不要过度屈膝或过度伸展。

3 一般家庭卧室中床的高度对于准妈妈来说太低，可以采用下蹲姿势铺床单，两脚叉开与肩同宽、膝盖弯曲、重心往后，保证不会因为腹部太大而前倾。

4 晒衣服时踮起脚尖来够衣架会很危险，最好使用可以升降的晾衣架，使用方便、安全。

5 倒垃圾时不宜提过重的东西，提东西时，以两肩没有费力提拉的感觉为佳。

6 避免使用化学清洁剂清除厨房墙壁、器皿上的油烟，可以采用类似锡箔纸的墙贴贴到墙上，只需要撕掉纸，也能轻松方便地达到清洁墙壁效果。

7 衣物的清洗、折叠和归置，是一项虽简单却极繁琐的家务事，折叠衣物时，谨记"能坐就不站，能靠就不坐"的原则。

情绪胎教

♥ 回忆法，帮助放飞忧郁

当准妈妈情绪低落时，准爸爸可能试了很多方法都没有作用，这时候不妨试试回忆法。回忆总是美好的，一起去当年去过的公园散散步，一起回想一下恋爱时的美好情景，彼此讲讲对方的故事，都是令准妈妈忘记愁烦的方法，如果再放上一首老歌，准爸爸就可以邀请妻子跳一支舞了，相信烦心事和担忧通通都会被赶跑的。

歌曲推荐：《知心爱人》《嫁给我你会幸福的》《如歌的行板》（有席慕蓉同名诗歌，可一起欣赏）《爱的欢乐》《美丽的罗斯马林》等。

给准爸爸的温馨提示：

当准爸爸温柔地对准妈妈唱着让人感动的歌曲，并对她说出有多么爱她和宝宝，相信准妈妈一定会非常感动，还会顾得上情绪低落吗？彼此诉说一下衷肠，回忆一下当年的美好时光，依偎在一起看看日落，在公园的小径静静地散步，这是多么温暖的事情，准爸爸绝对不要放过这个机会。

经典歌词欣赏	
《知心爱人》	不管是现在/还是在遥远的未来/我们彼此都保护好今天的爱/不管风雨再不再来……
《嫁给我你会幸福的》	还记得那天晚上/你依偎在我肩膀/数着满天星星和一轮月光/手指的方向是织女和牛郎/你说他们是我们的好榜样……
《浪花一朵朵》	时光匆匆匆匆流走/也也也不回头/美女变成老太婆/哎呀那那个时候/我我我我也也/已经是个糟老头……
《另一个天堂》	是你带我找到另一个天堂/远比想象中更美/我们怀抱里的这一个天堂/每一个梦想/有无限的快乐……

♥ 郊外旅行，让你有个好心情

在风和日丽的日子，准爸妈带着宝宝一起到郊外做一次短途旅行，能让准妈妈的心情彻底放松。而此时胎宝宝的触觉、听觉、情感体验的能力增加，对环境变化的体验会更敏感，能有效地促进他的成长。

户外运动，不要登险峻的高山，不要走坎坷的路，也不要进入冰凉的河流、溪水中去，更不要参加惊险刺激的探险项目，最适合的还是散步、欣赏户外风景等平和的活动。

一旦身处大自然中，准妈妈最好把其他杂事都抛在脑后，这样才能全心全意地投入到美丽的风景、清新的空气、悦耳的鸟鸣和醉人的花香中，并认真感受、体验这美好的一切。在大自然的怀抱中，准妈妈也不要忘了和胎宝宝交流，把自己看到的、听到的、闻到的都详细地描述一下，比如可以说："花儿好漂亮啊，五颜六色的。""阳光真暖和，很舒服呀。""草地生机盎然，一片片绿色真好闻！""现在夕阳变成橘红色了，把天空染得金灿灿的！"

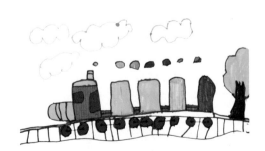

胎宝宝进入大脑发育成熟期

宝宝周周看

　　本周结束后，胎宝宝的听力已经形成，他可以听到妈妈发出的有些变形的说话声、强有力的心跳声和准妈妈肠胃蠕动时发出的咕噜咕噜的声音。一些大的噪声胎宝宝也能听到，比如吸尘器发出的声音、开得很大的音响声、邻家装修时的电钻声，这些声音都会使胎宝宝躁动不安。除了听力有所发展外，此时胎宝宝的呼吸系统趋于完善，还在不断吞咽羊水，但是通常不会排出大便。

　　本周，胎宝宝肺部的血管更加丰富，呼吸树逐渐繁茂，而负责分泌表面活性物质的肺泡细胞也在形成，从而呼吸功能越来越完善。这时候胎宝宝会咳嗽了，准妈妈能感觉到这咳嗽的动静像敲打一样。另外，胎宝宝的大脑发育进入了成熟期，大脑内部数百万神经细胞正在发育，数目已经接近成人，并且连接成形。神经鞘也已经形成，神经有了保护。因而大脑功能也有了进一步发展，逐渐对各种感官传递来的信号都有了意识，能够区别苦、甜的味道。

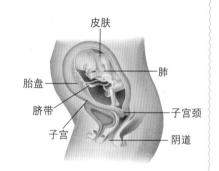

皮肤　肺　胎盘　脐带　子宫颈　子宫　阴道

　　胎宝宝现在身长 25~30 厘米，体重约 550 克。开始充满准妈妈的整个子宫，此时身体的比例开始匀称。

准妈妈身体变化

　　准妈妈的腹围更大了；脸上的妊娠斑可能更加明显，面积也有所扩展；腹部妊娠纹颜色也有加重。另外，体态渐渐会发生变化：脊椎向后仰、身体重心向前移。因为此时准妈妈对自己身体的变化还不太习惯，容易出现倾倒，在坐下或站起时常感到有些吃力，腰部和背部容易疲劳，时常觉得腰酸背疼、下半身很累，所以要多多注意休息。

　　有时候，准妈妈可能还会觉得眼睛对光线敏感，而且又干又涩，这是一种孕中期正常反应。为了减轻不适，可以在医生的指导下使用人工泪液滴眼剂，增加眼睛的湿润度。

　　提醒：胎宝宝的大脑有了意识，准妈妈可以多给他一些锻炼。各种胎教都要坚持不懈地进行，以便促进他大脑的快速发育。

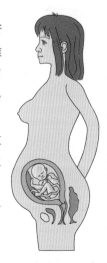

第24周特别提醒

♥ 本周做第四次正式产检

怀孕前几个月，准妈妈一般问题较少，自我监护的项目甚至可以代替产检的项目。但是随着预产期的临近，妇产医生的经验就要发挥作用了。而且医生还会做一些自我监护无法完成的项目，比如骨盆测量等。从现在开始，要重视产前的例行检查。这次产检需要做如下检查。

1 一般检查
测体重、血压，数脉搏、听心肺等，检查有无贫血，检查下肢有无水肿。通过心电图检查准妈妈的心脏功能。

2 B超检查
通过B超检查，可以了解胎位是否正常、胎宝宝的发育情况，必要时可以了解胎宝宝的性别。还可以诊断是否属于前置胎盘。

3 妇科检查
通过测量腹围和宫高，检查胎位、胎心，估计胎宝宝的大小。

4 血常规检查
主要是检查准妈妈是否有贫血或其他病变。

♥ 选择准妈妈专用内衣裤

为使自己在怀孕过程中享受最大的舒适感，这时候应该要换穿专门为孕妇设计、舒适及合身的内衣裤，以符合怀孕期间全身的变化。这样不但关系着准妈妈的生理发展，对产后身材恢复有所帮助，最重要的是保持准妈妈舒服愉快的心情，宝宝会更健康。

1 选用富弹性的棉质布料，罩杯尺码可增大，适合变化中的体形。

2 后幅的三个活动扣钩设计，方便因体形的变化，而将尺码做适当的调整。

3 孕中期开始，应穿着一些高腰、可把整个肚子包住的孕妇内裤。同时选择内裤的质料应以棉质为主，以防皮肤敏感。

4 孕晚期，腹壁扩张，变大的子宫会往前倾而使肚子更凸起，增加腰部及脊柱的负担，准妈妈应选择一些具有加强承托腹部功能的内裤或束裤。

♥ 容易出现皮肤瘙痒症

大部分的准妈妈在孕中、晚期，因为肌肤逐渐伸展会导致腹部的肌肤瘙痒。这种情况大可不必紧张，主要是由于腹壁过度伸展，出现妊娠纹，以及腹壁的感觉神经末梢受到刺激的缘故。症状轻微，一般无需特殊治疗。日常生活中需注意不要用热水、肥皂水擦洗，少吃辣椒、韭菜、大蒜等刺激性食物，尽量不要抓挠，避免再刺激而加剧痒感。多吃新鲜的蔬菜和水果，保持心情舒畅及排泄通畅。如果能使用一些质量较好的妊娠按摩霜，滋润腹部肌肤，抵抗过度的肌肤伸张，同时轻轻按摩就更好了。

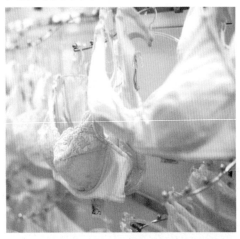

孕妇胸罩在设计上更符合准妈妈的胸型变化。

准妈妈饮食宜忌

♥ 细分食物的吃法

主食掺着吃：米、面不要过精，以粗粮为宜，将米、面、杂粮、干豆类掺杂食用，粗细搭配，才有利于获得全面的营养和提高蛋白质的营养价值。

粗纤维食物要多吃：不断长大的宝宝会压迫准妈妈的胃，引起胃部灼热，导致便秘。所以要多吃一些润肠通便的食品，如各种粗粮、蔬菜、黑芝麻、香蕉、蜂蜜等。也应该注意适当运动，以促进肠蠕动，利于消化。

多吃绿色蔬菜：应多吃绿叶蔬菜或其他有色蔬菜，膳食中绿叶蔬菜应该占 2/3 左右；鲜豆类食物，如毛豆、四季豆等蛋白质含量丰富，并且含铁，吸收率较好，也可选用。

水果选含维生素 C 的：柑橘、枣等含丰富维生素 C 的水果是不错的选择。

动物肉类选含蛋白质高的：尽量选择蛋白质含量高而脂肪含量低的品种，肉、畜、禽的肝脏含有丰富的维生素 A 和铁，孕中期和晚期应该适量食用；禽肉脂肪含量低、肉质细嫩、蛋白质含量丰富，鸡肉炖汤味道鲜美，有刺激消化液分泌的作用，也非常适合准妈妈食用。

鱼肉要常吃：鱼肉纤维细嫩，蛋白质含量丰富，脂肪以不饱和脂肪酸为主，含有丰富的维生素 B_2、锌及硒，尤其是深海鱼类，脂肪中含有丰富的 DHA，对宝宝脑和神经的发育十分有益，准妈妈要常吃。

蛋奶食物不可忘：蛋奶类中的脂肪熔点低、颗粒细小，易于消化吸收，是膳食中钙的良好来源，可以为准妈妈供丰富的钙。

♥ 过冷的食物要节制

这时，肠胃对冷的刺激非常敏感，吃冷的食物会使胃肠血管突然收缩，胃液分泌减少，消化功能降低，从而引起食欲缺乏、腹泻，甚至出现剧烈腹痛现象。另外，孕中、晚期，准妈妈的鼻、咽、气管等呼吸道黏膜往往充血并伴有水肿，如果贪食冷食，充血的血管会突然收缩，血液减少，可致局部抵抗力降低，使潜伏在咽喉、气官、鼻腔、口腔里的细菌与病毒乘虚而入，引起嗓子痛哑、咳嗽、头痛等症状。因此，吃过冷的食物一定要有所节制。

♥ 预防黄褐斑怎么吃

怀孕前，准妈妈的皮肤可能保持得非常好，但是在孕期里，昔日的靓丽肌肤被难看的黄褐斑困扰着。原因是，孕中期和孕晚期皮肤变得敏感，对紫外线抵抗力减弱，皮肤轻易被晒黑，面孔出现黄褐斑，额头和双颊出现蜘蛛斑。虽然这些症状在产后会不同程度地减轻，但在孕期还是要不间断采取一些必要的保护措施。

1 不吃辛辣、刺激、过咸的食物，不吃经油炸、烧烤后的食物。

2 不在阳光下暴晒，夏日阳光强烈的时候要进入凉爽的环境避暑。

3 冬天要注意防冻防裂，擦一些天然的护肤品，要经过医生的指导来进行选择。

4 注意给肌肤补充水分，用矿泉水就可以，可每天早晚在手心沾一些，均匀地拍进皮肤。

5 喝蜂蜜水，还可加一些维生素 C、维生素 E 在里面，有护肤美容、养颜抗衰老的作用。

莲子百合甜汤

材料：鲜百合 100 克，去心干莲子 20 粒左右，枸杞子 30 粒左右，蜂蜜 30 毫升，玫瑰酱 1 勺。

做法：❶ 鲜百合掰开，洗净后控干；莲子洗净，用温水泡软；枸杞子洗净，用清水浸泡备用。

❷ 砂锅内加清水，开火，下入莲子，水开后转小火，盖盖，将莲子煮 15~20 分钟。

❸ 莲子煮软后下入鲜百合和泡好的枸杞子，盖上锅盖再煮 5 分钟关火，将百合莲子连同汤汁一起盛出。

❹ 晾至温热后加入蜂蜜和玫瑰酱，搅拌均匀即可。

功效：此汤甜润可口，是养阴安胎、生津润肠的好汤。但由于含蔗糖较多，体重增加过多的妈妈不适合食用。

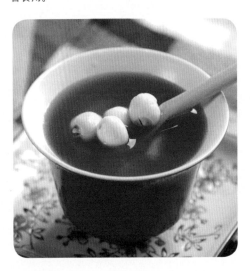

番茄蒸蛋

材料：番茄 2 个，鸡蛋 2~3 个，盐适量。

做法：❶ 番茄去皮切丁，急火快炒 5 秒钟。

❷ 鸡蛋打散、调味、加水，小火蒸至七成熟时加番茄丁，继续蒸熟即可。

功效：口感嫩滑，美味可口，可补充多种营养元素。

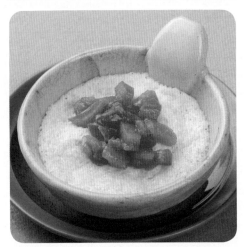

银耳红枣汤

材料：银耳 5 克，红枣 10 枚，冰糖 25 克。

做法：❶ 将银耳用清水泡发 12 小时，置碗中。

❷ 加入红枣、冰糖、适量水，隔水蒸 1 个小时，每天早晨空腹使用。

功效：补血、润肠、通便。

莴笋肉片

材料：莴笋 300 克，猪瘦肉 150 克，酱油少许，盐、醋、蛋清、淀粉、水淀粉、葱段、姜片各适量。

做法：❶ 将莴笋去皮，择洗干净，切成薄片；猪瘦肉洗净，切片，盛放在碗内，加入盐、酱油和蛋清一起搅拌，然后加适量淀粉抓匀上浆。

❷ 锅中油烧至八成热，爆香葱段和姜片，再加入猪瘦肉片翻炒。

❸ 然后放入莴笋、酱油、醋、盐一起翻炒，快熟时，加少许水淀粉勾芡，翻炒均匀即可。

功效：有助于提高准妈妈的睡眠质量。

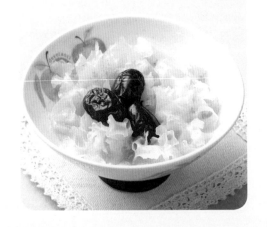

准妈妈生活宜忌

♥ 准爸爸给准妈妈做些轻松的按摩

脊柱按摩：准妈妈侧躺在床上或是地上（铺上垫子）；让准爸爸用两手在自己的背部沿着脊柱由上而下地滑动；注意力道应适中，太强的力道会使准妈妈有肌肉紧张感，太弱又会使准妈妈感到酥痒。

腹部按摩：盘腿坐在地上或是垫子上；让准爸爸坐在准妈妈身后，将手放在准妈妈的腹部，轻轻地绕着腹部画圆，用手指做腹部按摩。

准爸爸给准妈妈穴位按摩，可缓解身体酸疼感

1 揉法

准爸爸手指处于自然半屈状态，掌指关节放在准妈妈需要按摩的部位上，肘关节微微屈曲，腕关节进行往返旋转活动，连续不断。动作保持均匀协调，要尽量避免来回摩擦或者跳动，揉法的接触面积较广、施加的压力较大，适用于肌肉较为丰厚的肩、背、臀等部位。

2 揉捻法

让准爸爸用指腹在准妈妈需要按摩治疗的部位做均匀和缓的揉捻动作，适用于腰、背等肌肉面积较大的部位。

3 手指按压法

让准爸爸用拇指指尖或指关节在准妈妈需要按摩的特定部位进行按压，手要保持握空拳状，拇指要紧贴在食指的外侧，避免由于用力过度而导致指关节扭伤。力量要逐渐由小到大，并在按压部位进行震颤，可用于全身各部位和穴位的按摩。

♥ 如何应对孕期不良情绪

应对孕期不良情绪应做到：

1 消除恐惧与担忧心理：看一些有关孕产与分娩方面的书，不要捕风捉影，要相信产前检查，学会调控情绪。

2 正确对待得失关系：这里的"失"主要表现在准妈妈开始失去一些和外界联系的机会，如不能和老公一起参加聚会，与好友的感情淡化，感到孤单等。但这也正是准妈妈为一个小生命必须付出的，有付出才会有所得。及时提醒自己采取转移烦恼、宣泄积郁、积极社交等方式，保持一种平和恬静的心态。

3 要求老公的陪伴：孕期准爸爸会一边关注事业，一边关注家庭。这个时候，准妈妈可要求他做出一些调整，告诉他自己真正所需要的是他的陪伴和关心。

♥ 孩子生后谁来带，做个规划

时期	0~3岁	4~6岁	7岁以上
月子期	爸爸全权负责，妈妈从旁帮忙、指挥	—	—
工作日	工作不忙的一方多带；如果双方都忙，可请长辈来带，有条件的可以请育儿嫂	将宝宝送入幼儿园，按时接送	孩子已经具备自理能力，也到了上学的年龄，白天由学校和老师负责，放学后要督促孩子写作业、养成良好的生活习惯
周末、节假日	一起带宝宝，增加亲子时间	与长辈一起聚会，三代同堂，其乐融融	出外游玩、开阔视野

美育胎教

● 妈妈讲故事，传递健康、乐观的信息

本周的胎教主要是让胎宝宝明白一些健康、乐观的人生道理，准妈妈要通过讲寓言故事的方法，来将深奥的大道理化繁为简传进宝宝的小脑袋里面去。

无知的麻雀

在寒冷多风的冬日里，植物园里一只行动迟缓的蜗牛，正一步步慢慢地爬上苹果树，附近树上的麻雀很好奇地围了过来，着实嘲笑了它一番，其中一只麻雀飞过去对它说："嘿，傻家伙，你不知道这树上已经没有苹果了吗？干吗还拼命往上爬？"蜗牛并没有停下它的步伐，边爬边说："等我到了之后就会有的。"

寓意：勤能补拙，坚定、自信地前进，就能收获成功。

自作自受的乌鸦

宙斯想要为鸟类立一个王，指定一个日期，要求众鸟全都按时出席，以便选它们之中最美丽的为王，众鸟都跑到河里去梳洗打扮，乌鸦知道自己没一处漂亮，便来到河边，捡起众鸟脱落下的羽毛，小心翼翼地全插在自己身上，再用胶粘住，指定的日期到了，所有的鸟都一齐来到宙斯面前，宙斯一眼就看见花花绿绿的乌鸦，在众鸟之中显得格外漂亮，准备立它为王，众鸟十分气愤，纷纷从乌鸦身上拔下本属于自己的羽毛，于是乌鸦身上美丽的羽毛一下全没了，又变成一只丑陋的、黑漆漆的乌鸦了。

寓意：借助别人的东西可以得到美的假象，但那本不属于自己的东西被剥离时，就会原形毕露。

老鼠报恩

狮子睡着了，有只老鼠跳到了他身上，狮子猛然站起来，把它抓住，准备吃掉，老鼠求狮子饶命，并承诺如果放过它，必将报恩，狮子轻蔑地笑了笑，根本不相信，但是由于自己还不饿，便把它放走了。

不久，狮子真的被老鼠救了性命，原来狮子被一个猎人抓获，并用绳索把它捆在一棵树上，老鼠听到了它的哀嚎，走过去咬断绳索，放走了狮子，并说："你当时嘲笑我，不相信能得到我的报答，现在可清楚了吧，老鼠也能报恩。"

寓意：时运交替变更，强者也会有需要弱者的时候，留一条后路给他人，多一个机会给自己。

● 好听的胎教故事有哪些

除了上面的寓言故事外，还有很多好听的胎教故事，准妈妈不妨上网搜一搜，打印出来。

童话故事	《小红帽》《睡美人》《木偶匹诺曹》《白雪公主》《仙德瑞拉》等
趣味故事	《狒狒的雨伞》《最大的财富》《小绿灯》《小虫和大船》《司马光砸缸》《小蝌蚪找妈妈》《青蛙王子》等
成语故事	《孔融让梨》《叶公好龙》《滥竽充数》《井底之蛙》等
寓言故事	《狐狸和乌鸦》《猴子捞月亮》《乌鸦喝水》等

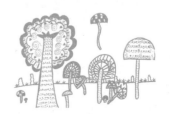

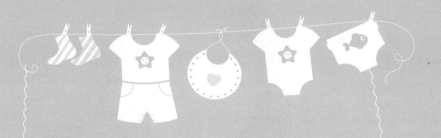

诗歌欣赏：妈妈不要害怕

妈妈 你不要害怕

你不是希望我是个勇敢的娃娃

勇敢的娃娃

该有个勇敢的妈妈

只要想到我

你就不会害怕

是呀 你不用害怕

我一定是个勇敢的娃娃

勇敢的娃娃

就该有个勇敢的妈妈

娃娃陪着你

妈妈就不害怕

爸爸为我听胎心音

爸爸的耳朵好本领

认真细心地听呀听

听完笑呵呵

越听越高兴

爸爸请你告诉妈妈

我一切正常可放心

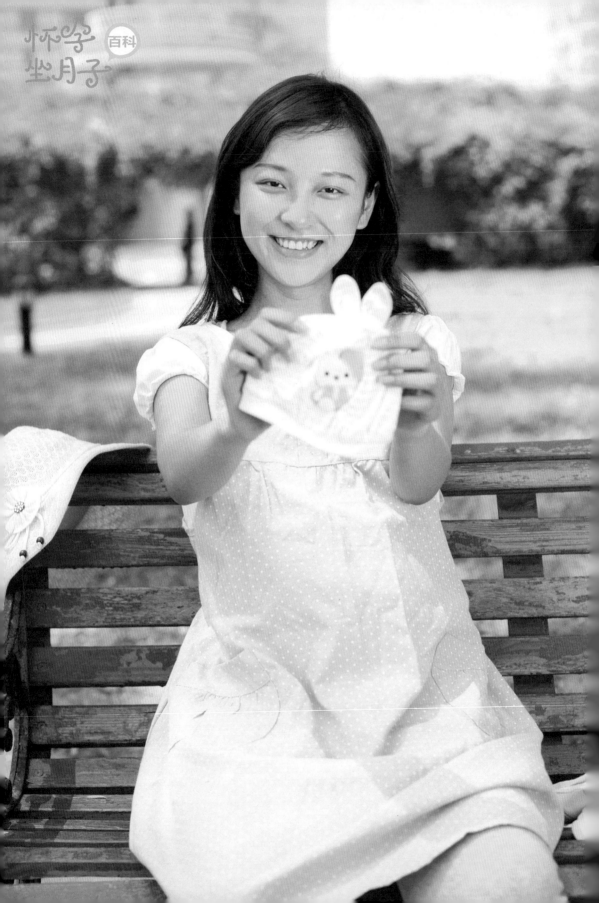

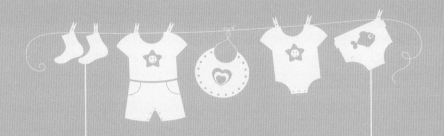

怀孕第7月

（25~28周）

胎宝宝快速长大了

美好的"一天天"已经到来

日子一天天过去

宝贝一天天成熟

生活一天天美满

生命一天天精彩

人生变得灿烂

旅程也变得充满期待

胎宝宝的肺越来越结实了

宝宝周周看

孕 25 周，胎宝宝的大脑发育又进入一个高峰期。在接下来的一个月中，他的大脑沟回会逐渐增多，脑皮质面积也会逐渐增大，几乎接近成人。因此，胎宝宝的意识越来越清晰，对外界的各种刺激也越来越敏感，外界的任何动静都有可能引起胎宝宝的反应，此时给予良好的胎教十分有益。另外，从 B 超来看，胎宝宝的运动能力增强，因而准妈妈会感觉胎动的次数明显有增加。

此时，胎宝宝皮肤很薄而且有不少皱纹，几乎没有皮下脂肪，全身覆盖着一层细细的绒毛，样子像个小老头，但身体比例已较为匀称，在准妈妈的子宫中胎宝宝已经占据了相当多的空间，开始充满整个子宫。同时，胎宝宝的头发质地和颜色都有所表现，不再像以前一样完全没有特色，而且仍然可以伸胳膊、踢腿、翻身或者滚动。

本周，胎宝宝体重稳定增加，与上周相比又长了很多，有 600~700 克了，身长则有 30~34 厘米。

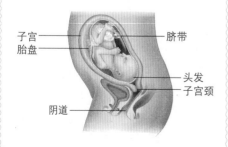

子宫
胎盘
脐带
头发
子宫颈
阴道

准妈妈身体变化

在孕 7 月，准妈妈的身体仍会有一些小毛病，如皮肤瘙痒、腰腿酸痛、小腿抽筋、失眠、静脉曲张等。现在准妈妈可能会感到有些疲惫，由于胎宝宝的增大，腹部越来越沉重，腰腿痛因而更加明显。另外，准妈妈会发现肚子上、乳房上会出现一些暗红色的妊娠纹，脸上的妊娠斑也明显起来。有的时候还会觉得眼睛发干、发涩、怕光，这些都是正常现象，不必过于担心。

本周，该是准妈妈预防妊娠糖尿病的时候了，对于已经出现尿糖阳性的孕妇来说，也不要过分紧张，应在医生的指导下，适当控制饮食，并加强对胎宝宝的监护。

需要引起注意的是脱发问题，如果准妈妈只是少量的脱发，可以不必在意；如果是大量的脱发，可能是贫血或营养不足引起的，要给予足够的重视，应及时就医。

小贴士：双胞胎的形成类型

由一个受精卵在囊胚期分成两个内细胞群，发育成两个胎宝宝，被称为同卵双胞胎，这种分裂产生的双胞胎具有相同的遗传特征，因此性别相同，性格和容貌十分相似。由两个卵细胞同时受精，并发育长大成两个胎宝宝，被称为异卵双胞胎，性别、血型可以相同也可以不同，具有不同的遗传特性，性格和容貌的相似性逊于前者。

第25周特别提醒

♥ 别忘了妊娠糖尿病筛查

什么时间做最好	正常妊娠而无高危因素的孕妇应在孕24~28周进行筛查，而高危因素人群首诊时就应接受筛查，如第一次筛查正常，应在孕32周复查
检查前要空腹	准妈妈在做孕期糖尿病筛查（简称糖筛）的前几天，要控制糖分和水果的摄入量，检查当天要空腹，早晨不能吃东西、喝水，因为要查空腹血糖
糖筛方法	将50克葡萄糖溶于200毫升水中，5分钟内喝完；喝下葡萄糖水1小时后，进行抽血；若检验结果血液中血糖浓度大于或等于7.8毫摩尔/升，为阳性，则必须安排第二阶段的检查
第二阶段检查方法	空腹8~12小时后抽血查空腹血糖值，正常标准值为5.1毫摩尔/升；将75克葡萄糖溶于200毫升水中，5分钟内喝完，喝完后1小时、2小时、3小时小时分别抽一次血查血糖，标准值分别为1小时后10毫摩尔/升，2小时后8.5毫摩尔/升，3小时后6.7毫摩尔/升，以上检测的血糖数值中，若有任何一项测量值超过标准，则可诊断为妊娠糖尿病
患妊娠糖尿病的注意	妊娠糖尿病可以通过饮食来改善，如果饮食控制达不到目标，还可以通过注射胰岛素控制病情，所以不要为此太过紧张，另外，多数妊娠糖尿病会在分娩后自行痊愈。只是有一点需要注意，患妊娠糖尿病的准妈妈在产后5年内患糖尿病的概率很高，需要密切注意，做到定期体检

♥ 注意房内通风，不让病毒乘虚而入

孕期病毒的入侵对宝宝危害很大，有的病毒，如麻疹、弓形体病等还能通过胎盘感染宝宝，所以注意房内通风很重要。孕期准妈妈住的房间要做好通风透气的工作，既要做到空气质量好，又要注意保温防晒，这件事情要交给准爸爸，尽量做到：

1 晨起后、晚睡前，打开门窗通风半小时。据调查，在空气不流通的室内，空气中的病毒细菌飞沫可飘浮30多个小时，如果常开门窗换气，则污浊空气可随时飘走，而且室内也得到充足的光线，各种病毒、病菌也难以滋生与繁殖。

2 做好室内空气的保湿和净化工作。冬季室内空气湿度普遍偏低，可用地面洒水、加湿器加湿的方法，提高空气湿度，减小细菌和病毒吸附人体的概率，保护准妈妈和宝宝不受病原体的攻击。

3 在医生指导下定期进行物理消毒。如低臭氧紫外线灯消毒或食醋熏蒸等方法。

小贴士：高危妊娠有哪些?

高危因素包括：高龄（年龄超过35岁）、身材矮小（身高矮于1.59米）、孕前体重过重或孕后增重严重超标、孕前有糖尿病、有糖尿病家族史、孕前有高血压病、甲亢、心脏病等可能对怀孕和分娩造成影响的疾病，以前生育过超过4千克的巨大儿、妊娠高血压疾病或有既往有不良妊娠史等。

准妈妈饮食宜忌

♥ 准妈妈要多吃补脑食物

营养名称	食物种类	作用
脂肪	豆油、花生油、菜籽油等植物性油脂及各种肉类所含的动物性脂肪	构成脑组织的重要营养物质
蛋白质	瘦肉、蛋、牛奶、乳类、豆类、谷类、花生、核桃、瓜子等	对生命物质结构、功能和大脑发育起着重要作用
维生素C	樱桃、猕猴桃、草莓、柠檬、西蓝花、番茄、苦瓜等	在脑发育期起到提高脑功能敏锐的作用
钙质	牛奶、乳酪、绿色蔬菜、大豆、芝麻等	保证大脑工作以及抑制脑部产生的异常兴奋，使脑细胞避免有害刺激
B族维生素	芦笋、杏仁、瘦肉、蛋、鸡肉、花生、牛奶、麦片、燕麦、玉米、菠菜等	通过帮助蛋白质代谢而促进脑活动
维生素A	动物肝脏及鱼类和海产品，如鲫鱼、鳝鱼、鱿鱼、蛤蜊等	促进脑组织发育的重要物质，缺少可使智力低下，但也不可过量，每周1~2次即可

♥ 摄入充足的维生素

补充维生素 B_{12}、维生素 C、维生素 A

维生素 B_{12} 有促进红细胞的发育和成熟，防止贫血等许多重要作用。维生素 C 可促进人体内胶原蛋白的形成，强健皮肤、关节和骨骼，增强人体免疫力。维生素 A 是促进宝宝大脑发育必不可少的物质。含维生素 B_{12} 的食物有动物肝肾、牛肉、青鱼、虾、鸡蛋等；含维生素 C 的食物有新鲜果蔬、鱼肝油、奶制品等；含维生素 A 的食物有动物肝脏及鱼类和海产品。

补充维生素 D、维生素 E、维生素 B_6

维生素 D、维生素 E、维生素 B_6 都是准妈妈要重视的营养素。维生素 D 可帮助钙的吸收，可适量吃海鱼、动物肝脏、蛋黄和瘦肉等补充；维生素 E 可促进人体新陈代谢，良好的食物来源有麦胚油、棉籽油、大豆油、花生油及芝麻油；而维生素 B_6 缺乏会引起脂溢性皮炎、舌炎、神经系统功能障碍等，可适量进食鸡肉鱼肉、豆类、蛋黄、水果和蔬菜等来补充；还有其他的含 B 族维生素的食物都要适当多吃。

♥ 准妈妈防止食欲旺盛的方法

饮食多样化：食物的种类要多，量要少，保证蛋白质、碳水化合物、脂肪和微量元素的摄入。这样做，既能保证营养全面，又可避免对某种食物的过度偏爱。

细嚼慢咽：细嚼慢咽不仅对肠胃好，而且还能减少进食量，不易发胖，也能促进食物更好地消化。

灵活加餐：准妈妈没到饭点就饿了，可以随时加餐，按需补充，但是种类要多样化，且不能过量，水果、坚果、酸奶、新鲜的蔬菜都可以。

转移视线：把注意力多放在胎教、运动等方面，减少对饮食的关注。

本周营养食谱推荐

酒酿蛋包汤圆

材料：酒酿 1 大匙，无馅汤圆 60 克，鸡蛋 1 个，白糖少许。

做法：❶ 锅中加清水煮滚，放入汤圆，待汤圆煮到上浮时加酒酿，打蛋下锅，再烧滚。

❷ 放白糖，熄火盖盖闷 2 分钟即可。

功效：酒酿是蒸熟的糯米拌上酒药发酵而成的甜米酒，含糖、有机酸、维生素 B_1、维生素 B_2 等，可益气、生津、活血、散结、消肿，对孕妇十分有益。

养生粥精选

粗粮粥

材料：荞麦、燕麦、小米各 50 克，花生 20 克，红枣适量。

做法：❶ 将所有材料淘洗干净，红枣去核，荞麦、燕麦、花生先用水浸泡 2 小时。

❷ 将所有材料放入锅中煮粥，先用大火煮沸，再用小火慢熬至熟烂即可。

生姜红枣粥

材料：生姜 9 克，大米 100 克，红枣 4 颗。

做法：将姜洗净、切碎，大米淘洗干净，红枣洗净、去核。将姜、大米、红枣同煮成粥。

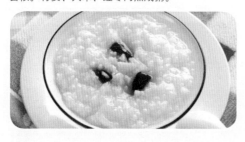

枸杞麦冬粥

材料：枸杞子、麦冬各 30 克，大米 50 克。

做法：将枸杞子、麦冬洗净放入砂锅，加水浸透，煎 20 分钟，去渣，再加入大米煮粥。

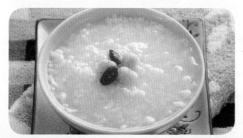

葱白大蒜粥

材料：葱白 20 克，大蒜 10 克，大米适量。

做法：葱白、大蒜洗净切末，大米洗净。将葱末、蒜末、大米放入清水中同煮，熬成粥时即可食用。

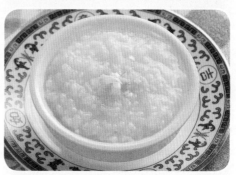

薏米黑豆粥

材料：薏米 60 克，绿豆 30 克，黑豆 30 克，粳米 40 克，白糖 30 克。

做法：❶ 把黑豆、绿豆用温水泡透，薏米、粳米洗净。

❷ 锅内加水，下入黑豆、绿豆烧开，再下入薏米，用小火煮至八成熟，下入粳米继续用小火熬至软烂，加白糖调匀即成。

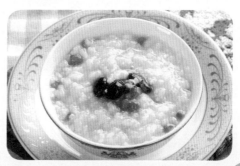

准妈妈生活宜忌

♥ 腹部继续增大，行动要小心

日益增大的子宫，让准妈妈的腹部也一天天沉重起来，所以任何行动都要格外小心，平时走路、上下楼梯、运动都要注意。家务活能不做就尽量别做；逛街、买菜的时候也要选择人流量少的地方；不要在上下班高峰期坐公交车等。准妈妈在一些小事细节上的注意，会给胎宝宝的成长带来更加安全的环境。

♥ 尽情享受别人的关爱

慢慢地，准妈妈会发现，身边的人，无论是家人还是陌生人，都会对自己非常关心。此时，不要觉得不好意思，这是孕妇应该享有的待遇。面对老公的"温柔"和婆婆的"溺爱"，准妈妈不要有压力；遇到有人给自己让座、扶自己过马路、买票不需要排队、帮自己提东西的时候也不要愧疚，尽情享受别人的关爱吧！这是大家对于一个母亲的尊重，对于一个即将诞生的新生命的爱心。

♥ 准妈妈夏日防蚊小窍门

夏天来了，可以穿美美的孕妇装了，可讨厌的蚊子总是无孔不入，这时候准妈妈就要注意防蚊了，不然被蚊子叮咬了难受不说，还容易产生焦虑的情绪，影响胎宝宝。

勤洗澡

勤洗澡能洗掉身上的汗味，使皮肤干净清爽，而且准妈妈洗完澡后身上沐浴露的香味还能防蚊虫呢。

穿浅色衣服

蚊子比较喜欢深色的衣服，比如深蓝色、棕色、黑色等。而浅色的衣服蚊子却不大喜欢，所以准妈妈最好穿浅色的衣服，不仅漂亮，还能防蚊。

搞好室内卫生

家里容易积水的地方一定要打扫干净，比如洗手间、厨房等。那些不易打扫的地方也要清理到，不要放过每一个死角，因为这些都是容易滋生蚊子的地方。垃圾不要乱扔，最好用有盖的垃圾桶。

使用蚊帐

睡觉时使用蚊帐是最好的防蚊方式，既可防蚊又没有任何污染，对准妈妈来说，这是最好的防蚊工具了。在孕期少用蚊香、杀虫剂等，会对宝宝产生不利影响。

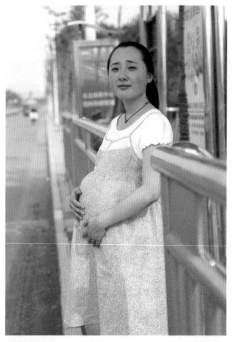

尽情享受自己作为准妈妈的特权。

趣味胎教

♥ 给宝宝讲西游记的故事

大闹天宫的故事

孙悟空是一只神通广大的猴子，因为王母娘娘没有邀请他参加蟠桃宴，而大闹宴席，还将所有仙酒仙菜席卷一空。

玉帝气得咬牙切齿，命二郎神和托塔李天王带领十万天兵天将兴师问罪。就这样，一场激战开始了，孙悟空与武艺高强的二郎神斗了几百回合，不分胜负，最后却遭到太上老君的暗算被擒。

但是无论玉帝用斧砍、火烧、箭射，都损伤不了孙悟空一根汗毛，玉帝又将孙悟空关进太上老君的炼丹炉，没想到把孙悟空炼成了火眼金睛。他跳出丹炉，一路打上灵霄宝殿，所向披靡，玉帝见到只好狼狈奔逃。

教准妈妈对宝宝说话：这就是著名的大闹天宫的故事了，宝宝你喜欢听吗？不如我再讲一个关于孙悟空的故事吧！

三打白骨精的故事

500年后，孙悟空保护师父唐僧去西天取经。唐僧师徒四人一路艰难跋涉，来到宛子山，山中波月洞内住着一只白骨精，她想要吃到唐僧肉以保长生不老，于是幻化成村姑，但被孙悟空识破，后又变成一个老妇人，又被孙悟空识破。

孙悟空两次将妖怪的肉身打死，但唐僧因不识妖怪，反而责怪孙悟空连伤母女二人，胆大妄为。白骨精第三次化身为一个老爷爷，再次来到唐僧面前，孙悟空一眼认出妖怪，为保师傅安全，强忍着紧箍咒的痛苦，将白骨精再次打跑。不想唐僧却因此赶走了孙悟空，孙悟空恳求不成只得只身返回花果山。

随后，唐僧、沙僧中计被擒，八戒侥幸逃出，知道妖怪十分厉害，跑到花果山请孙悟空回来救师父，孙悟空得知师父遭难，毅然与八戒离开花果山，智斗妖怪，救出了唐僧。

♥ 配合音乐胎教增添趣味

主题曲：《一个师父三徒弟》

白龙马蹄儿朝西，驮着唐三藏跟着三徒弟，

西天取经上大路，一走就是几万里。

什么妖魔鬼怪，什么美女画皮，

什么刀山火海，什么陷阱诡计，

都挡不住火眼金睛的如意棒，护送师徒朝西去。

白龙马脖铃儿急，颠簸唐玄奘小跑三兄弟，

西天取经不容易，容易干不成大业绩。

什么魔法狠毒，自有招数神奇，

八十一难拦路，七十二变制敌，

师徒四个斩妖斗魔同心合力，

邪恶打不过正义。

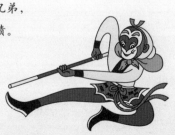

胎宝宝的视觉神经开始发挥作用

宝宝周周看

胎宝宝的身体发育更加充分，为了支撑身体，骨骼也变得更加坚硬，脊椎也越发坚固。听觉神经系统几乎发育完全，对外界的声音更加敏感，并且会做出反应。另外，胎宝宝的脐带变得厚而富有弹性，外面包了一层结实的胶状物质，这样可以减少脐带缠绕打结，并保持血液顺畅，维护胎宝宝安全。

胎宝宝的十个手指现在已经发育得非常完美，有时候会调皮地抓上自己的小脚丫玩一会儿。从现在到出生，随着宝宝脂肪的迅速累积，他的体重会增长3倍以上，呼吸依然不是呼出吸入真正的空气，原因主要是肺部还没有发育完全。此外，宝宝在这时候已经可以睁开眼睛了，这说明胎宝宝视觉神经的功能已经开始起作用了。

本周开始，宝宝的皮下脂肪慢慢增多，因为他需要脂肪来帮助自己适应离开子宫后的外界更低的温度，并提供出生后头几天的能量和热量。

胎宝宝现在身长大约36厘米，体重在900克左右。

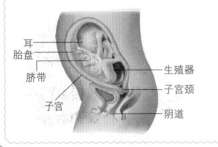

耳
胎盘
脐带
子宫
生殖器
子宫颈
阴道

准妈妈身体变化

本周，准妈妈的子宫高约26厘米，子宫底在肚脐上约6厘米处，如果前期准妈妈坚持均衡饮食的话，体重大概增加有8千克。体态也越来越臃肿，行动也变得笨拙，还会有更多的不适感，如腰背痛、盆腔压迫感、大腿痉挛和头痛等，有时还会出现心率失常。但是不要担心，这都是正常现象，等分娩后，这些不适感就会缓解并很快消失。

这时准妈妈可能会觉得心神不安，睡眠不好，经常做一些记忆清晰的梦，有时是美梦，有时是紧张的梦。这是因为准妈妈在怀孕阶段，对即将承担母亲重任感到忧虑不安的反应，可以向老公或亲友诉说一下内心的感受，家人的安慰、关心和理解会是准妈妈的坚强后盾。

小贴士：听钢琴曲的益处

常听古典音乐能让准妈妈放松焦虑紧张的心情，还能平复怒气，给宝宝良好的音乐胎教，而钢琴曲则是不错的选择。利用听音乐的时间来和宝宝沟通，当准妈妈沉浸在音乐海洋里的时候，宝宝也跟着妈妈一起在畅游音乐的殿堂，这对他未来性格、气质的养成很有帮助。

第26周特别提醒

♥ 该做妊娠高血压疾病检查了

妊娠高血压疾病是怀孕中、晚期常见的疾病。如果准妈妈在怀孕20周后，出现高血压、水肿和蛋白尿这三大症状，很可能是患了妊娠高血压疾病。病情严重的会产生头痛、视物模糊、上腹痛等症状，对母体和胎宝宝有不利影响，应该及时进行治疗。

自诊及检查是否患有妊娠高血压疾病

1 注意病史及自觉症状

对于怀孕前患有高血压、慢性肾炎及糖尿病的人，在妊娠20周以后出现头晕、头痛及水肿时，应及时去医院检查。

2 定期测量血压

与怀孕前血压相比较，如血压升高，需休息1小时后再测。

3 是否有水肿

如果下肢水肿逐渐向上蔓延甚至超过大腿的水平，应警惕妊娠高血压疾病的可能。

4 尿液检查

检查是否发现蛋白质含量异常的情况。

5 血液检查

检查血液黏度的变化、血液中尿酸和尿素氮的含量等指标，用于判断有无并发症。

6 眼部检查

眼底微小血管的变化是妊娠高血压疾病严重程度的标志。

7 心电图检查

看准妈妈的心脏是否有损害，检查一下准妈妈是否患上心血管方面的疾病。

日常缓解病症的措施

1 保证休息，除保证夜间8小时睡眠时间外，白天应有1~2小时的午休，睡觉时采取左侧卧位，有利于增加尿量，也有助于改善子宫胎盘的血液循环。

2 饮食上，多选择高蛋白、多维生素、低脂的食物，保证补充足够的铁和钙剂，除非全身水肿，一般不严格限盐，但应避免摄取过多的腌制食品。

预防措施

1 定期产检，做好孕期保健工作。孕晚期应定时测量血压，尤其是在妊娠36周以后，应每周观察血压及体重的变化及有无蛋白尿、头晕等症状。

2 加强孕期营养及休息。加强营养，尤其是蛋白质、多种维生素、铁的补充，对预防妊娠高血压疾病有一定作用。因为母体营养缺乏、低蛋白血症或严重贫血，其妊娠高血压疾病发生率就会增高；反之，若营养不缺乏，患病的概率就会下降。

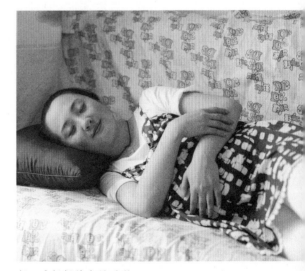

保证准妈妈的充足睡眠。

准妈妈饮食宜忌

♥ 继续补充铁和钙

即将进入孕晚期，准妈妈要继续补充铁和钙，如果之前介绍的食疗食物都吃腻了，可以尝试下面的小窍门，同样也能达到补铁和补钙的效果。

补铁小窍门

主食可以多吃面，面食较大米含铁多；多吃富含维生素C的食物（橘子、番茄等），它们可以将食物中的三价铁有效转化成人体易吸收的二价铁；做菜时尽量使用铁锅、铁铲，这些传统的炊具在烹制食物时会产生一些小碎铁屑溶解于食物中，形成可溶性铁盐，容易让肠道吸收铁。

补钙小窍门

对于准妈妈来说，奶酪是较好的补钙食品。吃奶酪，除了直接进食之外，还可以与其他食材搭配，做出营养美味的孕期食谱，如奶酪烤鸡翅。

♥ 帮助消除水肿的食物

水肿是孕中、晚期常见的症状，准妈妈只要多吃缓解水肿的食物即可，不需要过分担心。

1. **香菇**：含有丰富蛋白质，有助于促进准妈妈的血液循环，消除水肿。

2. **薏米**：薏米可以促进血液和水分新陈代谢，有利尿、消水肿的作用。

3. **苹果醋**：苹果醋的果胶质能促进肠道运动并有酸化作用，并且味道酸甜可口，很适合孕妇食用。

4. **冬瓜**：利尿消肿、清热消渴。含维生素B_1及膳食纤维，有助大肠蠕动，排出废物和毒素。

5. **红小豆**：富含维生素B_1、维生素B_2、蛋白质及多种矿物质，有良好的利尿作用。

6. **西瓜**：清甜生津之品，具消暑利尿作用，是很好的去水肿水果，但准妈妈要适量食用，不可食之过多。

♥ 妊娠高血压疾病的准妈妈怎么吃

热量摄入太多，蛋白质、各种维生素等摄入不足，都会诱发或加重妊娠高血压疾病。因此，准妈妈合理安排饮食，对预防和控制妊娠高血压疾病的发生、发展非常关键。

1. **控制热能和体重**：孕期能量摄入过高容易导致肥胖，而肥胖是妊娠高血压疾病的一个重要危险因素，所以孕期要适当控制食物的量，不是"能吃就好"，应以孕期正常体重增加为标准调整进食量。

2. **防止蛋白质摄入不足**：禽类、鱼类蛋白质可调节或降低血压，大豆中的蛋白质可保护心血管。因此，多吃鱼类、禽类和大豆类可改善孕期血压。但肾功能异常的准妈妈必须控制蛋白质摄入量，避免增加肾脏负担。

3. **盐的摄取要适度**：盐摄入过多，容易导致水钠潴留，会使准妈妈血压升高，所以一定要控制盐的摄入量。一般建议准妈妈每天食盐的摄入量应少于5克，有助于预防妊娠高血压疾病。

4. **搭配丰富的蔬菜和水果**：保证每天摄入蔬菜500克，水果200~400克，多种蔬菜和水果搭配食用。因为蔬菜和水果可以增加膳食纤维的摄入，对防止便秘、降低血脂有益，还可补充多种维生素和矿物质，有利于妊娠高血压疾病的防治。

本周营养食谱推荐

杂锦酿番茄

材料： 番茄 1 个，猪肉 25 克，水发海参、香菇、冬笋、鸡肉、干贝、虾仁各 20 克，葱花、姜末、豌豆、高汤、盐、水淀粉各适量。

做法： ❶ 猪肉洗净，剁成馅，加少许高汤、盐调匀。
❷ 将水发海参、香菇、冬笋、鸡肉、干贝、虾仁分别洗净切成丁，放入猪肉馅内，加少许葱花、姜末、豌豆搅匀。
❸ 将番茄洗净，在根蒂处切下一片，掏空内瓤，将杂锦肉馅塞入，再将切下的根蒂盖在番茄上，入蒸锅蒸熟取出。
❹ 锅上火，放入高汤、盐，煮沸后用水淀粉勾芡，浇在番茄上即成。

功效： 色泽鲜艳、营养丰富，很容易调动准妈妈的食欲。

甘蔗荸荠雪梨汁

材料： 荸荠 200 克，甘蔗 200 克，雪梨 100 克，冰糖少许。

做法： ❶ 将荸荠、甘蔗去皮洗净，榨汁；雪梨洗净去核，切块。
❷ 将雪梨与荸荠、甘蔗汁、冰糖一起隔水蒸，熟后吃梨饮汁。

功效： 甘蔗汁多味甜，营养丰富，含有维生素 B_1、维生素 B_2、维生素 B_6 和维生素 C 等，雪梨降火润肺；荸荠可促进体内糖、脂肪、蛋白质三大物质的代谢，同食不仅能补充较全面的维生素，还能去火润肺，为准妈妈调节身体的酸碱平衡。

消除水肿的菜谱

猪肝绿豆粥

做法： 取绿豆 60 克，猪肝 120 克，大米 150 克。先把绿豆加水煮半烂，猪肝切小片，与大米、绿豆稍加水如常法继续煮粥，熟后即可食用。

牛肉粥

做法： 取鲜牛肉 50 克，糯米 100 克。鲜牛肉切成肉丁，与糯米一起入锅，加水如常法煮粥，等肉烂粥熟，入姜、葱、油、盐少许，稍煮 2~3 分即可。每日早餐温热食之。

海米冬瓜

做法： 青皮冬瓜 500 克，海米 30 克。冬瓜洗净去皮、去瓤，切成片。海米泡软。把冬瓜片炒至八成熟后，盛出备用。然后把葱花、姜末炝锅，加入适量水、盐、海米，烧开后放入冬瓜片。小火焖烧，待冬瓜入味后，用水淀粉勾芡即可。

眉豆煲猪脬汤

做法： 将猪脬（即猪膀胱）放入滚水中煮 5 分钟捞起，刮净利苔，用清水洗干净；洗净眉豆、红枣；把适量清水煲滚，放入全部材料煲滚，慢火煲至眉豆熟烂，下盐调味即可。

鲫鱼丝瓜汤

做法： 取鲫鱼收拾干净，洗净，切小块。丝瓜去皮，洗净，切成段，与鲫鱼一起放入锅中。再放入生姜、盐，先用旺火煮沸，后改用文火慢炖至鱼熟，即可食用。

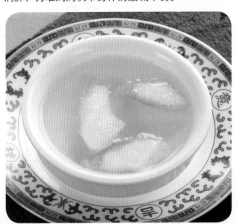
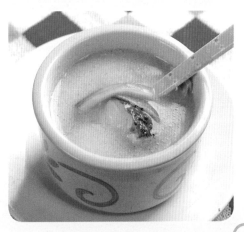

准妈妈生活宜忌

♥ 准妈妈要保护好自己的脚

脚被称为人体的第二心脏，怀孕后，负担加重，要支持增加的体重，脊椎前弯、重心改变。而进入孕晚期后，由于松弛素的分泌，颈、肩、腰、背常常酸痛，脚就会不堪重负，足底痛时有发生，所以从现在起，一定要保护好自己的脚。

准妈妈要尽量穿宽松、舒适的鞋，前后最好留有1厘米余地。鞋底要有防滑措施，鞋后跟以2厘米为宜。另外，此时的脚容易水肿，所以最好选择天然材质的软皮或布鞋，可有效减少脚的疲劳。

提醒：每日温热水足浴，可以起到按摩、缓解疲劳的作用。

♥ 准妈妈不用害怕妊娠纹

妊娠纹的出现是一定的，准妈妈不要害怕，分娩后会慢慢得到缓解并消失，平时可以通过一些按摩和饮食做到减少妊娠纹的出现。

从现在开始坚持按摩

从现在开始到产后3个月内坚持按摩。每天早晚适量符合肤质的妊娠纹防护霜均匀涂抹于腹部、臀部、大腿内侧、乳房、背部上，轻轻按摩2~3分钟至其完全吸收。也可以在沐浴后进行按摩，因为此时皮肤的活力会达到顶峰，更有利于吸收。如果自己按摩不方便的话，可以请准爸爸来帮忙。

多吃番茄、猪蹄和猕猴桃

番茄中含有丰富的番茄红素，它的抗氧化能力是维生素C的20倍，能够帮助准妈妈有效缓解妊娠纹。但有一点要注意，番茄性寒，如果空腹食用容易造成腹痛，所以食用前应先吃点其他的东西。

猪蹄含有丰富的胶原蛋白，可以有效对付妊娠纹，而且猪蹄不但能防治皮肤干瘪起皱，还能增强皮肤弹性和韧性，但猪蹄中脂肪含量较高，准妈妈不要吃得过多。

猕猴桃含有丰富的维生素C，能有效地抑制皮肤氧化，使皮肤中深色氧化型色素转化为还原型浅色素，干扰黑色素的形成，预防色素沉淀，保持皮肤白皙，可以有效减轻准妈妈妊娠纹，但是脾胃虚寒的准妈妈不可以多吃，多吃容易引起腹泻。

♥ 量力而行，做不了的事不要勉强

准妈妈如果感觉自己的身体已经比较笨拙了，有些事做起来很费力，那么最好不要做，请求同事帮忙或者留着等准爸爸来做才是明智选择。如掉在地上的东西需要捡起来，即使自己侧身蹲下来仍然觉得费力，就不要做了；如果已经够不到自己的脚，剪脚指甲和穿鞋袜的事情请准爸爸代劳；高处的东西即使只需踮起脚尖就可以拿到，也不要做；需要把手臂尽力伸长去做的事也要量力而为。准妈妈要学会判断，哪些事是自己可以做的，哪些是不适合做的，在不给别人添太多麻烦的同时，还能保护自己。

情绪胎教

♥ 美好的憧憬，带来愉悦的心情

由于各种不适都在逐渐加强，再加上即将初为人母的喜悦感、紧张感，还有腹部的压力、紧绷的精神及对分娩疼痛的恐惧，准妈妈的情绪变化会很大，这时候一定要调节好自己的心态，愉快的心情会使身心舒畅，减少产前或产后抑郁的概率，同时对肚子里的宝宝也有积极作用。

选一首舒缓的轻音乐，幻想一下美好的未来，阳光明媚、鸟语花香，想象一下宝宝的样子，都是不错的方法。另外，可以读下面这段文字，听着《明天会更好》的歌曲，慢慢地闭上眼睛，在音乐的氛围中享受放松的状态，准妈妈会发现心情变得平静，烦恼的事也被抛诸脑后，压力也被慢慢忘却，如果有一点心动，不妨试一试。

静心阅读下面文字：

太阳就要下山了，细细的春雨在渐渐沥沥地下着，一片片枯叶从树枝上飘落下来，一个个新芽在枯枝上冒了出来，可爱的虫子们在低声吟唱着、欢呼着。此时，心软软的。今天即将过去，一切的不愉快、一切的烦恼随着太阳的西沉都留在了今天，明天将是一个崭新的开始。夜，静悄悄的，听着窗外蟋蟀顽皮的叫声，那一件件伤感、烦恼的事情，居然全都变得坦然了。

到了明天，你就会看到一片翠绿在眼前呈现，百灵鸟会在枝头唱歌，玉兰花、樱花会在风中吐露芬芳，明艳的蝴蝶也会在花草丛中翩翩起舞，春笋在春雨的滋润中，纷纷顶穿坚硬的泥土，伸出一个个尖尖的小脑壳，禾苗们也喝足了水分，争先恐后地拔节长高，唯恐落后……

♥ 歌曲欣赏：《明天会更好》

1984年，非洲埃塞俄比亚发生饥荒，为援助饥民，流行音乐之王迈克尔·杰克逊独自填词完成歌曲《天下一家》，并将专辑版税捐作赈灾用途，反响极为热烈，使得全世界竞相效仿这种"群星为公益而唱"的形式。

1985年，为了呼应世界和平年的主题，我国的歌手共同创作出了《明天会更好》这首朗朗上口、音律优美、意义深刻的歌曲，得到广大群众的喜爱。

教准妈妈对宝宝说话：宝宝，这首歌曲象征着和平与爱，表达了全国人民对和平的美好期待，也是对美好明天的信念与渴望，非常有意义，而且歌词很美，旋律也很简单，我们来一起听听吧。

经典歌词欣赏：轻轻敲醒沉睡的心灵 / 慢慢张开你的眼睛 / 看看忙碌的世界 / 是否依然 / 孤独地转个不停 / 春风不解风情 / 吹动少年的心 / 让昨日脸上的泪痕 / 随记忆风干了……

唱出你的热情 / 伸出你的双手 / 让我拥抱着你的梦 / 让我拥有你真心的面孔 / 让我们的笑容 / 充满着青春的骄傲 / 为明天献出虔诚的祈祷……

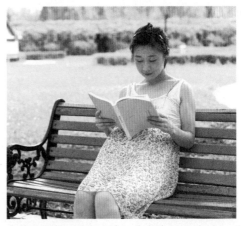

宁静的午后，给宝宝读一首小诗。

胎宝宝长出头发了

宝宝周周看

此时胎宝宝的听觉得到了进一步的发展，身体已经大得快碰到子宫壁了，母亲的腹壁变得更薄，外界的各种声音都可以传到胎宝宝的耳朵里。另外，宝宝在子宫内已经开始会记忆听到的声音，味觉开始形成，已经达到能够分辨甜味或苦味的程度。胎宝宝此时已经长出了头发，眼睛也已经可以睁开和闭合。同时有了比较原始的睡眠周期，有时也会将自己的大拇指放到小嘴里吸吮。

胎宝宝的脑组织在迅速生长着，大脑已经发育到可以发出命令来控制全身机能的运作和身体灵活度的程度了。不过总体来说，各部分功能还不完善，发育的空间还很大。

27 周的胎宝宝身长约 38 厘米，体重达 1000 克。身上覆盖着的厚厚的膏状胎脂还能防止身体被脐带缠住，通常男宝宝比女宝宝的个子要大一些。

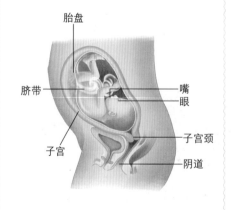

胎盘

脐带

子宫

嘴
眼
子宫颈
阴道

准妈妈身体变化

本周，准妈妈的子宫底高度会继续上升 1 厘米，达到肚脐上 7 厘米处，整个子宫底的高度为 27 厘米左右。

由于子宫接近了肋缘，所以会让准妈妈觉得气短，这是正常现象，不必担心。宝宝的胎动有时会让准妈妈的腹部像波浪一样动起来。从现在开始，准妈妈最好有计划地学习一些关于分娩的知识，看些关于分娩的录像，或是参加孕妇学习班学习分娩课程。这样做有助于准妈妈更加了解自己、了解分娩，减轻产前的精神负担。

另外，准妈妈乳房胀痛的感觉会加剧，这是分泌乳汁前的征兆。

给准爸爸的温馨提示：

孕中期末尾，准妈妈的体味会变重，体毛也会显得浓密，而且颜色较深。准爸爸千万不要表现出嫌弃或不喜欢，即使想要开玩笑，最好也不要将此作为笑料，因为此时准妈妈很敏感，很有可能因为无意间的话语而不高兴。

小贴士：胎宝宝臀位会不会影响分娩？

答案是不会。此时，子宫内供给胎宝宝活动的空间还很大，宝宝自己也在不断地运动着，这一时段是臀位，下一时段就有可能是头位了，谁也没有办法预测到宝宝最终的位置。

第27周特别提醒

♥ 可以进行B族链球菌检查

B族链球菌是在健康女性的阴道内也可找到的细菌。对于携带者来说不会有多大的危险。但对于新生儿来说，会在分娩通过产道时感染上，导致严重的状况出现，所以准妈妈一定要知道。

B族链球菌检查的方法类似于阴道涂片检查，医生会用阴道和直肠的取样进行检查，结果呈阳性的女性会在分娩时，使用静脉注射的抗生素。如果B族链球菌在尿液中被检测出来，医生也会建议准妈妈在怀孕的最后几周口服抗生素。

如果准妈妈检查发现了B族链球菌，那么在今后的待产过程中，建议在医生的指导下使用预防性的抗生素治疗，以减少新生宝宝发病的概率。另外，如果是二胎的孕妇，前一胎宝宝发现有B族链球菌感染，以及产前检查时发现有B族链球菌的菌尿症，在待产的过程中，建议也要在医生的指导下，使用预防性的抗生素。

♥ 腰酸背痛可能会加重

随着腹部的增大，准妈妈腰酸背痛的症状可能会加重，这没有什么预防的方法，但是可以通过有效措施缓解酸痛。

1　营养摄取均衡。可增加矿物质（钙、铁）、维生素（B族维生素）、蛋白质（动物性蛋白质，如鱼、肉、蛋、奶）的摄取。

2　使用孕妇托腹带。孕期穿着合适的托腹带，可以减轻孕期腹肌、腰背肌肉力量的支撑负担。

3　穴位按摩。适当进行承山穴（收缩小腿肌肉时，可见到"人"字形的交点）、阳陵泉穴（膝关节半屈，腓骨小头前下方）、太冲穴（第一趾与第二趾的趾缝上两寸）的按摩。

4　控制体重。体重过重不仅不利于准妈妈和胎儿的健康，对准妈妈的腰椎也会有伤害，容易腰酸背痛。所以准妈妈一定要控制好体重。

5　不穿高跟鞋、不提重物。穿高跟鞋、提重物容易扭伤，尤其是提重物需要腰部用力，很容易扭到腰，同时也特别危险，这一点一定要注意。

6　应穿弹性袜，避免腿部血液循环不佳，同时也应避免久坐、久站。

7　进行适当的运动。腰酸背痛时站起来活动一下，轻轻晃动腰肢，或者散散步，或者在医生的指导下做一些简单的孕妇操，这样不仅有利于腰部健康，对胎儿也是有好处的。

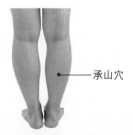
承山穴

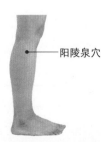
阳陵泉穴

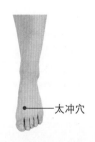
太冲穴

准妈妈饮食宜忌

♥ 加强营养，纠正不良习惯

准妈妈日渐增大的子宫很容易压迫血管和神经，使腿部血液循环不良，并出现痉挛的现象。因此，在饮食方面要保持营养均衡，多摄取富含钙、钾、镁的食物，如牛奶、豆腐、蔬菜等。此时，由于肠蠕动减慢，直肠周围血管受压，使不少孕妇出现便秘现象，所以从现在开始直到分娩，应该增加谷物和豆类的摄入量。另外，富含膳食纤维的食品中 B 族维生素的含量很高，对宝宝大脑的生长发育有重要作用，而且可以预防便秘。此类食物有：全麦面包及其他全麦食品、豆类食品、粗粮等。

另外，由于妊娠阶段的口味会有很大的改变，所以这时候也是改掉偏食的好时机，多吃一些以前没吃过的食物或以前不爱吃的食物，也许准妈妈会发现这些食物也没那么难吃。

♥ 切记不宜吃这些鱼

稻田或者紧靠稻田的池塘养殖的鱼

农民种稻要施用一定量的农药或杀虫剂，这些有害物污染田水，进而潜入鱼体而蓄积起来。鱼类对农药与杀虫剂的蓄积力强，耐受性高，活蹦乱跳的鱼体内所蓄积的农药量完全可能导致准妈妈中毒。

化工厂附近水域里的鱼

工业废气、废水、废渣不断排放到这些水域中毒害鱼类，致使鱼肉中镉、铅、汞等重金属含量增加，准妈妈食用后自身可能没多大问题，但宝宝很敏感，容易受到伤害。

咸鱼

咸鱼含有大量二甲基亚硝酸盐，进入人体内可以转化成致癌性很强的二甲基亚硝胺，对准妈妈和胎宝宝的健康造成严重危害。

有腐败迹象的鱼

一些鱼腐败后，会分解形成大量组织胺，诱发强烈的变态反应，一旦食用会对准妈妈的身体构成危险，应排除在孕妇食谱之外。

某些海鱼

要少吃鲨鱼、剑鱼、方头鱼等体积较大的深海鱼，这些鱼体内汞含量较高。

♥ 最好不要吃夜宵

很多准妈妈有吃夜宵的习惯，觉得这样做可以给宝宝更多的营养，让他长得更健康。其实不然，根据调查发现，准妈妈吃的多少跟胎宝宝体重大小并没有必然关系。反而，准妈妈体重超标，但胎宝宝体重却没有得到增加。因此，为了孩子吃夜宵的做法并不科学。

事实上，夜间机体代谢水平会下降，消化道在夜间需要得到充分的休息，如果在睡前吃夜宵，容易增加肠胃的负担，消耗不完的热量还会变成脂肪储存起来，变成准妈妈的身体负担。如果吃得多且饱，还会影响睡眠质量。

当然，这不是说饿了也不能吃，如果准妈妈饿了，可以吃一些清淡、易消化的食物，如牛奶、水果等，切记不要吃高热量、刺激、油腻的食品。

本周营养食谱推荐

红枣百合粥

材料：红枣 10 颗，百合 20 克，糯米 60 克，薏米 30 克，红小豆 30 克。

做法：❶ 将糯米、薏米、红小豆淘洗干净，浸泡 6 小时以上；百合、红枣洗净备用。

❷ 将泡好的糯米、薏米、红小豆与百合、红枣一起放入锅内煮粥，煮至熟烂即可。

功效：红枣含糖量较高，每天喝几勺，不仅缓解便秘，准妈妈有贫血的话，也能得到很好的缓解，但是如果孕期查出有高血糖，就不要再喝这个，改喝红枣水，可以润燥补血、改善肠胃。

猪心粥

材料：猪心 1 个，粳米 300 克，盐适量。

做法：❶ 将猪心洗干净，切成厚片；粳米淘洗干净。

❷ 将粳米放入锅中，加适量清水，大火烧沸后加入猪心，转为小火炖煮。

❸ 煮至猪心软烂时，加入盐即可出锅。

功效：猪心含有蛋白质、脂肪、钙、磷、铁、维生素 B_1、维生素 B_2 以及烟酸等，可以安神定惊、养心补血；粳米具有健脾胃、补中气、养阴生津的作用。二者搭配可以防治失眠，提高孕妇的睡眠质量。

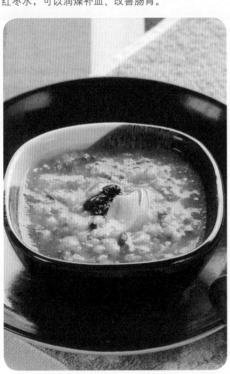
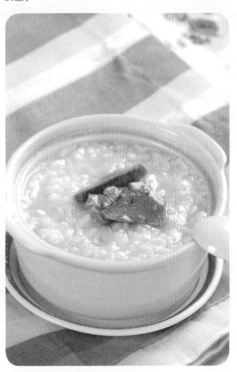

鸡肝豆苗汤

材料：鸡肝 25 克，豌豆苗 50 克，鸡汤 250 克，盐适量。

做法：❶ 摘去附在鸡肝上的苦胆，略洗。

❷ 将鸡肝切薄片，加适量清水浸泡 2 分钟；豌豆苗洗净。

❸ 锅内放入鸡汤烧开，保持微沸状态。撒入鸡肝，以小火焯至嫩熟捞出，放入汤碗内，上面放上豌豆苗。撇去锅内汤面上的浮沫，下盐调味，烧沸起锅，倒入汤碗内即可。

功效：豆苗碧绿清香，鸡肝细嫩鲜美，富含维生素 C、维生素 A、卵磷脂等，是较好的孕妇宜吃食物。

准妈妈生活宜忌

♥ 厨房油烟大，最好少下厨房

怀孕后，准妈妈最好少进厨房，与厨房保持一定的距离。研究表明，厨房是粉尘、有毒气体密度最大的地方，煤气或液化气燃烧后释放出二氧化碳、二氧化硫、二氧化氮、一氧化碳等有害气体及煎炒食物时产生的油烟，会使厨房污染更加严重。准妈妈常去厨房，就有可能吸入有害气体，这些有害气体会通过呼吸道进入血液中，然后通过胎盘屏障进入胎宝宝的组织和器官内，使胎宝宝的正常生长发育受到干扰。所以，准妈妈最好少进厨房。如果由于特殊原因，一定要下厨房的话，最好提前在厨房安装抽油烟机和排风扇，并在炒菜时及时打开，让厨房保持良好的通风换气，可减轻有害气体对孕妇及胎宝宝的损害。

♥ 托腹带的选择和使用

托腹带也叫孕妇托腹带，托腹带的作用主要是帮助怀孕的妇女托起腹部，为那些感觉因肚子比较大、比较重，走路的时候都需要用手托着肚子的准妈妈提供帮助。怀孕进入 8~10 个月时，腹壁扩张，尤其进入第 10 个月时，变大的子宫会往前倾而使腹部更凸出。此时，准妈妈应选择一些有前腹加护的托腹带。

有下列情形的孕妇建议早点使用托腹带

1. 有过生育史，腹壁非常松弛，成为悬垂腹的孕妇。

2. 多胞胎，胎宝宝过大，站立时腹壁下垂比较剧烈的孕妇。

3. 连接骨盆的各条韧带发生松弛性疼痛的孕妇，托腹带可以对背部起到支撑作用。

4. 胎位为臀位，经医生做外倒转术转为头位后，为防止其又回到原来的臀位，可以用托腹带来限制。

托腹带的选购原则

1. 依怀孕周数不同，要选用大小不同的托腹带。另外，托腹带的伸缩弹性应该比较强，可以从下腹部微微倾斜地托起增大的腹部，从而阻止子宫下垂，保护胎位，并能减轻腰部的压力。

2. 穿脱方便、吸汗、舒适、透气性佳、弹性好。

3. 应选用可随腹部的增大而调整、方便拆下及穿戴、透气性强的托腹带。

托腹带的分类和价格

价位：国产的托腹带 900~1200 元，进口的托腹带 1800~2800 元。

质材：棉质的布料较舒服。

大小：分为可调整型、不可调整型。

建议选购数量：2~3 件。

使用时的注意事项

1. 为了不影响胎宝宝发育，托腹带不可包得过紧，晚上睡觉时应脱掉。

2. 托腹带的伸缩弹性应该比较强，可以从下腹部托起增大的腹部，从而阻止子宫下垂，保护胎位并能减轻腰部的压力。

美育胎教

♥ 成语学习：滥竽充数

教准妈妈对宝宝说的话：宝宝还不知道什么是"竽"吧，这是春秋时期的乐器，做工精美，声音浑厚，一般由男子使用，竽合奏是宴客、庆典上必不可少的助兴节目，这里所说的"滥竽"并不是乐器竽坏了，而是另有他意。

古时候，齐国的齐宣王爱好音乐，尤其喜欢听吹竽，手下有300个善于吹竽的乐师，齐宣王喜欢热闹，爱摆排场，所以每次听吹竽的时候，总是叫所有的人在一起合奏给他听。

南郭先生听说了齐宣王这个癖好，觉得有机可乘，虽然他不会吹竽，但还是跑到齐宣王那里，吹嘘自己吹竽已经达到了出神入化的地步，就连飞禽走兽也为之动容，齐宣王很高兴，不加考察，就把他也编进了吹竽队中。每逢演奏的时候，南郭先生就捧着竽混在队伍中，人家摇晃身体他也摇晃身体，人家摆头他也摆头，脸上装出一副投入忘我的样子，看上去非常卖力，一点破绽也没有，南郭先生就这样靠蒙骗混过了一天又一天，不劳而获地拿着丰厚的酬劳。

好景不长，过了几年，爱听合奏的齐宣王去世了，他的儿子继承了王位，认为300人一起吹实在太吵，不如独奏来得悠扬别致，于是要所有人好好练习，做好准备轮流吹竽给他听，乐师们接到命令后都积极练习，想一展身手，赢得新王的重视，只有南郭先生像热锅上的蚂蚁，惶惶不可终日，他想来想去，觉得这次再也混不过去了，只好连夜收拾行李逃走了。

教准妈妈对宝宝说的话：听完这个南郭先生滥竽充数，宝宝是不是觉得他很笨呢？

这就叫做聪明反被聪明误，这个故事告诉我们，做事情不可以欺骗他人，浮夸虚无，否则终究会露出马脚。学习和读书更是如此，要勤勉上进，通过一步一个脚印的努力来达到自己的目标。

♥ 练习毛笔字陶冶情操

练习毛笔字可以平复烦乱的心境，陶冶情操，准妈妈不妨准备一些笔墨纸砚，练习写毛笔字和宝宝一起感受一下古香古韵的气息。

准备工具：旧报纸若干张、笔墨纸砚一套、书法字帖一副、古诗一本。

练习方法：先练握笔姿势，再从笔画开始练起，可以先在旧报纸上进行，准妈妈可不要认为简单而觉得好笑，这是为练毛笔字打好基本功。然后再循序渐进，穿插带笔画的字进行练习。以此类推，练熟后可以临摹字帖练习小楷书，最后等觉得自己练得差不多了，就可以摆脱字帖自己照着古诗，选喜欢的练习，既可以欣赏故事，又可以练习毛笔字，当然此时的练习就不要用旧报纸了。

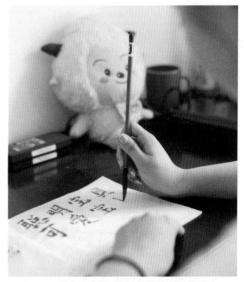

培养一些高雅的爱好来陶冶情操。

28周 开始正规记录胎动

宝宝周周看

　　这周是孕中期的最后一周，胎宝宝几乎占满了整个子宫，从 B 超可以看到宝宝能睁开眼睛了，睫毛也已经完全长出来。脂肪还在继续累积。现在宝宝可能会用小手、小脚在妈妈的肚子里又踢又打，有时还会让自己翻个身，把妈妈的肚子顶得一会儿这里鼓起来，一会儿那里又鼓起来，十分调皮。

　　此时，胎宝宝的内脏系统构造已经几乎与成人无异，功能也在快速发育，包括呼吸功能，虽然还不是很完善，但如果早产，可以依靠呼吸机辅助呼吸，并逐渐学会自主呼吸，生存的概率非常高。

　　孕 28 周，胎宝宝顶臀长约 26 厘米，身长 38 厘米左右，体重约 1200 克，内脏的形状和机能已经接近成人的状态。虽然子宫内的胎宝宝通过胎盘获取氧气，肺的功能没有实际用到，但是为了出生做准备，宝宝正在练习做一呼一吸的类似呼吸运动。

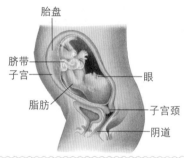

准妈妈身体变化

　　日渐增大的胎宝宝使准妈妈的肚子有了明显沉重感，70%的准妈妈这时都会发现自己长了妊娠纹。偶尔觉得肚子一阵阵发硬发紧，其实这是假宫缩，是子宫在为真正的分娩做练习，不必紧张。

　　准妈妈的动作会变得越来越笨拙、迟缓，由于身体新陈代谢消耗氧气量加大，活动后容易气喘吁吁。腹部向前挺得更为厉害，所以身体重心移到腹部下方，只要身体稍微失去平衡，就会感到腰酸背痛或腿痛，有时这种疼痛放射到下肢，引起一侧或双侧腿部疼痛。同时，心脏的负担也在逐渐加重，血压开始增高，静脉曲张、痔疮、便秘这些麻烦又开始接踵而至地烦扰着准妈妈，但是只要想一想，再有 2~3 个月，宝宝就要和自己见面了，相信准妈妈会觉得所有的辛苦都是值得的。

　　另外，胎动会时而频繁时而减弱，这是因为宝宝的活动空间较小的缘故。马上要进入孕晚期了，准妈妈可以适当安排一下产后的事。有实际的问题摆在面前时，对分娩的恐惧就会减少一些。

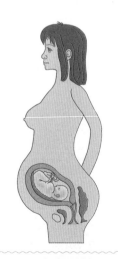

第28周特别提醒

♥ 本周做第五次正式产检

此次检查，除了常规检查外，医生还会要求准妈妈今后要注意无痛性阴道流血情况，因为怀孕晚期的无痛性阴道流血，是胎盘前置的典型症状。正常怀孕时，胎盘附着于子宫的前壁、后壁或者侧壁。如果胎盘部分或者全部附着于子宫下段，或者覆盖在子宫颈内口上，医学上称为胎盘前置，是危及母儿生命的严重并发症。

没有特殊情况的话，第五次产检也许是最简单的一次产检，花钱也许只有几十块钱，都是一些体重、腹围等常规性检查，准妈妈只要体重没有增重太多就没什么问题了。

♥ 准妈妈进入围产期

从 28 周开始，准妈妈就正式进入围产期了，即怀孕 28 周到产后一周这一重要时期。准妈妈在围产期的保健目的是：在产前、产时和产后的一段时间内，对自身、胎宝宝和分娩后的新生儿进行一系列的保健工作，使其成长发育得到最好的保护，也要使准妈妈能够从心理上正确对待分娩，不要过分恐惧。

♥ 开始正规记录胎动

从现在开始，准妈妈要正规记录胎动，因为孕晚期胎动的频率、次数都能表明胎宝宝的发育正常与否。

记录胎动的时间：一般从怀孕的第 28 周开始数胎动，直至分娩数胎动的方法。

数胎动的方法：每天早、中、晚固定一个自己最方便的时间数 3 次胎动，每次数 1 小时。数胎动时可以坐在椅子上，也可以侧坐在床上，把双手轻放在腹壁上，静下心来专心体会胎宝宝的活动。用纽扣或其他物品来计数，胎动 1 次放一粒纽扣在盒中，从胎宝宝开始活动到停止算 1 次，如其中连续动几下也只算 1 次。

1 小时完毕后，盒中的纽扣数即为 1 小时的胎动数，将 3 次数得的胎动数相加，再乘以 4，即为 12 小时的胎动数。如果准妈妈无法做到每天数 3 次，也可以每天晚上胎动较频繁时数 1 小时，然后乘以 12，一般来说应在 20 次以上。

♥ 了解早产的征兆

下腹疼痛、有规律的宫缩

下腹部有类似月经来前的腹痛，肚子会变硬并且出现有规则的子宫收缩症状，几乎每小时有 6 次或更多次的收缩，而且每次持续至少 40 秒。但也可能不会感到腹痛，因人而异。

持续背酸、分泌物增多

有持续性的下背腰酸感，同时阴道的分泌物变多，或夹带红色血丝如破水，有时候还会出现肠绞痛、腹泻等症状。

羊水流出

如果准妈妈的阴道中有一股温水样的液体如小便样，并且无法控制地慢慢流出，那么就很有可能是就是早期破水现象，也是早产的征兆。

准妈妈饮食宜忌

♥ **关注准妈妈四季饮食**

不同的季节，饮食需要因时而异，若能恰当把握，可以让孕期更舒适、轻松。

春季饮食重提高免疫力

春天，虽然是万物复苏的季节，但是细菌、病毒也会跟着"苏醒"，准妈妈饮食的重点是增强免疫力，预防风疹病毒、流感病毒等。适合多吃一些高蛋白的食物，如鱼、鸡、蛋、奶等食品，可以有助于提高身体机能，预防疾病。同时富含维生素 C 和维生素 A 的食物也不能忘记，多吃新鲜的时令果蔬能帮助准妈妈抗病毒和保护呼吸道上皮的功能，另外，维生素 E 也有提高免疫力的作用，可以多吃一些核桃、芝麻。特别注意的是韭菜，韭菜在春天的营养价值极高，能帮助身体提高抗病能力，最好每天都要吃一些。

夏季饮食重消暑

夏季炎热，阳光毒辣，再加上准妈妈身体燥热，很容易缺水，从而导致中暑，因此饮食上需要特别预防中暑。但是，准妈妈一定不要贪图凉快而大量食用冷饮，如雪糕、冻牛奶等，以免影响消化或引起血管收缩，影响胎盘供血。可以多喝绿豆汤和冬瓜汤，两者都有清热去火的功效。

秋季饮食宜清淡、润燥

秋季气候干燥，气温不定，有"秋老虎"之说，所以饮食应以清淡、润燥为主，体重过轻的准妈妈千万不要急着进补，最好吃些瓜果蔬菜，并多喝水。秋天是丰收的季节，瓜果蔬菜丰富、便宜，但准妈妈要警惕吃过量，因为此时早晚温差较大，瓜果吃多了很容易引起腹泻。另外，果蔬在吃的时候可以选择性地略微加热，会比生吃更易被人体吸收。

冬季御寒食物不可多吃

冬季天气寒冷，尤其是在北方，准妈妈会不自觉地选择一些热量较高的食品来抵御严寒，如巧克力、羊肉、葡萄干等。这里要提醒准妈妈一点，御寒食物不要过量食用，以免体重超重或者血糖过高。

♥ **有利于睡眠的食物及其饮食窍门**

牛奶：牛奶中含有色氨酸，能促进大脑神经细胞分泌出使人昏昏欲睡的神经递质——5-羟色胺，让准妈妈感到全身舒适，有利于解除疲劳并入睡，所以每晚临睡前喝一杯牛奶是非常好的。

小米：在所有谷物中，小米含色氨酸最为丰富。此外小米含有大量淀粉，吃后容易让人产生温饱感，可以促进胰岛素的分泌，提高进入脑内的色氨酸数量。

核桃：核桃可以改善睡眠质量，具体吃法是配以黑芝麻，捣成糊状，睡前服用15克，效果非常明显。

葵花子：葵花子含多种氨基酸和维生素，可调节新陈代谢，改善脑细胞抑制机能，起到镇静安神的作用。晚餐后吃一些葵花子，还可以促进消化液分泌，有利于消食化滞，帮助准妈妈有一个睡眠。

大枣：大枣中含有丰富的蛋白质、维生素 C、钙、磷、铁等营养成分，有补脾安神的作用。晚饭后用大枣煮汤喝，能加快入睡时间。

本周营养食谱推荐

奶油双花

材料： 菜花、西蓝花各 200 克，嫩玉米粒、胡萝卜丁、面粉、鲜奶、盐各适量。

做法： ① 嫩玉米粒洗净沥干；菜花、西蓝花掰小朵，放入沸水中焯 1 分钟，冲凉沥干。

② 将菜花、西蓝花用油炒熟，盛在盘中。

③ 在锅内余油中放面粉，小火炒至黄色，加入鲜奶，拌匀，再加盐、嫩玉米粒、胡萝卜丁，炒匀后淋在菜花、西蓝花上。

功效： 富含蛋白质、脂肪、糖类、维生素 K 等营养素，产前吃可预防生产时大出血，产后可增加母乳中维生素 K 的含量。

冬菇炖白菜

材料： 白菜 200 克，冬菇（干）3 克，盐、猪油各适量。

做法： ① 用温水泡冬菇，去蒂洗净；白菜洗净切成 3.5 厘米的段。

② 将猪油烧热，放入白菜炒至半熟，再将冬菇、适量盐放入，加点肉汤或水，盖上锅盖烧烂即成。

功效： 白菜具有较高的营养价值，含有丰富的多种维生素和矿物质，特别是维生素 C 和钙、膳食纤维。香菇具有高蛋白、低脂肪、多糖和多种维生素，可增强人体抵抗疾病的能力。

莲子桂圆猪脑汤

材料： 猪脑 200 克，莲子 50 克，龙眼肉 30 克，陈皮 1 块，盐适量。

做法： ① 莲子、龙眼肉和陈皮分别用清水洗净，莲子去心；猪脑置于清水中，撕去表面薄膜，用牙签挑去红筋，用清水洗净，放入沸水锅中稍微焯一下。

② 将猪脑、莲子、龙眼肉和陈皮一同放入炖盅内，隔水炖 4 小时左右，加入盐调味即可。

功效： 味道鲜美，营养丰富，准妈妈吃后有补脾胃、益气血、强筋骨、消水肿等功效。

排骨汤面

材料： 面条 150 克，猪排骨 200 克，盐、葱段、姜片各适量。

做法： ① 将排骨洗净，剁成 5 厘米长的段。

② 锅放油烧热，下葱段、姜片稍炸，倒入排骨、盐，煸炒至排骨变色。

③ 加水 400 克烧沸，转中火煨至排骨熟透，锅离火，拣去葱、姜不用。

④ 锅内加清水烧沸，下面条煮熟，倒入排骨及汤汁即成。

功效： 香浓软烂，汤鲜味美，营养丰富。

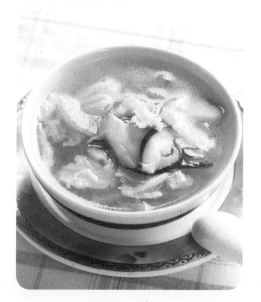

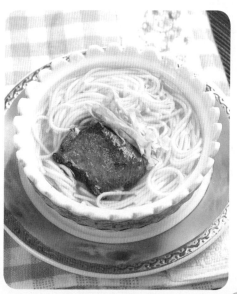

准妈妈生活宜忌

♥ 出现假宫缩不要紧张

这段时间，准妈妈可能会感觉子宫时不时地出现收缩和变硬的现象，不要担心，此时出现的是不规则无痛性子宫收缩。这通常是怀孕 25 周后，身体为了锻炼子宫的韧性而出现的自然现象，也就是假宫缩现象。假宫缩其实是好的现象，这样准妈妈的子宫才能够多进行伸缩肌肉锻炼，为真正的宫缩做热身准备，有利于自然分娩。

开始，准妈妈会感觉到这些重复性的收缩使子宫有些疼痛、变紧，从上面开始逐渐向下扩展。这通常会持续 15~30 分钟，但也可能只有 5 分钟或更少的时间。随着怀孕的时间临近第 9 个月，不规则无痛性子宫收缩可能会变得更频繁、更强烈。准妈妈大可放心，这并不足以使准妈妈分娩出宝宝，反而会让准妈妈的子宫颈提前适应扩张的感觉，可以为准妈妈减少以后自然生产带来的疼痛感。

提醒：如果宫缩非常频繁，每小时超过 4 次或伴有疼痛，那么准妈妈有可能属于高风险早产孕妇，要赶紧就医，及时做好防护措施。

♥ 需要卧床的准妈妈要遵医嘱

马上就要进入孕晚期，有的准妈妈为了避免意外，每天躺在床上，觉得这样既可以休息，又可以避免意外的发生，其实这是不科学的。

是否需要卧床休息应该遵照医嘱，如果孕期准妈妈总是出现这样或那样的病症，这说明准妈妈属于体质虚弱型孕妇。在孕晚期，为了预防早产、急产、羊水早破

或其他紧急状况，最好卧床休养，这是对自己和宝宝的一种负责任的行为。

还有一些身体素质较好的准妈妈，没有必要在此时就卧床休养，因为适量的运动对增强体质、帮助顺产很有益，如果有心理上的压力也可以提前卧床休养，但最好还是要事先和医生沟通一下。

♥ 预防腿部静脉曲张

本周开始，准妈妈会发现小腿、脚背及外阴部逐渐可见到蚯蚓般的条状物，呈现出青色，形状突出，在腿上蜿蜒而行，这就是静脉曲张。是下肢血液回流不畅，致使静脉血淤积而引起的静脉扩张。它使小腿感到发胀、酸痛、麻木和乏力，有时血液积聚成球状，极易破裂。对准妈妈和宝宝都非常危险，因此应在生活中多加预防。

在刚发生静脉曲张时，最好不要长久站立，也不要久坐不动，而要经常变换体位休息；如果久坐要注意常活动脚部；每次如厕不要时间太长；起床后趁静脉曲张和下肢水肿较轻时，穿上静脉曲张袜或在小腿缠上弹力绷带，待到晚上取下；内衣不要过紧地勒在腹部。这样，即可减轻静脉曲张的症状，也可避免磕碰等外伤造成的出血及感染。

另外，还应该做到睡觉时应用枕头垫高双腿，促使静脉血回流；避免用过冷或过热的水洗澡，与体温相同的水最为适宜；如有慢性咳嗽或气喘应彻底治愈，以减轻静脉压。

美学胎教

♥ 欣赏名画《圣母子》

本周的胎教内容以美育胎教为主，准妈妈可以欣赏一下世界著名画家拉斐尔的名画——《圣母子》。希望这幅画可以为准妈妈带来温暖，帮助缓解紧张不安的情绪。在观赏、品评的同时，准妈妈还可以想象如果画上的是自己和宝宝该是怎样的景象？相信身边的人一定会发现准妈妈的身上充满了神圣的母性光辉。

名画赏析：在这幅画中，我们看到圣母抱着孩子坐在凳子上，背后是一片柔和的麦田景色，风和日丽，甚至可以隐约看到远处的山峦和浅蓝色的天空连接在了一起。

看圣母的脸，我们可以发现，那柔和的轮廓、大大的眼睛、挺拔的鼻子和小嘴，与雕塑维纳斯头像有着惊人的相似，但不同的是，拉斐尔把圣母的脸画得更温柔、更精致、更柔和，赋予了圣洁的光彩。

这位年轻的母亲看上去那样甜蜜，当我们看向她时，会发现她那双眼睛根本没看任何东西，只是在沉思着，也许她正在思考小耶稣的未来，似乎没有注意到孩子把他的小脚放在她那只搁在膝盖的手上。

与母亲相比，小耶稣显得比同龄的孩子大了很多，拉斐尔创作这个孩子的肖像的方式，确立了耶稣在画中的重要位置。另外，拉斐尔还将小耶稣的形象刻画得顽皮可爱，他的手缠绕着母亲的脖子，眼睛似乎也在寻找着能让自己感兴趣的东西。

右边的几簇矮树丛，把我们的目光引向了山上的那座小教堂，这使我们想到年轻的母亲与她的孩子属于宗教的世界，母亲与孩子头上环绕的两道光环，是圣洁与荣誉的标志。

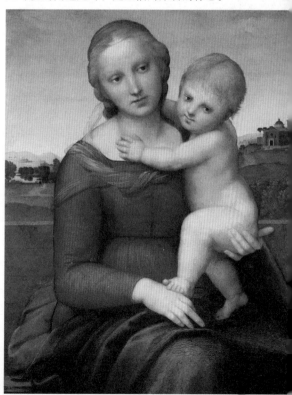

> **小贴士：宗教知识——耶稣降生的背景**
>
> 玛利亚和约瑟订婚后，奇迹般地因圣灵感孕，以童贞女的身体怀上了小耶稣。因罗马皇帝要进行人口普查，玛利亚和约瑟回到了祖先大卫的城伯利恒。因旅店客满，在一个昏暗的马槽里生下了可以拯救世人的弥赛亚——救主耶稣。当时还有三个来自异乡的国王跟着奇异星宿的引导，找到了玛利亚和马槽里的新生儿，并献上了当时珍贵无比的乳香、黄金和没药作为贺礼。

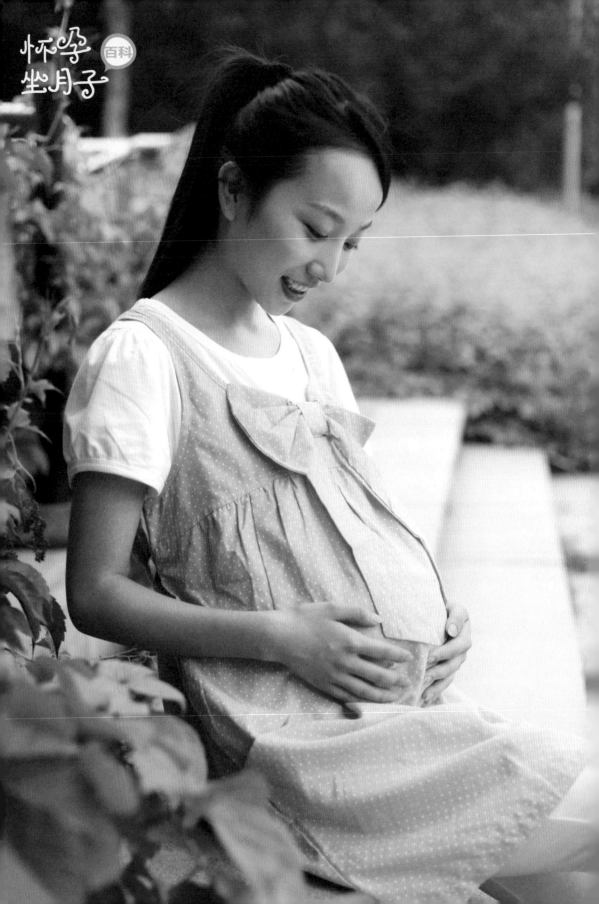

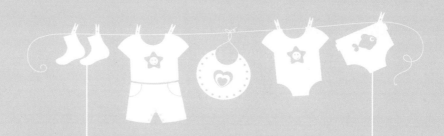

怀孕第8月

（29~32周）

进入孕晚期

肚子里的小人儿开始变得十分顽皮

他会在子宫中嬉戏玩耍

他已经不安于现状

他迫不及待地要看看这个世界

此刻

每一次胎动都向妈妈展示着他的"强壮"

向妈妈诉说着自己的感恩与期待

胎宝宝的发育过程忙碌而有序

宝宝周周看

现在，宝宝的大脑有数十亿的脑细胞正在形成，同时因为感官能力的提高，大脑的发育进入了一个特别的时期，即感官获得的刺激传达到了大脑，大脑会做出相应反应。比如宝宝现在可以感觉到光线，当有光线进入子宫，大脑发出指令，胎宝宝转头避开光线。这是一个意义重大的变化，大量神经细胞的形成，让胎宝宝头部在继续增大，比其他部位显得重，因此大多数的胎宝宝在最后固定胎位的时候都是头朝下的。如果此时还没有头朝下就位，也不需要担心，子宫内的活动空间足够把他的体位变换过来。

另外，因为皮下脂肪初步形成，现在的胎宝宝看上去十分可爱，整个身体光润、饱满了许多，皮肤也不再是皱皱巴巴的了，看上去显得圆润了些，不再像个小老头了。

本周，宝宝顶臀长 26~27 厘米，身长 38~43 厘米，体重约 1300 克，他的肌肉和肺正在继续成熟，手指甲也已经很清晰。

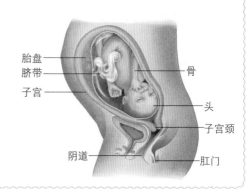

胎盘
脐带
子宫
骨
头
子宫颈
阴道
肛门

准妈妈身体变化

本周结束后，准妈妈的子宫底在脐上 7.6~10.2 厘米处，宫高约 29 厘米，体重增加了 8.5~11.5 千克，如果躺久了，可能会出现头晕、心慌、出汗等症状，这种现象被称为仰卧综合征，出现这个症状的时候，只要改换左侧卧位就可缓解了。

孕晚期，大约有 20% 的准妈妈会发生鼻子通气不畅或鼻出血的情况，这种情况不一定是得了感冒，大多是内分泌系统分泌的多种激素刺激鼻黏膜，使鼻黏膜血管充血肿胀引起的。一旦分娩，鼻塞和鼻出血随之消失，不会留下任何的后遗症。

胎动虽然有所减少，但整体来说宝宝还是比较好动的，有时候会让妈妈哭笑不得。准妈妈醒着的时候，想逗他玩一会儿，他却有可能正在呼呼大睡，一动不动；但当准妈妈累了想要休息的时候，他却有可能醒了，活力四射，让准妈妈无法休息。但不论怎样劳累，这种亲密而幸福的感觉都会溢满准妈妈的心田。

第29周特别提醒

♥ 进入孕晚期，每两周进行一次产检

28周以后，准妈妈要每两周去医院检查一次，36周以后则每一周检查一次。孕晚期，定期产检是非常必要的，产检可以检测准妈妈和胎宝宝的健康状况。其常规内容没有改变，最主要的是增加了骨盆测量、胎心监护、胎位检查的项目，当然有抽血项目的时候还需要空腹。

♥ 测量骨盆，看能否顺产

骨盆测量结果是确定准妈妈能否自然分娩的一个重要参考内容，主要是测量骨盆内径和骨盆出口，测量方法有对角径测量法和骨盆内测量法。如果出口过小，胎头无法顺利娩出，容易造成胎宝宝宫内窘迫，严重时危害母婴安全。此时可听医生建议，在37周时估测宝宝的大小，来决定是否需要进行剖宫产。

♥ 可能会出现胸闷的现象

孕晚期，准妈妈可能会陆续出现胸闷的症状。在排除心脏、血压等异常情况后，其主要原因为，宝宝在腹腔对妈妈的血管有正常压迫，会导致妈妈腹腔的压力增大，从而对心脏有正常的挤压现象，这是准妈妈出现胸闷的根本原因。

胸闷的另一个原因，很可能是准妈妈增长的子宫顶到了心脏。这种状况等胎宝宝的头部入盆后就会有所改善。如果实在是胸闷得厉害，那么建议去医院做一个详细的检查，警惕孕晚期妊娠高血压疾病的发生。

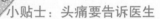

小贴士：头痛要告诉医生

产检时，准妈妈要把头痛状况告诉医生，孕期头痛是很常见的现象，尤其是在孕晚期，因为此时血压低而身体正努力向头部供血。平时常做头部按摩是既简单又有效的方法，如果按摩已经无法缓解头痛，医生会给准妈妈开一些无副作用、孕妇可用的药物缓解头痛。

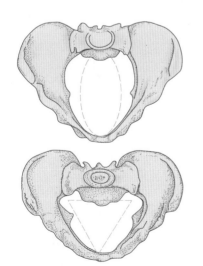

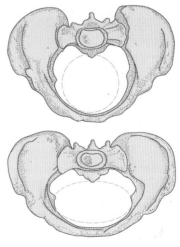

骨盆出口的大小影响准妈妈的分娩方式，一般在孕37周左右医生会告知，准妈妈要尊重医生的意见。

准妈妈饮食宜忌

♥ 孕晚期的营养需求

孕晚期，胎宝宝的生长发育速度加快，因此准妈妈的新陈代谢也会比较快；另外，胎宝宝此时开始在体内储存营养，所以准妈妈对营养的需求特别大。

营养	每日需求	补充原因	如何摄取
钙	1200毫克	胎宝宝骨骼、头颅硬化需要，准妈妈缺乏易骨质疏松、小腿抽筋	含钙丰富的食物、钙制剂（注意不要过量）
铁	35毫克	胎宝宝开始在体内储存铁，准妈妈缺乏易造成缺铁性贫血，出现头晕、心悸、疲惫等；分娩时子宫收缩力也会较差	含铁食物、铁制剂
锌	20毫克	促进胎宝宝生长发育，缺乏易导致准妈妈子宫收缩无力，使产程加长	含锌食物，如猪瘦肉、苹果、糙米、茄子、坚果等
维生素B₁	1.5毫克	准妈妈缺乏会呕吐、倦怠；孩子出生后易体重低，易患神经炎、先天性脚气病等	全麦食品、燕麦、花生、猪肉、牛奶和各种蔬菜
维生素K	14毫克	若缺乏，易导致早产或孩子出生后患先天性失明、智力发育迟缓等病	蛋黄、奶酪、海藻、菠菜、莴笋、菜花、豌豆等
蛋白质	80克左右	准妈妈和胎宝宝体内都需要储存大量蛋白质，以维持胎宝宝生长发育	肉类、大豆类食物
脂肪	80~100克	为胎宝宝发育提供各种脂肪酸	植物油脂、鱼油等
碳水化合物	25克	提供热量、糖原及脂肪。若缺乏，准妈妈易出现蛋白质缺乏或酮症酸中毒	主食除米、面外，增加小米、玉米、燕麦片等粗粮

♥ 每日一菇，能补充孕晚期的营养需求

蘑菇营养丰富，又含有丰富的微量元素，而且几乎没有任何负面效果，所以是准妈妈最好的食物之一。

1 碳水化合物

蘑菇中含有丰富的单糖、双糖和多糖，分子多糖可以显著提高机体免疫系统的功能。

2 蛋白质

蘑菇的蛋白质占干重的 30%~45%，大大超过其他普通蔬菜，同时避免了动物性食品的高脂肪、高胆固醇危险。

3 维生素

蘑菇的营养价值之所以高，还在于它含有多种维生素，尤其是水溶性的 B 族维生素和维生素 C、脂溶性的维生素 D 含量也较高。

4 矿物质

蘑菇中的铁、锌、铜、硒、铬含量较多，经常食用野山菌既可补充微量元素的不足，又克服了盲目滥用某些微量元素强化食品而引起的元素流失。

5 膳食纤维

富含丰富的膳食纤维，能帮助准妈妈缓解便秘、防止肥胖，在睡觉前大量吃菌的话，会有撑胀感。

♥ 缓解胃灼热的吃法

到了孕晚期，准妈妈可能常感到胸口难受、体内灼热不适，这都属于正常现象。因为胎宝宝日渐长大，子宫底部上升，会压迫胃部，影响准妈妈的消化功能，并且还有少量的胃酸反流进入食管，使胃部感到灼热不适。

想减轻胃灼热症状，首先要减轻胃肠的负担。白天应尽量少食多餐，不让胃部过度膨胀，以减少胃酸的反流。同时，在睡前2小时不要进食。饭后半小时至1小时内避免卧床。

另外，油炸或油腻食物会引起消化不良，而酸性食物及食醋都会使胃灼热加剧，准妈妈应尽量避免食用。可多吃富含胡萝卜素的蔬菜及富含维生素C的水果，如胡萝卜、甘蓝、红椒、青椒、猕猴桃等。像海产品如牡蛎等富含锌的食物也都可以多吃一些。另外，睡觉时可在床上用软垫把自己垫起来，对缓解胃灼热也会有一定的帮助。

♥ 准妈妈"去火"食物

在食物中，"苦"是"火"的天敌，因为苦味食物中含有生物碱、尿素类等物质，这些物质有解热祛暑、消除疲劳的作用。最佳的苦味食物首推苦瓜，不管是凉拌、清炒还是煲汤，只要能把苦瓜做熟且不失"青色"，就都能达到"去火"的目的。除了苦瓜，还有很多食物也有不错的去火功效，其中具有代表性的有：

绿豆

在去火降暑的同时还能解毒、降血脂、补充蛋白质。

雪梨

具有生津润燥、清热化痰之功效，特别适合秋天食用。医学研究证明，雪梨还有润肺清燥、止咳化痰、养血生肌的作用。

银耳

具有补脾开胃、益气清肠、安眠健胃、补脑、养阴清热、润燥之功，对阴虚火旺、不受参茸等温热药物滋补的孕妇非常有效。

菊花

具有清热解毒、降胃火的功效，易上火的准妈妈可以常用菊花泡水喝。

草莓

不但好吃，还有药用价值，它"去火"的效果是：清暑、解热、除烦。

牛奶

能解热毒、去肝火，牛奶性微寒，可以通过滋阴、解热毒来发挥去火功效。而且牛奶中含有多达70%的水分，还能补充人体因大量出汗而损失的水分。

准妈妈孕晚期饮食禁忌

1.忌食苋菜等寒凉、对子宫有刺激作用的食物。

2.不能吃霉变的食物。

3.慎食大补食品。

4.为了保证宝宝能够获得全面的营养，准妈妈需要更加注意饮食的全面、均衡性。

5.轻度妊娠高血压疾病的准妈妈可在门诊治疗，平时要注意卧床休息，少吃脂肪类、高糖分和盐分的食物。

银耳老鸽汤

材料：鸽子 1 只，干银耳 20 克，枸杞子 15 克，姜 3 片，盐适量。

做法：① 将银耳放入水中浸软，去蒂，洗净沥干待用；枸杞子泡软，洗净待用。

② 鸽子洗净焯水，再洗净，切大块待用。

③ 烧开适量清水，放入鸽肉、枸杞子和姜片，用中火煲约 1 小时至材料熟。

④ 加入银耳，再煲 30~40 分钟至汤浓，用盐调味后即可盛上桌，趁热食用。

功效：补血、养心安神。

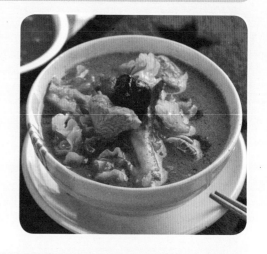

蘑菇炒肉片

材料：蘑菇（平菇、香菇、鸡腿菇均可）150 克，肉片（牛肉、羊肉、猪瘦肉、鸡肉均可）100 克，香菜、盐各适量。

做法：① 锅里加适量油加热，放入肉片炒香。

② 加入蘑菇，继续翻炒几下，锅里明显出现汤汁。

③ 转小火 2 分钟，加入盐、香菜调味即可。

功效：可预防妊娠糖尿病，补充蛋白质、铁元素，提高准妈妈的免疫力。

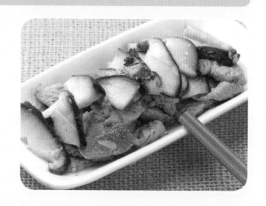

什锦蘑菇炒黄花

材料：干黄花菜 30 克，各种蘑菇（3 种以上）搭配共 200 克，香菜、盐各适量。

做法：① 黄花菜洗净，用温水浸泡半小时；香菜切碎。

② 蘑菇洗净，切成大小均匀的薄片。

③ 锅里加适量油加热，放入黄花菜翻炒几下，然后加入蘑菇，继续翻炒 30 秒。

④ 转小火，加入盐调味，出锅后撒上香菜即可。

功效：蘑菇中含有人体难以消化的粗纤维、半粗纤维和木质素，可保持肠内水分平衡，还可吸收余下的胆固醇、糖分，将其排出体外。黄花菜有补虚下奶、平肝利尿的作用。两者搭配适合准妈妈食用。

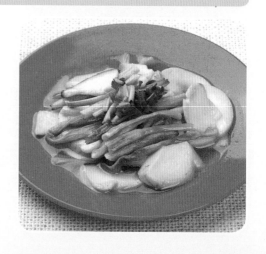

准妈妈生活宜忌

♥ 怎样矫正胎位不正

大多数宝宝最后都会因头部较重，而自然头朝下就位的，如果此时仍然胎位不正，可以适当采取措施进行矫正，矫正的最佳时间为妊娠29~34周，有很大机会可以将宝宝转为顺产的胎位。

矫正方法一： 做膝胸卧位来纠正，每天早晚各1次，每次做15分钟，连续做1周，每周检查一次看胎位是否转正。其姿势是，在硬板床上，胸膝着床，臀部抬高，大腿和床垂直，胸部要尽量接近床面，注意做前要空腹、松开裤带。

矫正方法二： 用艾条灸两小趾跟部外侧的至阴穴，每日1次，每次15~20分钟，连续做1周。注意艾条离皮肤不要太近，以免烧伤皮肤。两种方法可合并使用，如无人帮助，可一先一后运用，如有老公协助，可同时进行。

提醒： 如果以上两种办法都不见效，到妊娠34周经医生检查后，可决定是否通过进行外部倒转方法，来让胎宝宝人为转180度；有时候胎位不正的原因是脐带过短，人为调整可能会引起胎盘早剥，引起早产，建议顺其自然，实在不行还可以进行剖宫产。

♥ 肋骨疼的原因及缓解措施

孕晚期，准妈妈时常感觉肋骨疼，有时候哪怕是打一个喷嚏，都会疼得想掉眼泪。从某种角度来看，这是一件好事，肋骨会有疼痛感，证明宝宝发育得很好，他身体的某个部位，最有可能的就是宝宝的小脚丫顶着妈妈的肋骨，把妈妈弄疼了。

如果准妈妈实在是疼得受不了时，可

以改变一下自己的姿势，这样做宝宝也可能随之改变姿势，还可以尝试以下的动作：把一只手臂举过头顶的同时深呼吸，然后吐气并放下手臂，两侧各重复几次。

♥ 孕晚期产检时的注意事项

1 骨盆测量有一定的疼痛和不适，准妈妈千万不要因为害怕而拒绝，应该积极配合。这时可以做深呼吸，放松腹部肌肉。

2 做胎心监护需要在胎宝宝有胎动的时候，所以准妈妈需要提前了解宝宝的胎动规律，把握胎动出现的时间，选一个胎动最频繁的时段去做，监护会更顺利。另外，要做好胎宝宝不配合的准备，比如胎动迟迟不出现或出现异常，这就需要提前1个小时吃些高热量的食物（如糖果、蛋糕），准备好打持久战；检测时选一个舒服的位置，可以坐、半卧或左侧卧；如果胎宝宝始终不肯活动，可能是睡着了，准妈妈可以轻轻晃动一下或轻拍腹部，唤醒胎宝宝。

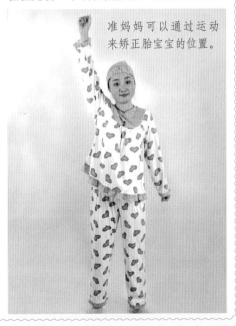

准妈妈可以通过运动来矫正胎宝宝的位置。

运动胎教

　　孕晚期做些适合自己的运动很重要，下面这些运动不仅可以让准妈妈有适当的活动量，还有防止便秘的作用，准妈妈不妨尝试一下。

♥ 动作步骤及要领

　　1. 清晨起床后，在床上静坐 5 分钟。

　　2. 下床，两腿分开同肩宽，手指交叉上翻，手臂高举过头顶，吸气时慢慢抬起脚跟，双眼注视手背，然后屏住呼吸数秒，呼气时脚跟落地还原。

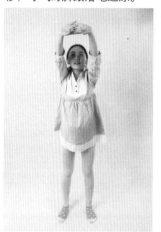

　　3. 两腿分开与肩同宽，手指交叉上翻，两臂高举过头顶，抬脚跟，上身缓慢右侧弯，保持数秒，再左侧弯保持数秒，期间要自然呼吸，注意不可太累。

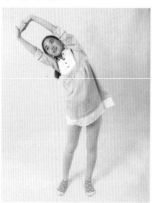

　　4. 两脚分开同肩宽，手指交叉翻掌，两臂上举吸气，呼气时身体前屈一点，两眼注视手，吸气时身体向右方，呼气时转向左方。

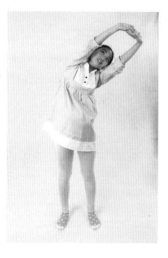

♥ 准妈妈运动的注意事项

　　1. 做好热身运动

　　若准妈妈在运动前没做好热身运动，很容易在运动过程中造成肌肉、关节的拉伤。因此，运动前一定要先热身，不仅避免拉伤，也能避免抽筋。

　　2. 穿着运动专用的服装

　　运动专用的服装往往具有吸汗散热的功能，可避免不吸汗材质为皮肤带来的不适，有弹力的运动服装也才有利于身体的活动及伸展。

　　3. 运动强度要适当

　　运动时心率需在每分钟 140 次以内，若超过此范围，不利于准妈妈和胎宝宝的健康。

　　4. 每次运动不应超过 20 分钟

　　准妈妈需在运动 15 分钟后就稍做休息，即使体力充足也必须在稍做休息后再开始运动。这是因为准妈妈必须避免过度劳累与心动过快，并且孕期运动的目的并不是燃烧脂肪，而是在训练全身的肌力，因此准妈妈每运动 15~20 分钟就要停下来稍做休息。

　　5. 运动中要尽量补充水分

　　补充水分除了能避免脱水之外，也可以控制体温上升的速度，一旦准妈妈体温快速上升，胎儿心跳也会跟着加速。因此，准妈妈运动前、中、后一定要记得补充水分。

　　6. 避免跳跃和震荡性的运动

　　震荡或跳跃性的运动都容易使准妈妈重心不稳，若是滑倒或碰撞到物体，都容易使胎儿产生撞击造成宫缩或破水，甚至发生早产，所以应避免这种运动。

30周

胎宝宝可对光线和声音做出反应了

宝宝周周看

胎宝宝此时神经网络已经四通八达，大脑发育非常迅速，正向颅骨外推，并且折叠形成了更多的沟回，头部变得更大了。现在胎宝宝能够对大多数的声音做出反应，最熟悉的当然是准妈妈的声音。每当听到妈妈的声音时，宝宝都可以随着光线的明暗做出变化，明亮时闭上眼睛，昏暗时睁开眼睛，并且睁眼时大概能够看到子宫中的景象，还能辨认和跟踪光源。

另外，胎宝宝主要的内脏器官基本已经发育完全，像肠、胃、肾等功能可以达到出生以后的水平。骨骼和关节也很发达了，免疫系统有了相应的发育。不过，肺部的发育还有所欠缺，正在合成肺泡表面活性物质。这些活性物质可以帮助肺泡膨胀张开，是将来自主呼吸不可缺少的。男孩的睾丸这时正在从肾脏附近的腹腔，沿腹沟向阴囊下降，女孩的阴蒂已突现出来，但并未被小阴唇所覆盖，那要等到出生前的最后几周才会发育完全。

孕 30 周，胎宝宝身高约 42 厘米，体重 1200~1500 克，皮下脂肪继续增长。

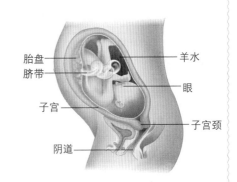

胎盘
脐带
子宫
阴道
羊水
眼
子宫颈

准妈妈身体变化

准妈妈的子宫约在肚脐上方 10 厘米处，从耻骨联合量起，子宫底高约 30 厘米。因为子宫上升到了横膈膜，准妈妈会感到身体越发沉重，肚子大得看不到脚下，行动越来越吃力，呼吸困难，胃部不适。

再过几周，随着胎宝宝头部开始下降，进入骨盆，准妈妈的不适感会逐渐减轻，白带也可能会增多，要特别注意护理。如果发生不规则宫缩，应立刻停下来休息，最好每天中午都睡个午觉。另外，这时候是准妈妈身体负担迅速加重的一个时期，会明显感觉到子宫顶到了胃部，一吃东西就会觉得胃不舒服，食欲减弱了。

给准爸爸的温馨提示：

准妈妈现在会经常觉得特别疲惫，可能连测量体重、宫高、腹围都懒得做。准爸爸要及时督促准妈妈，并积极帮忙。

第30周特别提醒

♥ 本周做第六次正式产检

本周是准妈妈第六次产检的时间，除了孕晚期常规检查项目，准妈妈还应该再做一次 B 超检查和一次妊娠高血压疾病的检查。此时还可能有一些特殊情况出现，比如说有妊娠期高血压、糖尿病等并发症的出现，医生会根据准妈妈自身情况来做相应的检查。此时，还有一些事情需要向医生咨询，比如如何纠正胎位，怎样测量腹围、宫高等，一定不要忘记。

♥ 严防其他并发症的发生

孕晚期，各种妊娠期的并发症会不约而同找上门，如妊娠高血压疾病、妊娠糖尿病、妊娠贫血症、妊娠性鼻炎等。准妈妈一定要严加防范。

妊娠糖尿病的预防只要做到不吃高糖食物，控制好体重增长即可。而想要预防妊娠高血压疾病，准妈妈除了要定时产检外，平日里还要每天测量血压，及时发现血压升高的现象。

妊娠贫血的症状比较明显，如疲劳、头晕、脸色苍白、指甲变薄易断、心悸、胸闷等，平时要多吃含铁的食物，如动物肝脏、芝麻酱、绿色蔬菜、木耳和蘑菇等。

妊娠性鼻炎一般在怀孕 8 月以后会非常明显，分娩后，致病因素就会消除，鼻炎也随之而愈，不留任何后遗症。如果给准妈妈的生活带来了不便，那么可以在医生的指导下用一些药物来缓解症状，以免因呼吸困难而伤害宝宝。

先兆子痫是妊娠高血压疾病中比较严重的阶段，指妊娠 20 周以后，在高血压、蛋白尿、水肿基础上，出现头痛、眼花、恶心、呕吐、上腹不适等症状。防治先兆子痫要做到：卧姿以左侧卧为宜；避免吃太咸的食物，如腌制品、罐头食品；每天早晚各量一次血压，以了解血压的变化；维持高蛋白饮食，每天摄取 80~90 克蛋白质，补充尿中流失的蛋白质；保持情绪稳定，多休息，保持心情愉快，以减轻身体的负担。

有的准妈妈还有一些其他的并发症，不要担心，要相信医生，并养成良好的生活、饮食习惯，情况严重时及时就医很重要。

♥ 活动关节，减轻手指麻木

孕晚期，身体内潴留较多的水分，这些额外的水分会使手和手腕中的神经组织肿胀，导致神经压迫。当一段尺寸过大的神经挤压正常尺寸的神经鞘时，就会引起疼痛和麻木。医学上称为腕管综合征。平时，准妈妈多活动一下手腕，做一做指关节运动是很有必要的，对缓解麻木感十分有益。

♥ 该做增强骨盆的运动了

进入孕晚期，要做一些能加强骨盆关节和腰部肌肉柔软性的运动，如稍慢的体操、散步或简单的伸展运动，这可以为今后的顺产打下良好的基础。具体做法是：坐在垫子上屈伸双腿，平躺下来，轻轻扭动骨盆等简单动作，每次做操时间在 5~10 分钟即可。

小贴士：尾骨疼痛有妙招

可以试试热敷或冷敷尾骨部位，每次15分钟，或者试试热淋浴，但水温不要过高。

准妈妈饮食宜忌

♥ 准妈妈进补过量也有危害

怀孕后，准妈妈总想着自己腹中多了一个人，因此要补充足够营养，不管是营养品还是用餐量都吃双份，哪怕吃不下也还要吃，希望宝宝能够因此吸收更多的营养。殊不知，进补过度对胎宝宝的发育也有不利影响，因此进补时一定要慎重，不可过量。

像维生素类的营养，如维生素 A，每日合理的膳食即可供给所需，除非确诊患有维生素 A 缺乏症，否则不需要额外补充，过量可能会引起早产；维生素 B_6 的需求量仅比孕前多 0.6 毫克，日常食物，如肉、鱼、蛋奶、豆类等完全可以满足需求，若过量胎宝宝易患维生素 B_6 依赖症，如果诊治不及时，可能会留有智力低下后遗症；而维生素 C 每日过量摄入（超过 1000 毫克）会使体内逐渐成为"酸性体质"，不利于胎宝宝生殖细胞的发育，而且长期摄入过量，还易使胎宝宝出生后患坏血症；维生素 D 补充过多（每日超过 15 毫克）易造成胎宝宝软组织的钙化；维生素 E 过量则可能造成新生儿腹泻等。

其他食物进补过量也有危害，如主食摄入过量易使身体的热量超标，导致母体过胖、胎宝宝过大。母亲过胖又可能引起孕期血糖或血压过高，胎宝宝过大则可导致难产；肉类、鱼类、蛋类和甜食过量可使准妈妈体内儿茶酚胺水平增高，胎宝宝发生唇裂、腭裂机会增加；水果每天摄入不要超过 500 克，摄入过多易导致糖分摄入超标，患妊娠糖尿病概率增加。

所以，准妈妈吃什么都要适量，但要注意也不能因此摄入不足，破坏营养均衡。

♥ 吃海鲜有助于缓解孕期抑郁症

有一项有趣的调查，调查结果是：与每周吃 3 次海鲜的准妈妈相比，不吃海鲜的准妈妈发生孕期抑郁的概率居然增加了 50%。这一差异主要是因为海鲜中富含 ω-3 脂肪酸，海鱼中的维生素 D 和碘也会使抑郁症得到缓解，所以准妈妈可以适当吃一些海鲜，来增加 ω-3 脂肪酸的摄入量。

♥ 准妈妈要保证热能的供给

孕 8 月，胎宝宝开始在肝脏和皮下储存糖原及脂肪，此时准妈妈要保证热能的供给，而碳水化合物和脂肪性食物是热量的两大主要来源。

如果碳水化合物摄入不足，可能会造成蛋白质缺乏或酮症酸中毒，所以增加主食的摄入，如大米、面粉等，可以保证碳水化合物供给，一般每天需要进食 400 克左右的谷类食品。除米、面主食之外，要增加一些粗粮，如小米、玉米、燕麦片等。而脂肪性食物多为肉类，准妈妈可以适当多吃瘦肉和鱼肉，另外坚果也含有大量脂肪，可以每天吃上一把瓜子或几颗核桃、一小把开心果，等等。

还有一种既能补充热量又不会使准妈妈发胖的食物——荞麦。荞麦在所有谷类中被称为最有营养的食物，富含淀粉、蛋白质、维生素 B_1、维生素 B_2、镁等，能为人体提供所需热量，并且不会令人发胖。

本周营养食谱推荐

果汁鱼块

材料：净鱼肉 200 克，苹果（橙）汁 300~400 毫升，鸡蛋 1 个，玉米粉、盐、水淀粉各适量。

做法： ❶ 将加工好的净鱼肉切成长 3 厘米、厚 0.6 厘米、宽 1.5 厘米的块，放入碗内，加盐腌 15 分钟。

❷ 把鸡蛋与水淀粉、清水搅拌均匀，将鱼块放入蘸上一层，而后再裹上一薄层玉米粉。

❸ 炒勺内倒入植物油，放在旺火上烧到七八成热，将鱼块逐一放入，炸至金黄色捞出。

❹ 炒勺留底油，放回火上，加入果汁炒匀。

❺ 用水淀粉勾薄芡，淋在鱼块上即可。

功效：综合了鱼的营养与水果的香甜，不咸、不腻，并且营养丰富，有利于胎宝宝大脑的发育。

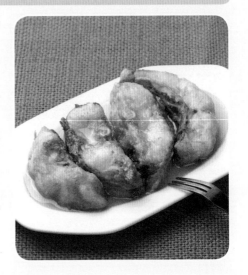

预防妊娠贫血的菜谱

冰糖五彩玉米羹

做法：将嫩玉米蒸熟，或用干净纱布包起来，用小擀面杖压烂，放入开水中煮熟烂。加菠萝丁、豌豆、枸杞子、冰糖，煮 5 分钟，加适量水淀粉，使汁变浓。将鸡蛋打碎，倒入锅内成蛋花，烧开后即可食用。

百合粥

做法：取百合干 30 克、粳米 60 克。先将百合与粳米分别淘洗干净，放入锅中加水，用小火煨煮。待百合与粳米熟烂时，加入甜杏仁 9 克同煮，加糖适量，即可食用。

香菇红枣粥

做法：取水发香菇 20 克，红枣 20 枚，猪瘦肉 150 克，加姜末、葱末、盐、白糖等，与粳米一起用砂锅炖熟。

芝麻粥

做法：黑芝麻 30 克，炒熟研末，同粳米 100 克煮粥食之。

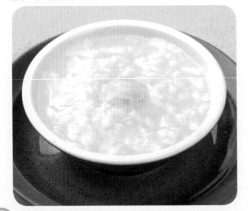

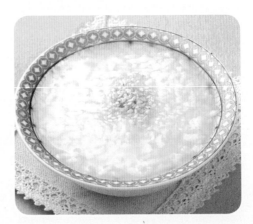

准妈妈生活宜忌

● 不要让产前抑郁症缠上你

开始为分娩做准备的准妈妈一定要小心产前抑郁的不请自来，做到及时预防。此时患上产前抑郁很可能会持续到产后，导致产后抑郁。

此时发生抑郁的主要原因是过度焦虑，比如担心生产过程中的痛楚，是否会诞下畸形儿，分娩过程是否会出错，自己是否会难产等。最近研究发现，白领孕妇更容易患产前忧郁，因为她们的焦虑更多一些，除上述担心外，还有来自工作与生活冲突上的矛盾，如工作状态是否能恢复如前，担心工作地位不保，担心工作之余照顾不了孩子等。

其实，担心的事目前还没有成为事实，将来能否会成为事实也不会因为现在担心与否而发生改变，所以准妈妈要尽量放宽心，安心享受现在的生活，为了未知的事情而杞人忧天确实不是明智的举动。

● 战胜对分娩的恐惧

临近分娩，准妈妈对分娩的恐惧可能与日俱增，看看下面的方法能否帮自己减轻恐惧感。

1 抱着"车到山前必有路"的想法，不要把分娩本身当作严重的事情反复思考。不要谈论，也不要向过来人打听分娩的过程及其感受，以免增加自己的恐惧感。

2 将注意力集中到与分娩无关的事情上去，将各种可能遇到的问题事先想清楚，并找出每个问题的解决方法。这样能够转移对分娩本身的恐惧感，而且充分的准备可以避免临时手忙脚乱，有助于产前稳定情绪。

3 恐惧大多源于不了解，这也就是生二胎的准妈妈为什么不像生第一胎的准妈妈那么紧张的原因。所以要多学习分娩知识，不让恐惧乘虚而入。

4 可以看一些有关分娩的书籍，了解自己在分娩过程中应该和不应该做的事，以科学的头脑取代恐惧的心灵。

● 看电视有要求

看电视应遵循三原则

1 与电视保持一定距离，距离 1.8 米以上为宜。

2 时间不宜过长，不要连续超过 1~1.5 小时（约 1 部电影的时间），以防止因眼睛疲劳引起其他不适，如恶心、头晕等。

3 常改变体位和姿势，否则坐的时间过长，会引起下腹部血液循环，影响胎宝宝发育。

准妈妈看些什么节目好

在电视节目的选择上，准妈妈也要注意，像恐怖片、悬疑片最好不要看，容易引起情绪失控。爱情片、喜剧片都是可以看的，但是要避免选择有太悲伤的故事情节的电影，选择电影或电视剧的时候最好先看一下简介，选结局好一点的看，这样无形之中会给准妈妈带来好心情。另外，准妈妈看电视也应该照顾宝宝的感受，这时候宝宝的听力已经发育得很好了，虽然看不见，但是听得很清楚，所以看一些少儿节目或动画片都是不错的选择。

推荐电视节目：《多啦 A 梦》《宝贝计划》《家有儿女》《天才宝宝养成记》等。

语言胎教

♥《三字经》，提前感受中国文化

《三字经》是中国的传统启蒙书籍，是以三字一句的方式，简短地叙述一些广为人知的历史故事，表述内容普遍为古代社会所接受的道德观念和哲理。同时，其文通俗、顺口、易记，特别适合孕晚期的语言胎教。

原文节选

人之初，性本善。性相近，习相远。苟不教，性乃迁。教之道，贵以专。昔孟母，择邻处。子不学，断机杼。窦燕山，有义方。教五子，名俱扬。养不教，父之过。教不严，师之惰。子不学，非所宜。幼不学，老何为。

玉不琢，不成器。人不学，不知义。为人子，方少时。亲师友，习礼仪。香九龄，能温席。孝于亲，所当执。融四岁，能让梨。悌于长，宜先知。首孝悌，次见闻。知某数，识某文。

教准妈妈对宝宝说话：宝宝，《三字经》是我国古典文明传承下来的瑰宝，你一定要仔细听，它的每一个短句都蕴含着深刻的道理，可以指引我们在人生的道路上踏踏实实地做人，做一个善良、孝顺、对社会和国家有贡献的人。

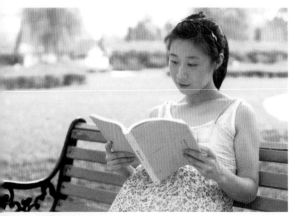

♥ 介绍两个机智的朋友给宝宝

孔融让梨

孔融小时候聪明好学、谦和有礼，大家都夸他是个好孩子，4岁时就已能背诵许多诗赋，父母非常喜爱他。

有一天，父亲买了一些梨子，特地拣了一个最大的梨子给孔融，孔融却摇摇头，另外拿了一个最小的梨子说："我年纪最小，应该吃小的梨，那个大的梨应该给哥哥吃。"父亲听后十分欣喜，就这样"孔融让梨"的故事很快就传遍了邻里村外，并且一直流传下来，成了许多小孩子学习的榜样。

司马光砸缸

有一次，司马光跟小伙伴们在后院里玩耍，院子里有一口大水缸，有个小孩爬到缸沿上玩，一不小心，掉到了缸里，缸大水深，眼看那孩子快要没顶、被淹死了，别的孩子们一见出了事，吓得边哭边喊，跑到外面向大人求救去了。

可是司马光没有跑，急中生智，从地上捡起一块大石头，使劲向水缸砸去，"砰！"水缸破了，缸里的水流了出来，被淹在水里的小孩也因此得救了，小小的司马光遇事沉着冷静、爱动脑筋，他的机智救回了小伙伴宝贵的性命，这就是家喻户晓的"司马光砸缸"的故事。

教准妈妈对宝宝说话：怎么样，宝宝你是不是很敬佩这两个小朋友呢？你一定要向他们学习，将来做一个机智、勇敢、聪明、对社会有用的人，妈妈知道你一定会非常努力，非常出色的。

给宝宝轻声朗读个小故事，一起感受故事的幸福和美好。

胎宝宝各个器官继续完善

宝宝周周看

孕 31 周后，胎宝宝的肺部已经基本发育完成，呼吸能力也基本具备，在此时早产的婴儿可以啼哭，可以建立自主呼吸，这是很了不起的进步。另外，身长的增长开始减慢，体重却迅速增加，皮下脂肪更加厚实，身体表面的皱纹更少了，越发地光润可爱。

胎宝宝大脑的反应变得更快，控制能力也有所提高，能够熟练地把头从一侧转到另一侧，眼睛也是想睁开就睁开，想闭上就闭上，非常自如。另外，眉毛和睫毛也已经长全。现在，宝宝不仅能够分辨明暗，还能逐渐适应光亮环境。当有光照进子宫，胎宝宝不会再像以前一样避开，而是把脸转向光源，甚至可能会伸出小手来触摸，当然这些准妈妈是看不到的。

本周的产检，准妈妈也许会发现羊水里有一些黄绿色的东西，看上去有点恶心，不要担心，这是宝宝把喝进去的羊水通过膀胱又排泄在羊水中，这是他在为出生后的小便功能进行锻炼。

到了本周，胎宝宝体重 1400~1500 克，他的周围约有 850 毫升的羊水，随着宝宝体积的增大，他在子宫内的活动空间就会越来越小，胎动自然有所减少，每小时会动 10 次左右。同时，宝宝的身体和四肢继续发育，直到和头部的比例相当为止，从 B 超上看，宝宝看起来更像一个小婴儿了。

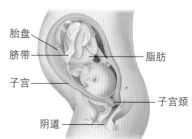

胎盘
脐带
子宫
阴道
脂肪
子宫颈

准妈妈身体变化

此时，准妈妈的子宫底已上升到了横膈膜处，会越发感到呼吸困难，喘不上气。大约 34 周时，宝宝的头部将开始下降，进入骨盆到达子宫颈，那时准妈妈才会觉得呼吸和进食会舒畅得多。

本周，准妈妈身上的妊娠纹和脸上的妊娠斑会更为明显，睡眠也可能会更加不好，感觉怎么躺都不舒服。这种情况，可以让准爸爸轻柔地按摩你的腿、脚和背部，来帮助肌肉放松，会让身体好受一些。

胎动幅度减小、频率降低，但这不会影响胎宝宝用胎动和妈妈交流，因为准妈妈可以更清楚地从腹壁看到胎宝宝的活动。准妈妈可以根据腹部的凹凸猜测一下胎宝宝在干什么，非常有趣。

第31周特别提醒

♥ 胎动幅度在减小

孕 31 周以后，胎宝宝逐渐长大，在子宫内活动的空间也在变小，胎动的幅度自然也就变小了。这好比一个成年人和一个小孩子在同样大小的房间内活动，小孩子可以来回跑闹，而成年人就只能慢慢地走是一个道理。所以，胎动幅度减小很正常，准妈妈不要过分担心，以免影响心情，给自己增加无谓的压力。

但是，即使胎动幅度在减小，准妈妈还是可以感觉到宝宝是在慢慢"蠕动"的，如果感觉胎动的次数也在减少，就需要提高警惕了，正确的做法是到医院做一下胎心监护和羊水取样来确保宝宝是安全的。

♥ 预防早产的几个细节

早产是指妊娠在 28~37 周就结束的分娩，早产的最大征兆就是：羊水破裂和剧烈、有规律的频繁宫缩。早产宝宝出生后，身体会比较弱，还容易生病，所以准妈妈要特别注意预防早产。保持良好的生活状态，避免劳累和外来的刺激都是预防早产的好习惯。

避免引起早产的原因

喝酒：千万不要喝啤酒、红酒和含酒精的饮料，不要认为少喝一点或者喝一次没关系。

体重增加不够：如果准妈妈怀孕前的体重是正常的，体重至少要增加 11.25 千克，如果在怀孕前远远达不到标准体重，那准妈妈可能需要增加体重接近 15.75 千克，如果体重增加不够的话，有可能造成宝宝营养不良，严重的可能会引起早产。

长时间站立：长时间的站立或是重体力劳动也会增加准妈妈早产的概率。建议在孕晚期要减少站立的时间，重体力劳动和举重物也需要禁止。

感染某些疾病：风疹，尿路感染，子宫颈、阴道和羊水感染等疾病会使准妈妈处于高度的早产危险中。

♥ 腰背四肢痛

原因：随着妊娠子宫的增大，准妈妈身体重心前移，为保持身体的平衡，必须采取头和肩向后仰，腹部向前突、脊柱内弯的姿势。结果使腰部和后背肌肉、韧带负担加重，从而引起不同程度的腰背四肢疼痛。此外，过度紧张、疲倦、弯腰或抬举重物，妊娠子宫压迫神经以及骨盆关节松弛（尤其妊娠晚期），也是腰背四肢疼痛的原因。

日常预防

1 在日常生活中注意保持良好的姿势，避免过度疲倦。

2 坐下时，背部靠在枕头上或靠在背椅的扶手上；盘腿坐也有助于预防背部用力。

3 有计划地锻炼以增强背部肌肉强度，如骨盆摆动运动体操，每日 3 次，可以减少脊柱的曲度，有利于缓解背痛。

4 拾取物品时，应该弯曲膝盖而不弯背部，以保持脊柱的平直。

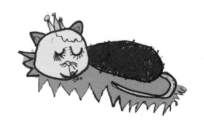

准妈妈饮食宜忌

♥ 要遵守三点饮食原则

1 营养均衡全面：每一种食物都含有不同的营养，要注意食物的合理搭配，最好什么都吃，并且不多吃。不爱吃肉的孕妇，可以将肉做成馅、肉粥等，并吃一些坚果以补充脂肪的不足。吃菜少的孕妇要多食用粗粮，补充膳食纤维。

2 少食多餐：这时子宫底已上升到横膈膜处，准妈妈会感到呼吸困难，进食后总是觉得胃里不舒服，影响了食欲。在这种情况下，最好少吃多餐，以减轻胃部的不适。

3 多吃含钙、磷的食物：孕晚期宝宝的牙齿钙化速度加快，所以准妈妈要继续吃富含钙、磷的食物。如牛奶、蛋黄、海带、虾皮、银耳、豆制品、瘦肉等。

♥ 一定要吃菠菜和鱼类

进入孕晚期，准妈妈再也不必担心有流产的危险了，但接踵而来的早产危险要开始重视了。预防早产的食品有很多，最佳保胎食品为菠菜和鱼，但菠菜含草酸也多，草酸可干扰人体对铁、锌等微量元素的吸收，可将菠菜放入开水中焯一下，大部分草酸会被破坏掉。

另外，准妈妈要保证至少每周吃一次鱼，这样早产的可能性仅为1.9%，而从不吃鱼的孕妇早产的可能性为7.1%，差距很大。因为鱼类多数含有孕妇所必需的不饱和脂肪酸和氨基酸，是预防宝宝早产的强大武器。

♥ 为防早产，不宜多吃的食物

现在，子宫膨胀到了一定程度，受不了较强烈的刺激，所以准妈妈要远离对子宫有强烈刺激的食物，以免早产。

要少吃山楂，山楂可加速子宫收缩，导致早产。另外，准妈妈还要忌食薏米和马齿苋。薏米会影响体内雌激素的水平，不利于胎宝宝稳定；而马齿苋性寒凉而滑腻，对子宫有明显的兴奋作用，易诱发早产。

此外，有活血化瘀功效的食物可以加快血液循环速度，不利于胎宝宝稳定，也要少吃，如木耳、大闸蟹、甲鱼等；木瓜含有雌激素，容易扰乱体内激素水平，尤其是青木瓜，吃多了很容易导致准妈妈早产，要尽量少吃；芦荟目前没有发现致人早产的依据，但是有研究表明芦荟可以引发动物早产，为安全起见，准妈妈最好也少吃。

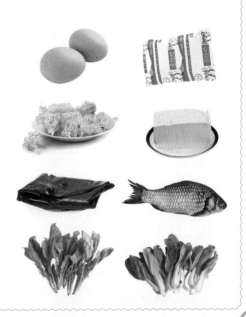

生菜豆衣卷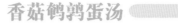

材料：生菜150克，干豆腐2张，胡萝卜200克，鸡蛋1个，面包粉、盐、白糖各适量。

做法：❶ 将胡萝卜洗净，切成长条，焯水；生菜洗净，待用。

❷ 干豆腐放入水中，浸软。

❸ 生菜挤干水分，放入盐、白糖等调味拌匀。

❹ 将生菜铺在干豆腐表面，放上1根胡萝卜条，卷紧干豆腐皮。

❺ 豆衣卷外裹上蛋清和面包粉，放入油锅中炸至金黄捞出，切段即可食用。

功效：干豆腐含有优质的大豆蛋白质，且含钙量较高，能为孕妇提供综合的营养。

菠菜拌猪肝

材料：菠菜300克，猪肝100克，香菜15克，海米10克，盐、酱油、醋、蒜泥各适量。

做法：❶ 新鲜猪肝洗净后，切成小薄片，放入锅中焯一下，捞出后用凉开水过一下，沥干水分。

❷ 把洗净的新鲜菠菜用沸水焯一下，捞出后用凉开水过一下。

❸ 把洗净的新鲜香菜切成2厘米长的小段；将菠菜、香菜、肝片及海米放入盘中，加上适量酱油、醋、盐和少许蒜泥拌匀即可。

功效：补充铁、维生素 B_1、维生素 B_2、维生素 C，还可以缓解准妈妈贫血。

香菇鹌鹑蛋汤

材料：豆腐丁50克，鹌鹑蛋100克，香菇20克，火腿15克，盐、葱花、姜末各适量。

做法：❶ 鹌鹑蛋打入碗内，加盐少许，拌匀；香菇洗净切丝；火腿切末备用。

❷ 锅置火上，放入油烧热，下葱花、姜末爆香，倒入鹌鹑蛋翻炒至凝结，加入清水适量，烧沸，加入香菇、盐煮15分钟。

❸ 加入豆腐丁，撒上火腿末，煮沸即可。

功效：清肺养胃、强身健脑，对宝宝脑部发育有益。

粳米鸡丝粥

材料：母鸡1只，粳米100克，油菜80克，胡萝卜30克，葱、盐各适量。

做法：❶ 胡萝卜切丝；油菜切碎；将母鸡处理干净，取鸡胸肉煮熟备用。

❷ 将处理好的母鸡放入砂锅熬鸡汁。

❸ 把粳米洗净，放入锅内，加入鸡汁、撕成丝的鸡脯肉、盐，煮成粥。

❹ 离火前撒上油菜、胡萝卜丝和葱花即可。

功效：滋补五脏、补益气血，体虚的孕妈妈适合长期食用。

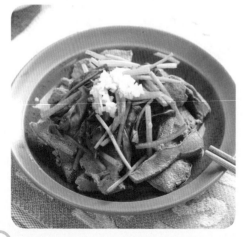

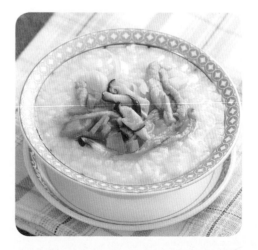

准妈妈生活宜忌

♥ 有些事情不要再做了

不要凑热闹：人多、拥挤的地方不要去，以免被传染上疾病。

麻将不要再打了：有些准妈妈喜欢打麻将消遣时间，甚至在麻将桌前一坐就是一上午，孕晚期最好不要再打了，因为准妈妈在打麻将的过程中患得患失的心情不利于胎宝宝大脑发育，再者久坐会导致血液循环不畅，压迫到胎宝宝，另外，麻将摸得人比较多，容易滋生细菌，很不卫生。

不宜出远门：孕晚期就不宜再出远门了，上下楼梯时要格外小心，防止重心后仰或前倾。

不要单独外出：准妈妈尽量不要单独外出，如果一定单独外出也不要太久。出门时要穿轻、软、舒适、跟脚的鞋子，不要提重物，还要注意夏天防晒，冬天保暖、防滑。

♥ 何时停止工作最合适

准妈妈现在身体负担重，可能想早些休产假了。不过建议如果身体没有明显的不适，医生也没有要求提早休息，一般都可以工作到孕 38 周，也就是产前 1~2 周再休息。因为产假是 98 天，提早休产假，产后恢复的时间就不宽裕了，建议将更多的时间留给产后恢复，毕竟分娩要消耗身体很大的能量，需要时间彻底恢复。

孕晚期容易疲惫，工作时要注意劳逸结合。一旦觉得劳累，要马上休息一会儿，并且争取睡个午觉，为下午的工作积攒一些力量。有些力不能及的事情要跟上司说，请

他另做安排，或者帮忙安排助手。需要注意的是，如果上司或者老板对准妈妈的工作表现出不满或有故意刁难的行为，准妈妈不要太计较，这时候保持好心情是很重要的。

♥ 令人尴尬的尿频和漏尿

准妈妈可能正在被尴尬的尿频和漏尿困扰着，甚至在打喷嚏的时候都会有少量尿液渗出，这是因为骨盆底肌肉、括约肌都变得松弛了，而子宫对膀胱的挤压更严重导致的，不要担心，下面教一些小技巧来缓解这种尴尬。

1 在有排尿需要时去厕所，间隔一段时间后，即使没有强烈的尿意，仍然要去厕所排尿。

2 有时候准妈妈虽然尿意强，可排出来只有一点或者是去了厕所也排不出来，千万不要在下次尿意的时候忍着不去厕所。

3 如果上厕所排尿少，应该补充足够的水分来促进排尿。漏尿情况下要注意保持卫生，平时要勤换内裤或卫生护垫。

4 继续做憋气提肛的练习，有助于锻炼括约肌和骨盆底肌肉恢复弹性，减少漏尿。

5 如果在排尿时疼痛、有残尿、出血等症状，很可能患上膀胱炎，要尽快就医。

提醒：预防尿频可以进行加强肌肉力量的锻炼，做会阴部肌肉收缩运动，既能收缩骨盆肌肉、控制排尿，也能减少生产时产道出现撕裂伤的现象。

语言胎教

♥ 朗诵古诗意境美、语言妙

朗诵范本：《将进酒》

君不见黄河之水天上来，奔流到海不复回。君不见高堂明镜悲白发，朝如青丝暮成雪。人生得意须尽欢，莫使金樽空对月。天生我材必有用，千金散尽还复来。烹羊宰牛且为乐，会须一饮三百杯。岑夫子，丹丘生，将进酒，杯莫停。与君歌一曲，请君为我倾耳听。钟鼓馔玉不足贵，但愿长醉不复醒。古来圣贤皆寂寞，惟有饮者留其名。陈王昔时宴平乐，斗酒十千恣欢谑。主人何为言少钱，径须沽取对君酌。五花马、千金裘，呼儿将出换美酒，与尔同消万古愁。

赏析：这诗的开头描写黄河源远流长，从天而降，接着将人生由青春至衰老的全过程说成"朝""暮"之事，准妈妈可以给宝宝重点解析一下"天生我材必有用，千金散尽还复来"的意思，这是一种豁达、乐观的人生态度。

教准妈妈对宝宝说话：宝宝，这是李白的诗，李白被称为"诗仙"，他的诗将来你上学后会学到很多呢，这首诗中有一句"天生我材必有用，千金散尽还复来"，讲的是不计得失、豁达乐观的人生态度，非常值得我们学习。

朗诵范本：《月下独酌》

花间一壶酒，独酌无相亲。举杯邀明月，对影成三人。月既不解饮，影徒随我身。暂伴月将影，行乐须及春。我歌月徘徊，我舞影零乱。醒时同交欢，醉后各分散。永结无情游，相期邈云汉。

赏析：这是一首富有浪漫色彩的诗，描写诗人在月下独自一人饮酒的情景，独酌本是寂寞的，但李白却运用丰富的想象，把杯中之影、月下之影和自己的身影凑成了所谓的"三人"，把寂寞的环境渲染得十分热闹，

不仅笔墨传神，更重要的是准妈妈要告诉宝宝，这表达了李白旷达的生活态度，十分值得我们后人学习。

教准妈妈对宝宝说话：宝宝，《月下独酌》还是李白的诗，你看！他能把一个人独自饮酒变成三个人一起饮酒，多么有意思呀。可以看出，诗仙李白真是名副其实，你如果喜欢的话，妈妈会多给你讲一点李白和他诗，每一首都非常有趣。

♥ 和宝宝一起读名家散文

节选朱自清的散文《春》

盼望着，盼望着，东风来了，春天的脚步近了。一切都像刚睡醒的样子，欣欣然张开了眼。山朗润起来了，水长起来了，太阳的脸红起来了。

小草偷偷地从土里钻出来，嫩嫩的，绿绿的。园子里，田野里，瞧去一大片一大片满是的。坐着，躺着，打两个滚，踢几脚球，赛几趟跑，捉几回迷藏。风静悄悄的，草软绵绵的。

桃树、杏树、梨树，你不让我，我不让你，都开满了花赶趟儿。红的像火，粉的像霞，白的像雪。花里带着甜味，闭了眼，树上仿佛已经满是桃儿、杏儿、梨儿！花下成千成百的蜜蜂嗡嗡地闹着，大小的蝴蝶飞来飞去。野花遍地是：杂样儿，有名字的，没名字的，散在草丛里，像眼睛，像星星，还眨呀眨的。

"吹面不寒杨柳风"，不错的，像母亲的手抚摸着你。风里带来些新翻的泥土的气息，混着青草味，还有各种花的香味，都在微微润湿的空气里酝酿。鸟儿将窠巢安在繁花嫩叶当中，高兴起来了，呼朋引伴地卖弄清脆的喉咙，唱出宛转的曲子，与轻风流水应和着。牛背上牧童的短笛，这时候也成天在嘹亮地响。

32周

胎宝宝头朝下，做好出生的准备了

宝宝周周看

孕32周，胎宝宝的体位已经基本固定在头朝下了，做好了出生的准备。皮下脂肪还在继续储备，这是为了出生后的保暖做准备的。呼吸和消化功能渐趋完善，而且还能分泌消化液了。另外，胎毛开始脱落，不再毛茸茸的了，慢慢地只有背部和双肩还留有少许。

在本周，胎宝宝的神经系统变化最大：神经通路完全接通，并开始活动；神经纤维周围形成了脂质鞘，对神经纤维有保护作用，这使得神经冲动能够更快地传递。因此，胎宝宝有能力进行复杂的学习和运动，并且意识会越来越清楚，能够区分黑夜和白天。

此时，宝宝的肺和胃肠功能已接近成熟，具备了呼吸能力。随着体积的长大，妈妈子宫内的空间快被占满了，他的手脚不能自由伸展了，所以胎动会比原来更少，动作也会减弱。

本周胎宝宝身长约44厘米，体重约1800克。通过B超可以看到宝宝的皮肤变得比以前透明、粉红，因为脂肪层在皮肤下面沉积了。

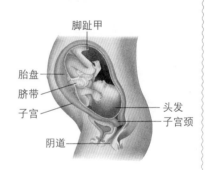

脚趾甲

胎盘
脐带
子宫

头发
子宫颈

阴道

准妈妈身体变化

这周，准妈妈的体重增加约450克，这时准妈妈可能会感到很疲劳，并且很难休息好，行动也更加不便，食欲因胃部不适仍然不好。由于胎头下降，压迫膀胱，准妈妈会感觉排尿次数增多了，阴道分泌物也在陆续增多，此时更要注意外阴的清洁。另外，沉重的腹部也会让准妈妈很容易有倦怠感，这些都是正常现象，但是为了生产时准妈妈能轻松一些，适当的活动还是很有必要的。

此时，宝宝可能只有在感觉不是很舒服的时候动一下，所以妈妈几乎感觉不到胎动，不要担心，一般准妈妈只要能感觉到胎宝宝在蠕动即可。

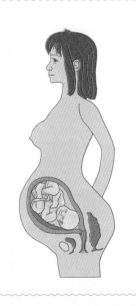

第32周特别提醒

♥ 本周做第七次正式产检

这周，准妈妈该做第七次正式产检了。除了常规检查外，准妈妈要做第三次 B 超检查，医生会看看宝宝现在的样子，检查一下是否有胎位不正的现象等。通过 B 超，准妈妈会发现宝宝活动的空间很少，看上去挤挤的。这也是为什么胎动越来越不明显的原因。

此次孕检，医生可能还会建议准妈妈学会测量腹围，这样可以及时发现宝宝成长速度的异常。具体方法是：取立位，以肚脐为准，水平绕腹一周，测得数值即为腹围。腹围平均每周增长 0.8 厘米。孕 20~24 周增长最快；孕 34 周后腹围增长速度减慢。如果以妊娠 16 周测量的腹围为基数，到足月，平均增长值为 21 厘米。不过，即使不按这个数值增长也不用担心，因为实际情况往往因个人情况不同而有所差别。

♥ 准妈妈出现无痛性子宫收缩

到了孕晚期，准妈妈会感觉到肚子一阵阵发紧、发硬，有时会像绷带绷着一样难受，但过一会儿就会缓解，也没有疼痛的感觉，而且发生的时间不确定，有时候半天一次，有时候 1 小时 1 次，或者 1 小时 2 次，总之，找不到规律，这就是无规律的无痛性子宫收缩。为什么会有这种现象呢？原来这是子宫在为分娩做准备了，在孕激素的作用下，子宫肌开始做分娩前的训练，胎宝宝也在做出生的准备，开始向子宫口移动了。所以，准妈妈遇到这种情况时不要紧张，子宫收缩的时候坐下来休息一会儿，很快就会缓解的。

♥ 夏季出行要防中暑

俗话说"孕妇过三伏，腹中揣火炉"，说的是在炎热的夏季，准妈妈应该多加注意防暑。因为怀孕时，准妈妈的身体基础代谢率比一般人高约 25%，体温也比一般女性高 0.2~0.5℃，但身体的耐高温能力较差，所以会比普通人更怕热。

所以，在酷热天气里，应尽量减少户外活动，尤其要避免在中午高温时段外出，即使外出也要采取戴防晒帽或打伞等方法避暑。

♥ 节制性生活，预防早产

日益增大的腹部，会压迫准妈妈的腰部导致疼痛，性生活过于频繁则会让腰部更加难受，另外，激烈的动作还容易刺激子宫，引发早产。所以，为了宝宝可以足月、安全的降临，准爸妈最好节制一下性生活，不要过于频繁，可以暂且按暂停键，或每周不超过 1 次，这对准妈妈和胎宝宝都有益。

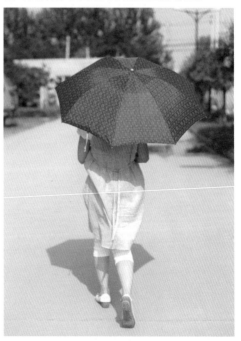

逛街的时候一定要看好天气出门，做好防护工作。

准妈妈饮食宜忌

♥ 食物的种类越多越好

此时，准妈妈每天吃 20 种以上的食物就能基本保证营养的需求。20 种食物听起来很多，其实想要吃够是很容易的，看看下面这个表格，准妈妈就会明白。

时间	食物	种类统计
早上	燕麦片1~2勺，1个煮鸡蛋，搭配凉拌芹菜花生或菠菜花生，1小盒酸奶	5种
加餐	全麦面包2片，1个苹果或其他水果	2种
中午	米饭，配菜是烧茄子、凉拌银芽、排骨冬瓜汤或其他（1热1凉1汤）	5种
点心	蜂蜜柠檬汁1杯，苏打饼干3~4片，1根香蕉或其他水果	4种
晚上	豆面面条1小碗（加几颗绿叶青菜），2个鹌鹑蛋，1小碗紫菜虾米汤	5种
睡前	1杯温热的牛奶	1种

♥ 经常食用润肠通便的食物

预防便秘是孕晚期要持之以恒的工作，由于不断增大的腹部压迫肠胃，造成肠蠕动减慢，再加上准妈妈因腹部增大而缺乏运动，便秘就会有所加重，所以经常吃些有润肠通便功效的食物十分有益。这样的食物有：韭菜、芹菜等各种绿叶蔬菜；苹果、香蕉等水果；能促进肠蠕动的蜂蜜、芋头等；含有脂肪酸的松子仁、黑芝麻、瓜子仁和含有维生素 B_1 的谷物等。

♥ 适合准妈妈的粗粮

粗粮含有丰富的不可溶性膳食纤维，有利于消化系统正常运转。准妈妈适当摄入粗粮，能降低妊娠高血压疾病、妊娠糖尿病、体重过度增加的风险。适合准妈妈食用的粗粮有：

谷物类：玉米、小米、黑米、紫米、高粱米、大麦、燕麦、荞麦等。

杂豆类：黄豆、绿豆、红小豆、黑豆、青豆、芸豆、蚕豆、豌豆等。

块茎类：红薯、山药、土豆等。

♥ 补充铜、镁元素，预防早产

摄入铜元素的方法

各种食品中，动物肝脏的铜含量最高，其次是猪肉、蛋黄、鱼类、蚌、牡蛎和贝壳类食物，其他如香菇、芝麻、黄豆、木耳、果仁、杏仁、燕麦、荠菜、菠菜、龙须菜、芋头、油菜、香菜等也含有铜。同时，准妈妈也可有意识地使用铜制炊具，帮助机体补充铜元素。

摄入镁元素的方法

一般每片氧化镁含有250毫克的镁，半匙粉剂含有 600 毫克的镁。可以将没有味道的氧化镁粉剂加到果汁或者牛奶中，这样既可以补充镁又有营养。此外，还可以使用硫化镁：用榨汁机将一个鸡蛋打进果汁或牛奶中，这样做的同时还提供了丰富的钙质，冲淡了硫化镁的味道。

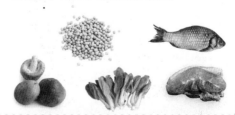

本周营养食谱推荐

胡萝卜苹果奶

材料： 胡萝卜 80 克，苹果 100 克，熟蛋黄 1/2 个，牛奶 80 毫升，蜂蜜 10 毫升。

做法： 苹果去皮、去核，胡萝卜洗净，连同余下的材料一起，放入电动食物粉碎机内，搅打均匀。

功效： 蛋黄和牛奶中都含有蛋白质和脂肪，能够为准妈妈提供足够的热量。苹果和蜂蜜中的糖，是补充热量的重要物质。胡萝卜含有丰富的维生素 A、维生素 D，以及钙、磷等元素，这些对促进宝宝生长发育、维持肌肉和骨骼的正常功能，都大有帮助。

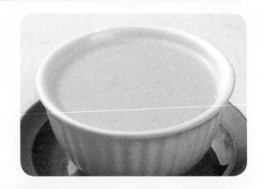

清蒸酸梅鱼

材料： 鲈鱼 500 克，乌梅 30 克，姜 5 克，葱 10 克，盐适量。

做法： ❶ 乌梅用 3 杯水熬成 1 杯水备用，把姜、葱切成细丝，鲈鱼清洗干净后对剖，撒入盐。

❷ 将水煮沸，再把鲈鱼放入蒸锅中蒸 12 分钟；油入锅，将姜丝、葱丝爆香。

❸ 加入乌梅汁调成酱汁，淋在蒸好的鲈鱼上即可。

功效： 鲈鱼具有补肝肾、益脾胃、化痰止咳之效，对肝肾不足的孕妇有很好的补益作用。

孕妇养胃菜谱

鸡蛋阿胶汤

材料： 鸡蛋 1 个，阿胶 10 克，红枣（干）6 克，红糖 15 克。

做法： ❶ 红枣放入锅内，加入清水适量，用大火煮沸；磕入鸡蛋同煮，转用小火煲约 1 小时。

❷ 将阿胶捣碎，放入碗内，用煮沸的红枣、鸡蛋汤溶化，加入红糖调匀即成。

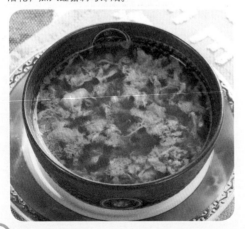

鲜橙南瓜羹

材料： 橙子 1 个，南瓜 300 克，冰糖 30 克。

做法： ❶ 橙子清洗干净，切成碎粒；南瓜洗净去皮，切成小块。

❷ 将切好的橙子粒、南瓜、冰糖放入锅中，加入适量水，大火煮开后，转中火继续熬煮 30 分钟即可。

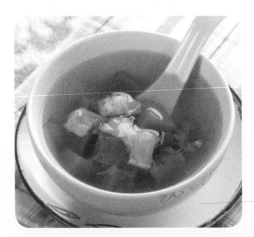

准妈妈生活宜忌

♥ 睡不好，有妙招

孕晚期，宝宝的重量会压到准妈妈的大静脉，阻止血液从腿和脚流向心脏，使睡眠质量下降，甚至使准妈妈从睡梦中醒来，这种情况可以借助枕头保持左侧卧位睡眠的方法来缓解。具体做法是：将枕头放在腹部下方或夹在两腿中间，或者将摞起来的枕头、叠起来的杯子或毛毯垫在背后，这些小技巧都会减轻腹部的压力。另外，睡前喝1杯温热的牛奶或让准爸爸给自己做一些缓解身体压力的按摩都是提高睡眠质量的好方法。

如果准妈妈在睡梦中出现腿抽筋的情况，可以用力将脚蹬到墙上或下床站立片刻，这样会有助于缓解抽筋。当然，还要保证日常饮食中有足够的钙摄入。

♥ 提早决定是自然分娩还是剖宫产

通过孕检及骨盆测量，医生已经可以为准妈妈决定分娩的方式了，如果准妈妈可以自然分娩，那么就要开始学习一下自然分娩的知识，比如：如何呼吸、如何战胜产前恐惧、哪些食物可为分娩助产等。但如果是剖宫产的话，准妈妈就要配合医生做一些检查，并且要了解一下剖宫产后可能会遇见的问题，做好预防，为产后恢复开辟顺畅的道路。

要知道，自然分娩的确很好，排除了有严重妊娠高血压疾病、妊娠糖尿病、心脏病等不适外，能否自然分娩，还要考虑三个因素：产力、产道和胎宝宝在宫内的情况。如果准妈妈的身体素质不适合自然分娩的话，千万不可以勉强，最好听医生的建议进行剖宫产。

♥ 以下这些情况一定要进行剖宫产

1 胎儿宫内窘迫：由于胎宝宝缺乏氧气而陷于危险状态，也有可能胎死腹中，倘若心率少于120次/分情况就更危急，产妇要尽快进行剖宫产手术将宝宝取出来。

2 胎宝宝过大：胎宝宝体积过大无法经由骨盆腔生产。

3 胎位不正：正确的生产应是胎宝宝头先露出来。而不正确的胎位容易导致宝宝在生产过程中窒息而死，这时候一定要进行剖宫产，让他的小脑袋瓜露出来，以便于呼吸。

4 轻度妊娠高血压疾病：患有高血压、蛋白尿、水肿综合征的准妈妈，宝宝将无法从胎盘获得足够的营养与氧气，也不能承受生产过程所带来的压力。

5 胎盘前置：若是胎盘附着在子宫部位过低会导致出血以及阻挡了胎宝宝出生通道，那么就一定要用剖宫产了。

6 胎盘剥离：通常胎盘剥离是由高血压或创伤所引起而导致阴道出血的紧急状况。

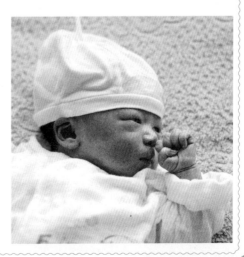

音乐胎教

♥ 重复听以往听过的音乐

重复听以前听过的音乐，是音乐胎教不可缺少的内容。胎宝宝的听力从最初发育到发育完全，经历了很多个阶段，而潜在的记忆也在一点一点地积累。孕晚期，他的听力已经发育完全，听以前听过的音乐会让宝宝的这种潜在记忆被激发出来，让他对音乐有一种熟悉的感觉，同时也对培养宝宝的兴趣和气质有很大的益处。

♥ 有趣的动画片配同名音乐《蓝精灵》

一首轻松愉悦的蓝精灵之歌，配上好看的动画片，相信宝宝一定会非常喜欢，在听之前，准妈妈可以先给宝宝讲一下蓝精灵的故事，勾起宝宝的好奇心，然后再开始欣赏电影、歌曲。

蓝精灵的故事：

在山的那边，海的另一边，住着101个快乐的蓝精灵，他们在蓝爸爸的带领下一直幸福快乐地生活着，直到有一天，出现了一个坏巫师，名叫格格巫，他的身边还有一只狡猾的阿兹猫，格格巫和蓝精灵的战争惊天动地，因为格格巫总想捉住蓝精灵，用他们熬一道美味的汤，还想用他们的头发炼制魔法药剂，称霸森林，但是总是没能成功。期间，格格巫和阿兹猫的愚笨和蓝精灵的机智形成了鲜明的对比，有了无数有趣好玩的故事……

教准妈妈对宝宝说话：怎么样，宝宝是不是也很想知道他们之间到底发生了什么事呢，让妈妈和你一起寻找答案吧。

歌词欣赏：

在那山的那边海的那边有一群蓝精灵／他们活泼又聪明／他们调皮又灵敏／他们自由自在生活在那绿色的大森林／他们善良勇敢相互都关心

哦，可爱的蓝精灵／哦，可爱的蓝精灵／他们齐心协力开动脑筋斗败了格格巫／他们唱歌跳舞快乐又欢欣／哦，可爱的蓝精灵／哦，可爱的蓝精灵／他们齐心协力开动脑筋斗败了格格巫／他们唱歌跳舞快乐多欢欣

提醒：在看动画片和听歌的时候，准爸爸可以扮格格巫的声音，来和准妈妈进行角色对话，准妈妈还可以一边说话，一边问宝宝意见，这样全家齐上阵，相信宝宝也会跃跃欲试地想和"格格巫"战斗，将来宝宝出生后一定会像蓝精灵一样聪明、可爱。

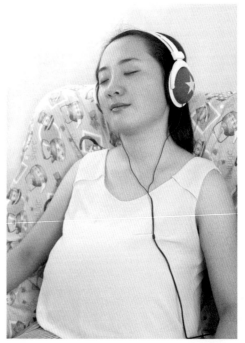

和最亲爱的宝宝一起听些美好的音乐。

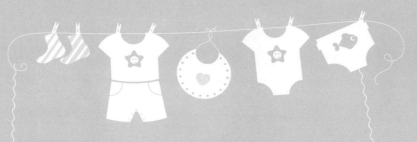

诗歌欣赏：逃跑的恐惧

恐惧，在哪里

哦 它躲到了九霄云外

忧心，在哪里

哦 它插上翅膀飞走了

坚强 会让你放下对疼痛的畏惧

温暖 会为你撑起一片爱的蓝天

在这片蓝天下

有一个小宝贝向你蹒跚地跑来

你觉得陌生又熟悉

本能的张开了双臂 把他抱在怀里

你听到了他有力的心跳

这才恍然大悟

哦 我的孩子

我的宝宝

原来是你

你已经来到这个世界

来到了我的身边

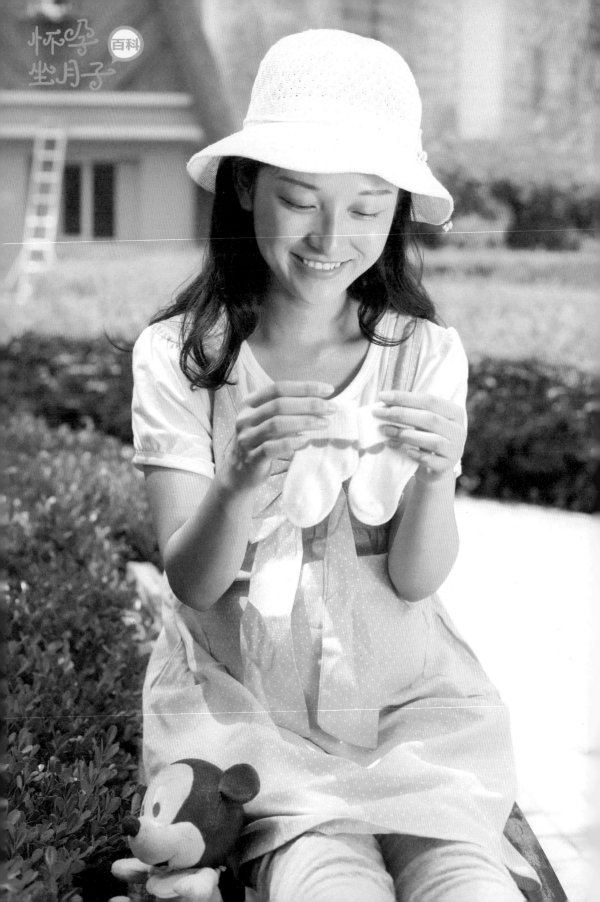

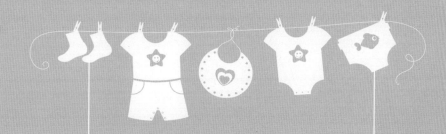

怀孕第9月

（33~36周）

坚持就是胜利

坚持了这么久

"收获"的日子即将来临

喜悦与期待与日俱增

接下来的日子

分娩前的恐惧、担心、抑郁会不请自来

你一定要

将它们拒之门外

只要记住两个字：坚持！

胎宝宝的骨骼正在变硬

宝宝周周看

现在，有的胎宝宝头发已经非常浓密，也有的比较稀少，这与日后发质的好坏没有必然联系，妈妈不用太担心。宝宝的指甲和趾甲长得盖住了手指和脚趾，通常还没有超过手指和脚趾。

到了33周，胎宝宝的体重仍然在快速增长。33~40周这段时间里，胎宝宝的体重增长总量比此前的增加总量多一半多，进入了最后冲刺阶段。皮下脂肪较前段时间大幅度增加，身体正变得圆润。另外，生殖器官的发育也趋于完善：男孩的睾丸从腹腔降入阴囊，当然也有的宝宝在出生后当天或更晚一些时候睾丸才会降入阴囊；女孩的外阴唇已经明显凸起，左右紧贴。可以说胎宝宝的生殖器官发育已接近成熟。

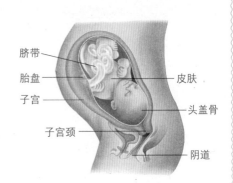

脐带
胎盘
子宫
皮肤
头盖骨
子宫颈
阴道

本周，有少数胎宝宝的头部开始向骨盆滑入，而多数则要到孕34周才会有这种情况。此时，胎宝宝身长约45厘米，体重约2000克。

准妈妈身体变化

现在，准妈妈的体重大约以每周500克的速度增长，约有一半是来自宝宝的重量。另外，因为胎头逐渐下降，膀胱受到严重压迫，所以尿意会很频繁。

准妈妈这周可能会感到骨盆和耻骨联合处酸疼不适，并且不规则宫缩的次数会增多，腹部经常阵发性地变硬变紧。外阴变得柔软而肿胀。还有可能会感到手指和脚趾的关节胀痛，腰痛也会加重，关节和韧带逐渐松弛，沉重的腹部使准妈妈更不愿意活动，更易疲惫。准妈妈不要担心，这是身体在为顺产做准备。

随着胎宝宝不断增大，准妈妈腹部增加的重量会改变自己的体形和身体的重心。这个时期由于腹部肌肉受到拉伸，韧带变得松弛，增大的子宫压迫某些神经，可能会导致准妈妈下背痛或臀部及大腿的疼痛。此时腿部麻木或疼痛严重的话要及时去医院就诊。

给准爸爸的温馨提示：

妻子的眼睛现在看不到脚，再加上膝关节压力很大，下楼梯会有一定的困难，容易发生意外。这时候准爸爸最好能时刻陪伴着妻子，成为她的保护伞和"移动扶手"并给予鼓励和安慰。

第33周特别提醒

♥ 阴道分泌物增多

孕晚期,阴道分泌物比平时要多一些,但不必太担心,这主要是自身的生理激素变化的原因,对胎宝宝没有什么影响。有的时候准妈妈会感觉到下身湿湿的,很不舒服,这时需要注意平时的清洁卫生,勤换内裤,防止发生阴道炎等疾病。

♥ 开始做会阴按摩

会阴是阴道和直肠之间的部位。韧性良好的会阴肌肉可以使分娩更轻松,减少会阴侧切的概率,产后发生会阴疼痛及其他与会阴损伤有关并发症的可能性也明显降低。

按摩方法:

1 洗干净手,坐在床上,上半身斜靠靠被,把腿伸展开,呈一个半坐着的分娩姿势。然后把一面镜子放在会阴的前面,面朝会阴部。这样就可以清楚地看见会阴周围肌肉组织情况。

2 选择一些按摩油,或者水溶性的润滑剂,用拇指和手指把按摩油涂在会阴周围。

3 将拇指沾上精油或润滑剂,尽量深地插入阴道,伸展双腿,拇指向直肠方向稍微用力。

4 轻柔地继续伸展会阴口,直到准妈妈觉得有些轻微的烧灼或刺痛的感觉。保持这种伸展姿势,直到刺痛的感觉平息,然后继续前后地轻柔按摩阴道。

5 轻柔按摩拇指和食指之间的肌肉组织大约1分钟。

提醒:准妈妈按摩的力度要把握好,过于用力会引起会阴部敏感的皮肤出现瘀伤和刺痛。同时,在按摩期间不要用力按压尿道,因为这样会导致感染和发炎。

给准爸爸的温馨提示:

准妈妈肚子大,不方便为自己做会阴按摩,准爸爸要主动帮忙,一定要记得彻底清洗双手。

会阴按摩的注意事项

1 每天做1次。不能过早按摩,一般在产前1个月即可,过早按摩可能导致早产。

2 会阴部肌肉很敏感,按摩时不能太用力,过于用力会引起会阴部肌肉出现瘀伤和刺痛。

3 按摩时不要用力按压或拉扯尿道,以免尿道口张开,发生感染。

4 如果担心手不够干净,可以在拇指上套一个避孕套,避免细菌进入阴道,引起感染。

5 阴道有水肿、炎症、疱疹的准妈妈不适宜做会阴按摩。

6 如果准妈妈有过一次会阴侧切的经历,做会阴按摩时可以加强瘢痕处的按摩时间和力度。

准妈妈饮食宜忌

♥ 骨骼发育期，要多补充营养

孕晚期是宝宝骨骼发育的时期，要多补充营养。像每日必需的蛋白质、脂肪、碳水化合物、钙、铁、锌、硒等可以通过摄入足够的蛋奶、主食、粗粮、新鲜果蔬、坚果、鱼类等食物来得到补充。尤其是钙，胎宝宝骨骼发育离不开钙。如果准妈妈从食物中无法吸收足量的钙，可以在医生的指导下服用钙片。

另外，还要增加海洋食物的摄入。海洋食物含丰富的 α-亚麻酸，α-亚麻酸能提高胎宝宝的脑神经功能，增强脑细胞信息功能，促进大脑发育。在怀孕最后的 3 个月，准妈妈要适量多吃一些。同时，海洋食物还富含维生素 A、维生素 D 及优质蛋白，与胎宝宝眼睛、皮肤、牙齿和骨骼的正常发育关系密切。适合准妈妈吃的海洋食物有紫菜、海参、虾仁、深水鱼类等。

♥ 补充足够的钙、铁、磷

补钙：可以经常摄取奶类、鱼和豆制品，它们都可以有效地补充钙质。虾皮含钙量很高，也可以经常食用。

补铁：现在，宝宝的肝脏是以每天 5 毫克的速度储存铁，直到储存量达到 240 毫克。如果铁摄入不足，可能会影响他体内铁的存储，出生后易患缺铁性贫血。所以准妈妈要注意吃一些含铁丰富的食物，如动物肝脏、绿叶蔬菜等。

补磷：磷在很多食物中都存在，各种粮食、鱼、肉、蛋、奶、豆类等都含有丰富的磷脂，而且很多食物中的磷脂都比较容易吸收。但需要注意的是，含有草酸的食物会抑制磷的吸收，过多的钙吸收也会与磷形成竞争性抑制，阻碍磷的吸收。因此，在饮食上应该保证磷钙的合理摄取比例，应为 (1:1)~(1:2)。

♥ 多吃富含维生素B_1、维生素C的食物

维生素 B_1 的主要作用是以辅酶的方式参加糖代谢，还能抑制胆碱酯酶的活性，减少乙酰胆碱的水解，从而促进胎宝宝发育，保护神经系统。维生素 B_1 的来源有：谷类（谷类中的维生素 B_1 80%存在于外皮和胚芽中）、豆类、坚果、酵母、猪肉、肝脏等。

维生素 C 可以加固羊膜中的胶原构成，降低胎膜早破的概率，同时也降低了分娩的危险。维生素 C 主要存在于新鲜的水果和蔬菜里，含量比较丰富的有：新鲜的大枣、柑橘类、橙子、红果、草莓、猕猴桃、酸枣、番茄、菠菜、菜花、苋菜、苜蓿等。

小贴士：其他饮食注意

1.适当控制饮水量，但饮水次数不能减少；天气好的话，要到户外多晒太阳，可促进合成维生素D，有利于钙的吸收。

2.注意饮食卫生，这一段时间的饮食卫生尤其重要，因为此阶段随时可能分娩，如果因饮食不当造成孕妇出现其他疾病，都会影响分娩和产后妈妈及宝宝的健康。

本周营养食谱推荐

双色海带丝

材料： 海带 225 克，净鸡肉 100 克，胡萝卜 50 克，葱姜汁、盐、水淀粉各适量。

做法： ❶ 胡萝卜、海带、鸡肉均切成丝。

❷ 鸡肉丝用葱姜汁和盐拌匀，腌渍入味，用水淀粉拌匀上浆。

❸ 锅内放油烧热，放鸡丝炒至断生，放入海带丝炒匀，放葱姜汁炒匀。

❹ 下入胡萝卜丝、余下的盐炒匀至熟，用水淀粉勾芡，出锅装盘即成。

功效： 色泽素雅，口感软嫩，咸香鲜美，营养丰富。

椒盐排骨

材料： 排骨 500 克，鸡蛋 1 个，水淀粉 75 克，面粉 30 克，白糖、五香粉、咖喱粉、盐、香油、料酒各适量。

做法： ❶ 将排骨切块，在白糖、五香粉、咖喱粉、盐、料酒中腌制 15 分钟。

❷ 用鸡蛋、水淀粉、面粉调成蛋糊，将排骨放入糊中挂匀。

❸ 用五成热油炸排骨，八成熟时捞出，用七成热油复炸排骨，呈金黄色捞出。

❹ 用凉熟油滚至皮酥捞出，装入盘中，淋少许香油即可。

功效： 本菜含蛋白质、铁、锌、维生素 A、维生素 D、维生素 B_{12} 等，营养全面，可作为孕晚期准妈妈的常用食谱。

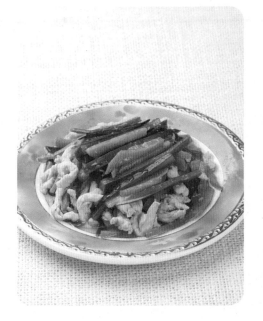

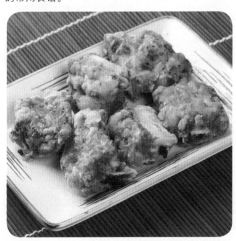

甜椒牛肉

材料： 大米 50 克，牛肉 100 克，蒜瓣 1 个，甜椒 1 个，月桂 2 片，柠檬皮 2 小块，高汤 100 毫升，磨过的葛缕子、番茄糊、乳酪、盐各适量。

做法： ❶ 将大米放入加盐的水中煮 20 分钟；将牛肉切成块；把剥了皮的蒜瓣剁碎；甜椒洗净，略切块；在番茄糊中加水，并搅匀。

❷ 锅中热油，将牛肉放进煎锅，煎 5 分钟；加入甜椒，再加热 5 分钟；把月桂、柠檬皮和蒜放进锅中。最后倒入番茄糊，搅拌一番，小火煮 5 分钟。

❸ 浇入高汤，用葛缕子、盐加以调味，均匀搅拌。盖上锅盖，以小火煮 15 分钟。起锅前，拌入鲜乳酪即可。

功效： 清甜不油腻，既能让准妈妈解馋，又不会让准妈妈发胖，营养均衡，牛肉还会为准妈妈储存力气，以便于以后的顺产。

准妈妈生活宜忌

♥ 脐带绕颈别害怕

如果准妈妈本周发现了胎宝宝脐带绕颈，千万不要大惊小怪，过分担心，脐带绕颈一周的情况很常见，因为脐带绕颈松弛，不影响脐带血循环，所以不会危及胎宝宝。有很多绕了3圈的，宝宝出生后也都发育得很好。

现在，准妈妈只需要经常数一下胎动，一旦发现突然、激烈、大量的胎动，就要赶紧去医院检查，这会帮准妈妈及时发现脐带绕颈过紧（很少见）的状况，并能及时解决。

♥ 小痔疮引起大麻烦

痔疮通常出现在孕晚期，这时候增大的子宫对下腔静脉造成压迫，使血液回流受阻，容易形成局部的静脉曲张，加上此时盆腔组织松弛，痔疮很容易形成。当准妈妈感觉在肛门或者附近有肿胀、瘙痒或疼痛等症状，或者便中带血，就可能是患上痔疮了。痔疮对母婴健康都有危害，是一件很麻烦的事情，需要及时调理治疗。

♥ 怎样预防痔疮

1 要从一开始就预防便秘，常常能够预防痔疮和肛裂。

2 睡觉不要平躺；避免长时间站立或坐姿；有便意时不要抑制，也不要在厕所里待得太久；不要在卫生间里阅读，这样准妈妈就不会总是坐在里边。坐着时，把脚放在脚凳上会让排泄更加容易。

3 尽量朝左侧躺，以减轻直肠的压力，可能的话也要尽量采取这种姿势做其他事情，如阅读、看电视等。

4 经常进行括约肌练习。这些简单的练习会促进这一部位的血液循环。

5 便后起身前，用较柔软的多层卫生纸夹在肛门处，半小时后再取出。这样做可使直肠静脉在人走动时迅速活跃还原，血液正常回流，减轻痔疮。

6 每晚用温水清洗会阴部位，记住要从前向后擦拭。

♥ 了解会阴侧切

会阴侧切作为一种助产手段，有其必要性，但并不是所有的阴道分娩都必须做会阴侧切。如果准妈妈的会阴肌肉韧性很好，完全可以让宝宝顺利通过，而且胎宝宝情况良好，就完全不必要做侧切。

准妈妈不想做侧切，可以事先和医生商量，请医生在情况允许时尽量不做，并声明自己愿意承担会阴撕裂的风险。但当有以下情况时，就不要坚持自己的想法了，以免发生危险。

1 会阴弹性差，阴道口狭小或会阴有炎症、水肿。

2 胎宝宝较大，胎头位置不正，产力不强。

3 高龄产妇，有心脏病及体质虚弱的产妇。

4 子宫口已全开，胎头较低，但是胎宝宝有明显缺氧现象时。

提醒：还有一些情况，医生会临时决定会阴侧切，准妈妈最好配合，不要拖延时间。

语言胎教

♥ 给胎宝宝讲讲自己的童年趣事

准妈妈本周可以给胎宝宝讲一讲自己的童年趣事，在回忆的过程中，积极的情绪会传递给宝宝，让他也能感受到妈妈的快乐。

教准妈妈对宝宝说话： 之前给你讲的都是妈妈学习和生活上的事情，宝宝想不想知道妈妈和爸爸那时候都玩什么游戏呢？那时候没有游戏机、没有电脑，当时小孩子最喜欢三五成群地聚集在一起，玩鸭子过河或者捉迷藏。

描述鸭子过河

在空地上，由两个人拉起一条皮筋当河，参加游戏的人站成一路纵队，斜面向拉起的皮筋站好，排头为老鸭子，后面的人都当小鸭子，游戏开始，大家跟随老鸭子用单足跳的方法依次来到中间跳过皮筋。随后皮筋逐渐升高，可由老鸭子用脚勾下压低，让小鸭子们过去，然后再自己过去，谁在过河中触到皮筋即为失败，轮换扯皮筋者参加游戏。

教准妈妈对宝宝说话： 妈妈玩这个游戏特别笨，总是失误，可能是因为妈妈的平衡感不好的缘故，爸爸每次都能带领小鸭子们安全过河，我只有羡慕的份，然后继续安安心心地当"河"。

描述捉迷藏

首先选定一个范围，大家通过猜拳来选定一个人先蒙上眼睛或背着大家数数，而其他人必须在这段时间找到一个地方躲藏，数完数后那个人去找躲藏者，最先找到的人为下一轮找人的人，没有被找到，且最后回到出发点没有被寻找者发现的人，将不参与第二局的猜拳，直接成为躲藏者，游戏可反复进行。

教准妈妈对宝宝说话： "捉迷藏"这个游戏一直到现在也非常流行，大人小孩都喜欢玩，等你长大一些，咱们一家三口就在家里玩捉迷藏！

♥ 准爸爸再忙也要和宝宝聊天

美国有一位准爸爸从孕7月开始，经常对准妈妈肚子里的胎宝宝说同样一句话："小宝贝，我是你的爸爸！"到了孕晚期，每当这位准爸爸对着宝宝说这句话的时候，胎宝宝就会表现出兴奋的蠕动。当孩子出生后，更神奇的事情出现了：每当孩子因环境改变而不安哭闹时，只要爸爸说："小宝贝，我是你的爸爸！"孩子听后马上就会安静下来，停止哭闹，并把脸转向爸爸声音所在。

看到这个故事准爸爸一定很羡慕，所以不管工作有多忙，都不要忽略和胎宝宝的交流，这是属于准爸爸和宝宝独有的亲子时间。交流的方式最好是对话，并且要持之以恒，最好同时能用手抚摸准妈妈的肚子，让胎宝宝牢牢记住这个声音和感觉。

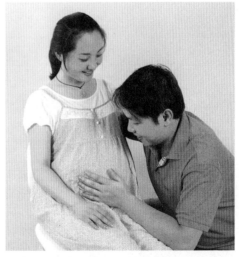

准爸爸要经常和宝宝聊天，让他"记住"你的声音。

胎宝宝的发育基本完善

宝宝周周看

　　进入孕34周，宝宝已经做好了出生的准备姿势，以头朝下的体位固定下来，此时如果胎位仍然不正，纠正起来会有些不易，但还是要及时纠正，否则月份再大就来不及了。胎宝宝的骨骼已经变得结实起来，但是头骨还是比较柔软的，而且每块头骨之间还留有空隙。放心，这不是宝宝发育不完善，而是为了在分娩时，头部可以顺利通过狭窄的产道。

　　本周，胎宝宝身长有45~46厘米，体重约2300克，这时医生会格外关注胎宝宝的位置，因为胎位是否正常直接关系到准妈妈是否能自然顺产，如果宝宝是臀位或是有其他姿势的胎位不正，医生都会教准妈妈采取措施进行纠正。另外，宝宝此时身体其他部位的骨骼已经变得很结实了，皮肤也不再又红又皱了。

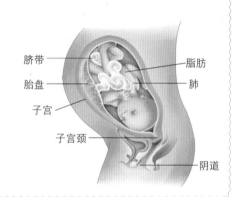

脐带　　　　　　脂肪
胎盘　　　　　　肺
子宫
子宫颈
阴道

准妈妈身体变化

　　本周，准妈妈的宫高约34厘米，子宫底在脐上约14厘米处，也许这时准妈妈的腿脚肿得更厉害了。随着腹部的膨大，消化功能继续减退，更加容易引起便秘。另外，由于胎宝宝的位置下降，准妈妈会觉得呼吸顺畅了很多，食欲也增加了不少，不过还有些妈妈会觉得腹部、膀胱有明显的压迫感，这也是正常的。

　　同时，如果准妈妈是初产妇的话，肚脐周围可能会出现发痒的红斑或条纹，甚至会慢慢地扩散至大腿和肢体末端。这种情况叫做妊娠瘙痒性荨麻疹及斑块，可能与宝宝体重增长过快或多胎妊娠触发皮肤发生改变有关。虽然不会对身体带来伤害，但为了安全起见，建议还是应该让医生做一下诊断比较好。

　　另外，多数准妈妈的乳房会有零星的乳汁分泌出来，这是为产后哺乳做准备的，是乳房的试生产。在宝宝出生后3天才会正式开始产生乳汁，量也会逐渐增大。

　　给准爸爸的温馨提示：
　　在孕9月胎宝宝会有早产的可能，所以此时准爸爸要做好准备，将医院的联系电话、乘车路线做到成熟于胸，将分娩需要带的东西全部准备好。此时准妈妈的乳房会出现漏奶现象，准爸爸千万不要露出嫌弃的样子，要贴心地照顾好妻子的情绪。

第34周特别提醒

♥ 第八次正式产检

第八次正式产检，除了常规检查外，准妈妈还可能会发现检测单子上写着：胎宝宝头部见"V"形压迹，可能脐带绕颈。看到这个的时候准妈妈一定不要慌乱，因为这是很常见的事情，发生率为20%~25%，也就是说，每4~5个胎宝宝中就有1个生下来发现是脐带绕颈的。对宝宝没有危害。

♥ 警惕胎膜早破

胎膜早破导致羊水流出，临床上表现为阴道流水，流水可多可少。由于胎膜破裂时并无痛感，因此，许多孕妇并不会立即发现是胎膜早破，只认为是排尿（羊水多时）或白带流出（羊水少时）。

胎膜破裂会给母婴带来不良影响，甚至会造成严重后果。胎膜早破易并发宫腔感染，感染可殃及胎宝宝，使胎宝宝发生宫内窘迫，影响子宫胎盘的血液循环。胎宝宝由于供血不足，容易引起宫内窒息，还会引起子宫不协调收缩，使产程延长，增加了难产率和剖宫产的机会。由于绝大多数胎膜早破现象是发生在家中，孕妇又不感到痛苦，所以往往不被重视，因而耽误诊治，带来不必要的损害。所以，此时一定要警惕胎膜早破。

♥ 准妈妈会感觉到气短

怀孕8个月以后的孕妇，常常有这样一种感觉：平时不觉得怎么累的动作，这时做了就会扑通扑通地心跳加速，大口喘粗气，即所谓的心慌、气短。

孕晚期，为了适应胎宝宝的生长发育，母体循环系统发生了一系列变化。全身的血容量比未孕时增加40%~50%，心率每分钟增加10~15次，心脏的排出量增加了25%~30%，也就是说心脏的工作量比未孕时明显加大。另外，孕晚期由于子宫体增大，使膈肌上升推挤心脏向左上方移位，再加上孕妇体重的增加，新陈代谢的旺盛，更加加重了心脏的负担。机体必须增加心率及心搏量来完成超额的工作，通过加深加快呼吸来增加肺的通气量，以获取更多的氧气和排出更多的二氧化碳。正常心脏有一定的储备力，可以胜任所增加的负担。因此，一旦发生心慌气短，不必惊慌，休息一会儿即可缓解，也可侧卧静睡一会儿，注意不要仰卧，以防发生仰卧位低血压综合征。

准妈妈可能在感到气短时担心宝宝会缺氧，这大可不必担心，因为宝宝生活在子宫里，妈妈身体里有一套保护他的完整系统，会竭力保证宝宝的氧气供应。另外，不要小瞧宝宝，他也具有自我保护的能力，会尽量从母体获取氧气，轻易不会让自己缺氧。

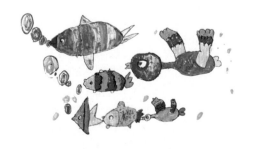

准妈妈饮食宜忌

♥ 营养依然要均衡

合理的饮食结构

1 荤素搭配，粗细配合，避免过多摄入高脂肪及高热量的饮食，如油炸食物、罐头、甜点等，还要控制脂肪和碳水化合物的摄入，以免胎宝宝过大，影响自然分娩的进程。

2 食品多样化、量适当、质量高、易消化、低盐（食盐量应控制在5克/日以下）、低脂。随着准妈妈腹部的膨大，消化功能在持续减退，更加容易引起便秘，所以准妈妈要多吃些玉米、蔬菜等含膳食纤维多的食物。

缺什么补什么，缺多少补多少

孕晚期虽然要注意加强营养，但要注意做到"缺什么补什么，缺多少补多少"，既要防止营养不良，又要注意营养过剩，切忌盲目乱补。一则避免营养不均衡，使宝宝发育受影响，二则避免孕期准妈妈的体重偏重，患上妊娠综合征，影响自然顺产和产后身材恢复。

♥ 补锌有助于顺利分娩

研究表明，自然分娩的产妇，妊娠期间血锌浓度比较高，而需要剖宫产的产妇，妊娠期间血锌浓度偏低，证实了产妇分娩方式与其妊娠期间血液中锌水平的高低有极为密切关系。

据专家研究，主要是锌可增强子宫内相关酶的活性，促进子宫肌收缩，把胎宝宝驱出子宫腔。当缺锌时，子宫肌收缩力弱，无法自行驱出胎宝宝，因而需要借助产钳、吸引等外力，才能娩出胎宝宝，严重缺锌则需剖宫产。因此孕妇补锌有助于分娩。

在正常情况下，孕妇对锌的需要量比一般人多，这是因为孕妇不仅自身需要锌，还要供给发育中的胎宝宝。因此，若不注意补充，就极易缺乏。平时，可以经常吃些动物肝脏、肉、蛋、鱼以及粗粮、干豆，这些都是含锌比较丰富的食物。另外，像核桃、瓜子、花生都是含锌较多的小零食，每天最好都吃些，这样能起到较好的补锌作用。

苹果是补充锌的最佳水果来源，它不仅富含锌等微量元素，还含有脂质、碳水化合物、多种维生素等营养成分，尤其是膳食纤维含量高，有助于胎宝宝大脑皮层边缘部海马区的发育，同时也对胎宝宝后天的记忆力有帮助。每天吃1~2个苹果就可以满足锌的需要量。

♥ 适当吃一些通乳的食物

从现在开始，准妈妈也要适当吃一些通乳的食物，为今后的哺乳做好准备。像猪蹄汤、瘦肉汤、鲜鱼汤、鸡汤等肉汤食物，含有丰富的水溶性营养成分，可以适当饮用一些，不仅会帮助准妈妈在哺乳期有充足的乳汁分泌，而且对月子期恢复体质有很大帮助。另外，像奶酪、花生、黄豆、鸡脚、笋、糯米等都是不错的通乳食物，准妈妈都可以适当地吃一些。

黄豆猪蹄煲

材料：猪蹄 3 只，黄豆 100 克，炖肉料 2 袋，盐、酱油各适量。

做法：❶ 将猪蹄洗干净，用开水焯去血水。

❷ 放冷水中放入炖肉料、适量酱油，大火烧开，以中火炖 40~50 分钟。

❸ 加入黄豆，转为小火炖 1 小时，加盐调味即可。

功效：这道菜不但能让皮肤更美，还为产后母乳正常分泌打下了坚实的基础。

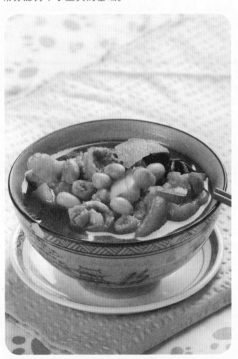

肉炒三丝

材料：芹菜丝 100 克，猪瘦肉 25 克，豆干丝 25 克，葱丝 2.5 克，姜丝 2.5 克，酱油、盐、水淀粉各适量。

做法：❶ 先将猪瘦肉沿横断面切成细丝，用水淀粉、酱油调汁拌好，待油锅热后，放入肉丝，用大火快炒至八成熟时离火，倒出待用。

❷ 炒锅再上火，加入油烧热，葱、姜丝炝锅，放入芹菜、豆干丝，炒至八成熟时，放入已炒的肉丝及余下的酱油，用大火炒熟，调入盐即可上桌食用。

功效：色彩搭配合理，色香味俱佳，含优质蛋白质、铁、锌。

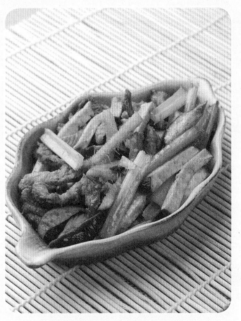

肉丁豌豆饭

材料：大米 250 克，嫩豌豆 150 克，咸肉丁 50 克，熟猪油、盐各适量。

做法：❶ 大米淘洗干净、沥水，嫩豌豆冲洗干净。

❷ 锅置旺火上，放入猪油，油烧至七成热时，下咸肉丁翻炒几下，倒入豌豆煸炒 1 分钟。

❸ 加盐和水（以漫过大米二指为度），加盖煮开后，倒入淘好的大米，用锅铲沿锅边轻轻搅动，此时锅中的水被大米吸收而逐渐减少，搅动的速度要随之加快，同时火力要适当减小。

❹ 待米与水混合时将饭摊平，用粗竹筷在饭中扎几个孔，便于蒸汽上升，以防米饭夹生，再盖上锅盖焖煮至锅中蒸汽急速外冒时，转用微火继续焖 15 分钟左右即成。

功效：软糯滑润，味道鲜美，含有丰富的蛋白质、脂肪、碳水化合物、钙、磷、铁、锌和维生素 B_1、维生素 B_2、维生素 C 及烟酸等多种营养素。豌豆有和中下气、利小便、止泄痢、消痈肿等功效，可防止孕妇发生水肿和骨质疏松。

准妈妈生活宜忌

♥ 临产前有哪些征兆

临产的先兆表现在，小便次数增多、走路不适的感觉，接下来会感到下腹部一阵阵发硬或腰部有些疼痛，与痛经感觉相似，这种感觉表明初次宫缩开始了。最初每次宫缩持续 10~30 秒，间隔时间较长。渐渐地宫缩持续时间延长，持续 30 秒或以上，间歇 5~6 分钟，并伴有咖啡色或粉红色的血从阴道内流出，这称为"见红"。见红是分娩即将开始的第一症状，通常是发生在分娩前 24 小时。还有一点就是破水和腹部出现规律性的阵痛，开始是每 10 分钟痛 1 次，后来越来越频繁，越来越密集，到最后可能每 3~4 分钟痛 1 次，开始持续时间为 10~30 秒，后来慢慢延长，可延长至 30~60 秒。

♥ 区别真性临产和假性临产

不同宫缩：一般情况下，假性宫缩的出现没有规定的日期，大部分出现于晚期妊娠。但是真性的宫缩出现于临产之前，假性宫缩没有一定的规律性，真性的宫缩有一定的规律性，间隔时间都差不多。

不同阵痛：假性临产，疼痛出现的时间和维持的时间都不固定，休息一会或运动一下痛感就会消失，不会越来越痛。疼痛的部位只是子宫的局部，大多数的时候是在子宫的下方；真性临产的阵痛很有规律，阵痛不会因为休息或活动而停止，只会越来越痛，阵痛的部位遍及整个子宫。

是否见红：假性临产一般不会见红，真性临产会见红。

♥ 羊水早破要及时处理

一旦发生羊水早破，准妈妈和家人都不要过于慌张，要冷静下来，因为不知所措的情况下反而容易做出不当举动。为了防止胎宝宝的脐带脱垂，准妈妈应该立即躺下，并且采取把臀位抬高的体位。最好在外阴垫上一片干净的卫生巾，注意保持外阴的清洁，不可入浴。

提醒：只要发生破水，不管是否到预产期、有没有子宫收缩，都必须立即赶往医院就诊。即使在赶往医院的途中，也需要采取臀高的躺卧姿势。

♥ 选择产院的标准

产院的选择很重要，怎样选择一家适合的产院，需要注意哪些方面，准妈妈和准爸爸要严加筛选，建议最基本的标准如下。

1 从最初检查到产后由同一个医生负责，能给准妈妈安全感。专属医生，会十分了解准产妇各方面情况，遇到紧急状况可以采取针对性解决措施，增加了分娩的安全系数。

2 拥有专业的助产士（导乐）和麻醉师。经验丰富的助产士在分娩时可平复产妇情绪；而麻醉师的技术和经验直接关系到分娩的安全进行。

3 产房要配备产程监护设备，多参数监护仪、超声多普勒胎心监护仪、婴儿辐射暖台以及新生儿窒息复苏抢救设备，可以及时应对分娩中的各种突发事件，确保母婴安全。

4 要有新生儿服务项目，包括新生儿护理、新生儿检查等。

语言胎教

♥ 讲毛主席的故事

教准妈妈对宝宝说话：宝宝，你知道吗，咱们现在的幸福生活来之不易，以前在鸦片战争和八国联军侵华战争的荼毒下，老百姓的生活十分的凄惨，整天都活在压迫和恐惧之中，今天如此和平幸福的生活，源自于1949年的10月1日新中国的成立，说到这就不得不给你介绍一下我们伟大的领袖毛泽东。

毛泽东是湖南湘潭人，是中国伟大的革命家、战略家、理论家和诗人，他不仅是中国共产党、中国人民解放军和中华人民共和国的主要缔造者和领袖，还是中华人民共和国的第一任最高领导人。毛主席的故事有很多，最难能可贵的就是他年轻时不畏强权，不趋炎附势的美好品德，下面我就来给你讲两个他年少时的故事吧。

故事选一：斗 智

一天，毛泽东从韶山到外婆家去，当他走到一个山谷的时候，突然有一个人双手叉腰拦住了去路。原来是当地一个姓赵的富豪子弟，毛泽东早就听说，这个人经常在穷人面前舞文弄墨，以富欺贫，赵某横在路上，傲慢地说："我知道你是文家的外甥，今天要考你，能答得出，我就放你过去，若答不出，就别想过去！"赵某的问题是：百家姓里的"赵钱孙李"分开如何解释，合起来是什么意思？毛泽东稍加思索便说："赵公元帅的'赵'，有钱无钱的'钱'，有理无理与'李'同音，大宋天子赵匡胤说过，有钱龟孙不讲理"这明显就在骂赵某比乌龟还不讲理，赵某听后满脸通红，又恼怒又尴尬，只得让他过去。

故事选二：牛司令

毛泽东少年时代和同伴放牛时，经常在山坡上玩耍，一玩起来往往就耽误了放牛，要

么是到了时间牛还没有吃饱，要么是牛跑到人家的田里去啃庄稼，怎样才能既保证放好牛，又让大家玩得痛快呢？毛泽东和大家商量了一个办法，他把同伴们组织起来分成三班：一班看牛，不让它们吃了庄稼；二班割草；三班去采野果子，每天轮班，今天看牛的，明天割草，后天去采野果子，这样各人都有自己的工作，也都能有多余的时间玩耍。

快到晌午的时候，大家都回到了原来聚会的地方，看牛的孩子们让牛吃得滚圆滚圆的；割草的孩子们都装满了一大篓子；采野果子的孩子们从山里带回来大堆大堆美味的野果……这时候，毛泽东就把草和果子拿来，合理地分给每个人。有时不够分了，他就少分一点。而有剩余的草，他就用绳拴起吊在树枝上，谁能跳起来抓着就归谁，和毛泽东一起，不仅能放好牛，而且玩得痛快，因此小伙伴都乐意同毛泽东一起放牛，称他为"牛司令"。

教准妈妈对宝宝说话：宝宝你看我们的毛主席小时候是多么聪明啊，希望你将来长大了，也是一个聪明的孩子，妈妈不期望你能像毛主席一样伟大，只要踏踏实实做人，不愧对自己的良心就好。

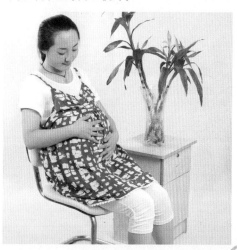

胎宝宝肾脏已经发育完全

宝宝周周看

本周，胎宝宝的指甲生长速度会很快，在月末的时候都快要超过指尖了。肘和膝关节处开始凹了进去，并在手腕和颈部四周形成褶皱，看上去越来越完美。胎毛继续脱落，胎脂也开始脱落。脱落的胎毛、胎脂都会被宝宝吞咽，最后形成胎便积聚在肠内，在出生后会排出。

胎宝宝身长约48厘米，体重约2500克。他越长越胖，变得圆滚滚的。皮下脂肪将在他出生后起到调节体温的作用。尽管中枢神经系统尚未完全发育成熟，体内的脂肪也在增加，但宝宝的肺部发育已基本完成，肝脏也能自行代谢一些废物了。

现在，通过B超或触摸，医生可以估计出胎宝宝的体重，不过这并不是最终的体重，接下来的时间里，胎宝宝的体重还是会有相当程度的增加。

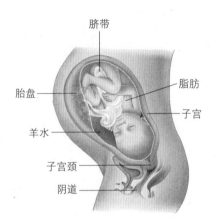

脐带
脂肪
胎盘
子宫
羊水
子宫颈
阴道

准妈妈身体变化

本周，准妈妈的子宫底高度约15厘米，由于宝宝体积增大，并且逐渐下降，很多准妈妈此时会觉得腹坠腰酸，骨盆后附近的肌肉和韧带变得麻木，甚至有一种牵拉式的疼痛，使行动变得更为艰难。由于准妈妈的子宫壁和腹壁已经变得很薄，当宝宝在腹中活动的时候，准妈妈甚至可以看到宝宝的手脚和肘部。大约在分娩前1个月，宫缩就已经开始了，这是一种很奇妙的体验，会让准妈妈既期待又紧张。

这时准妈妈如果感到忐忑不安甚至有些紧张的话，一定要努力令自己平静下来。好好地休息一下，趁着宝宝没来再享受一下宁静温馨的二人世界，和准爸爸聊聊自己小心事，讨论下即将到来的宝宝会是像爸爸还是像妈妈，听听音乐，安心地等待宝宝的到来。

给准爸爸的温馨提示：

出现临产征兆时，准妈妈可能会不由自主地慌张，这时准爸爸一定要保持冷静，同时要有条不紊地处理好相关事宜，让准妈妈的心能安定下来，减少对分娩的恐惧和压力。

第35周特别提醒

♥ 坚持监测胎动

　　继续坚持监测胎动很重要，胎动是宝宝健康的指针，平均每天的正常胎动次数，由怀孕24周的200次，增加到32周的575次左右达到最高峰，直到足月时，会减少至282次左右。不过准妈妈一般是不会感觉到那么多的胎动。

　　每个胎宝宝都有自己的"生物钟"，昼夜之间胎动次数也不尽相同，一般早晨活动最少，中午以后逐渐增加。晚上6~10点胎动活跃。大多数胎宝宝是在准妈妈吃完饭后胎动比较频繁，因为那时准妈妈体内血糖含量增加，宝宝也会吃饱喝足，当然就有力气，于是就开始"伸展拳脚"了。而当准妈妈饿了的时候，体内血糖含量就会下降，宝宝也就没劲了，所以就显得比较"老实"，这也是宝宝的一种自我保护行为。

如何在家监测胎动

　　在家监测胎动，首先要对胎动的常识有一定的了解。每个胎宝宝的活动量不同，有的好动，有的喜静。不同的孕妇可能自觉胎动数会有所不同。不过，他们在子宫内的活动都有着自己的规律和正常范围，只要准妈妈够细心，就一定会掌握宝宝的运动规律。具体做法如下：

1 每日找空闲时间测量胎动次数：建议在晚餐后，因为此时胎动较频繁，采取左侧卧姿势，记录10次胎动所需的时间；若小于120分钟，表示胎动次数没有异常，但如果没有感觉到胎动，或10次胎动的所需时间大于2小时，应该尽快找医师做进一步的检查。

2 计算固定时间内的胎动次数：每天分别在早上、中午、晚上各利用1小时的时间测量胎动，若平均每小时少于3次，表示可能有异常。

♥ 提前做好月子里的分工

推荐的方案：

1 让婆婆或妈妈来和准妈妈一起住，毕竟老人很有经验且比较清闲。

2 有条件的话，请个全职月嫂，主要负责照顾准妈妈的饮食起居和宝宝的日常护理，准妈妈也可以向月嫂学习一些具有实践经验的育儿知识。

3 让老公负责每日采购东西，包括吃的和生活用品，准妈妈尽量少外出、少吹风。

4 准妈妈的任务是多学习育儿知识，让宝宝安全度过这段时期，准妈妈还要多吃些下奶的食物以便能更好地哺乳。

5 遇见"大动作"的劳动，比如给宝宝洗澡，最好父母双方一起做，因为一个人做的话，会增加给宝宝洗澡的时间，对宝宝不利。

♥ 增加能量和蛋白质的摄入

孕晚期，随着基础代谢加强，准妈妈的身体对能量的利用也随之增加了，此时要逐渐增加能量摄入，每天主食要达到或高于400克，做到精细粮与粗杂粮搭配。为了满足胎宝宝组织增长的需要，也为了准妈妈分娩消耗及产后乳汁分泌储备营养，此时还应该增加蛋白质，尤其是优质蛋白的摄入量。每天比孕早期要多15~25克蛋白质，动物蛋白质要占全部的一半以上。

♥ 有助于缓解孕期焦虑的食物

性格不稳定：原因是缺钙，造成心神不定，应该多吃一些含钙、磷较多的食物，如大豆、牛奶、苋菜、炒南瓜子、海带、木耳、紫菜、橙子、河蟹、虾米等。

易怒：表现为遇到不顺心的事时极易激动。应减少盐及糖的摄取。可以多吃些海产品及牛奶。

消极依赖：平时遇事缺乏胆略和勇气。应适当节制甜食，多吃含钙和维生素 B_1 较为丰富的食物。

担惊受怕：通常缺乏维生素 A 和维生素 C，应多吃猪肉、牛肉、羊肉、鸡肉、鸭肝、牛奶、羊奶、蛋等食物，还要多吃富含维生素 C 的红枣、猕猴桃、山楂、橘子、苦瓜、油菜、豇豆等。

焦虑不安：多吃富含钙质和 B 族维生素的食品，并要多吃些动物性蛋白质。

恐惧抑郁：不妨多吃些柠檬、生菜、土豆、带麦麸的面包和燕麦等。

♥ 适当补充维生素K和益智食物

维生素 K 有"止血功臣"的美称，如果准妈妈体内的维生素 K 含量不足，分娩时容易出现大出血。所以在产前 1 个月，要每天多吃富含维生素 K 的食物，如菜花、白菜、菠菜、莴笋、干酪、肝脏和谷类等食物。

人的大脑主要由脂类、蛋白类、糖类、B 族维生素、维生素 C、维生素 E 和钙这 7 种营养成分构成。所以准妈妈要多吃能促进胎宝宝脑细胞发育的食物，如谷类、豆类、核桃、芝麻、红枣、木耳、海带、紫菜、牛肉、羊肉、鸡肉、苹果、香蕉、猕猴桃、莲藕、番茄、胡萝卜等食物。

♥ 准妈妈上火吃什么

在孕晚期，准妈妈很容易上火，此时如果不及时调整饮食，就很难缓解症状。给准妈妈推荐这些食物：梨、番茄、火龙果、西瓜、草莓、苦瓜、绿豆等。这些不仅营养丰富还有降火的功效，但过犹不及，吃任何食物都要适量。另外，准妈妈平时喝水的时候可以放一些金银花，能降火，而且对胎宝宝也没有影响。

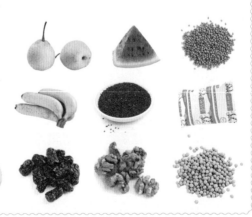

本周营养食谱推荐

木耳炒黄花菜

材料： 木耳（干）20 克，黄花菜（干）80 克，盐、葱花、水淀粉、素鲜汤各适量。

做法： ❶ 将木耳放入温水中泡发，去杂洗净，用手撕成片。

❷ 黄花菜用冷水泡发，去杂质洗净，挤去水分。

❸ 锅置火上，放油烧热，放入葱花煸香。

❹ 放入木耳、黄花菜煸炒，加入素鲜汤、盐煸炒至熟，用水淀粉勾芡，出锅即成。

功效： 清淡可口，有利于胎宝宝脑组织细胞的发育。

绿豆百合汤

材料： 绿豆 300 克，鲜百合 100 克，葱花 5 克，盐 2 克。

做法： ❶ 将绿豆拣去杂质，洗净；鲜百合瓣开鳞瓣，弃去外面老瓣，洗净。

❷ 锅置火上，加清水煮沸，放入绿豆、百合煮沸，撇去浮沫。

❸ 改用小火煮至绿豆开花、百合瓣熟烂时，加入盐、葱花即可。

功效： 百合可以用来清热去火，又可以入药、做菜，口感柔和，适宜孕妇食用，尤其在夏日天气炎热，绿豆百合汤是准妈妈不错的选择。

鸡肉粳米粥

材料： 净嫩鸡 1 只，粳米 300 克，葱末、盐各适量。

做法： ❶ 鸡冲洗干净，放入开水锅内略烫后捞出。

❷ 粳米淘洗干净，切碎；将锅置火上，放入适量清水、净鸡。

❸ 先用旺火煮沸，再改用小火煨煮至鸡肉熟烂，把鸡捞出，加入粳米，慢煮至粥。

❹ 把鸡肉剥下，撕成细条，放入粥内，加入盐调味即可。

功效： 软浓香甜，入口即化，易于人体消化，营养丰富，能使准妈妈和宝宝对营养的吸收利用率更加充分。

冬瓜利水汤

材料： 冬瓜 300 克，菠菜 200 克，羊肉 30 克，姜、葱、水淀粉、盐、酱油各适量。

做法： ❶ 先将冬瓜去皮、瓤，洗净、切成方块；菠菜择好洗净，切成 4 厘米长的段。

❷ 羊肉切薄片，姜切薄片，葱切段。然后将炒锅放火上，加油烧热。

❸ 放羊肉片煸炒，接着加入葱段、姜片、菠菜、冬瓜块，翻炒几下，加水，煮沸约 10 分钟。

❹ 加入盐、酱油，最后倒入水淀粉汁调匀即成。

功效： 本汤羹味美可口，具有补虚消肿、减肥健体的功效，适用于妊娠水肿、形体肥胖的准妈妈食用。

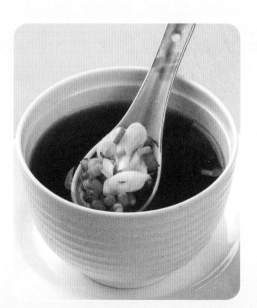

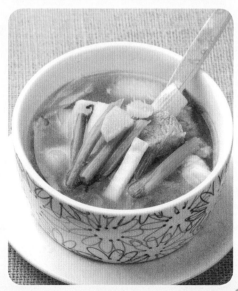

准妈妈生活宜忌

♥ 做好临产前的心理准备

分娩是产道被撑开，让宝宝通过，痛是不可避免的。分娩时的阵痛是自然现象，与受伤、疾病的疼痛有本质上的区别。这种痛因人而异，也许有的准妈妈并不会感到很痛。所以不能把分娩看成一个不堪忍受的痛苦，这会给自己造成极大的心理负担，严重的容易患上产前抑郁症。

人感受到痛是大脑皮层中枢神经的作用。如果自我感觉不安，中枢神经会有非常敏感的反应，痛感就会更厉害。这就是准妈妈想到自己即将临产时，心中会忐忑不安，充满恐惧的原因。所以必须从思想上消除对分娩的心理障碍，保持平静的心情，分娩时也就不会感觉太疼痛了。

对于准妈妈来说，心情舒畅，肌肉也会跟着放松；心情越紧张，肌肉就会绷得越紧。所以放松身心是很重要的，准妈妈可以听一首欢快的音乐、看一部喜剧电影、读读文学名著，或者一盘美食就能让准妈妈身心放松，不妨去试一下。

♥ 不宜频繁摸肚子

坏处一：频繁摸肚皮好似打催产针

怀孕35周的准妈妈千万不要频繁摸肚皮，这样会引起子宫收缩，可能导致宝宝早产。

坏处二：不恰当的手法可造成脐带绕颈

也许准妈妈怀孕后，同事和朋友们都很喜欢准妈妈的肚子，准妈妈也乐意让他们摸，有时还拍一拍，觉得很自豪。但是后来做 B 超发现宝宝脐带绕颈了，这究竟是怎么回事呢？原因就是，多摸肚子，宝宝就会以为准妈妈在跟他玩，他就积极回应，次数多了，很容易导致脐带绕颈。

坏处三：不恰当的手法可造成胎位不正

抚摸肚皮是和宝宝沟通的一种有效的方式，但是不恰当的手法还可造成胎位不正，在这里不是不让准妈妈摸肚子，而是要提醒准妈妈用正确的方式去抚摸肚子。

♥ 抚摸肚子的正确方法

来回抚摸

在腹部完全松弛的情况下，用手从上至下、从左至右来回抚摸。心里可想象双手正爱抚在宝宝的身上，准妈妈内心会有一种喜悦和幸福感，

注意事项：抚摸时动作宜轻，时间不宜过长，每次 2~5 分钟。

触压拍打

平卧，放松腹部，先用手在腹部从上至下、从左至右来回抚摸，并用手指轻轻按下再抬起，然后轻轻地做一些按压和拍打的动作，给宝宝以触觉的刺激。

注意事项：开始时每次 5 分钟，等宝宝做出反应后，每次 5~10 分钟。在按压拍打宝宝时，动作一定要轻柔，还应随时注意胎宝宝的反应，如果感觉到胎宝宝用力挣扎或蹬腿，表明他不喜欢，应立即停止。

推动散步

平躺在床上，全身放松，轻轻地来回抚摸、按压、拍打腹部，同时也可用手轻轻地推动宝宝，让宝宝在宫内散散步。

注意事项：每次 5~10 分钟，动作要轻柔自然，用力均匀适当，切忌粗暴。

色彩胎教

♥ 色彩胎教很重要

实验证明，一个在五彩缤纷的环境中成长的胎宝宝，其出生后观察、思维、记忆的发挥能力都高于普通的胎宝宝。这就要求准妈妈在色彩的搭配上下工夫了。

很多准妈妈在孕期都忽略了色彩胎教的内容，这样宝宝的很多潜力就会被隐藏起来，成功的色彩胎教，往往比长期的语言、音乐、怡情等胎教来得更为有效。因为色彩胎教重在母子的感受，而宝宝的听觉虽然已经形成，但是很多情况下他是"听不懂"的，只有让他感受到一些来自妈妈情绪上的波动，才会牵动他的小神经。因此固定时间限制的语言胎教、音乐胎教等相比就显得"断断续续"了，而色彩胎教则是每时每刻都伴随着宝宝。另外，此时宝宝的视觉已经发育得很好，对颜色有了分辨，这一点通过他可以把脸转向光源得以证明。尽管宝宝不知道究竟怎么区别红、黄、蓝、绿等颜色，但是他可以感受到颜色所带来的感觉，如温暖、压抑等情感。

♥ 色彩环境可能影响宝宝的智力、行为

研究表明，孩子出生后，在那些颜色"好看"（如淡蓝、黄、黄绿和橙色）的环境里生活的宝宝，智商会高得多，宝宝显得机敏、富有创造性；在颜色"难看"如白、黑、褐色的环境里生活的宝宝，智商一般，甚至有的出生后还显得迟钝。这表明"好看"的颜色会影响宝宝的智力、行为。

其实这种情况发生的原因是不同的颜色会对准妈妈的心理产生不同的效应，所以颜色在一定程度上能左右准妈妈的情绪和行为。一般来说，红、黄、橙等颜色能产生暖的感受，暖色有振奋精神的作用，使人思维活跃、反应敏捷、活力增加。而绿、蓝、青等颜色能产生冷的感觉，冷色则有安定情绪、平心静气的特殊作用。所以布置一个适合身心发展的多彩的生活环境对宝宝的成长和影响非常重要，尤其是在胎宝宝视觉基本发育完全的孕晚期。

推荐颜色选择：卧室要以冷色为主，这样容易让准妈妈安心入眠，而活动室和用餐间则应以暖色为主，这样可以增进准妈妈的食欲。学习和胎教环境的颜色最好不要太杂，过多的颜色容易使准妈妈分心。

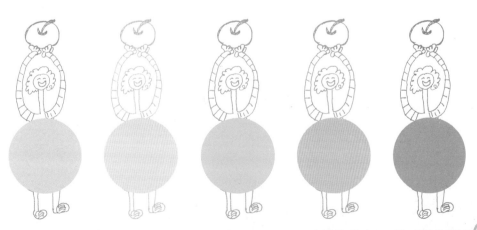

36周

到本周末，胎宝宝就足月了

宝宝周周看

本周，胎宝宝的肺已经完全成熟，但仅靠自身的力量还不能呼吸，两个肾脏已发育完全，他的肝脏也已能够处理一些代谢废物，现在子宫内的羊水比例开始减少，骨骼也已经很坚硬了。为了能够顺利地通过产道，宝宝的头骨保持着很好的变形能力，会根据需要调整自己的头形。

进入孕36周，胎宝宝的中枢神经接近成熟，因反应敏感，很容易在熟睡的情况下被惊醒。如果准爸妈能用小孩子的语气和声音来和宝宝进行对话，会更引起他的注意。

胎宝宝体重约 2800 克，身长 48~50 厘米，此时，胎宝宝的身高不会再有太多明显的变化，只是体重会继续增加，甚至每天都有约 28 克的增加。准妈妈可以动手算一算，宝宝现在身体的体重是当初胎芽体积时期体重的 1000 倍，是一个十分惊人的成长过程，也体现了生命的神奇与伟大。

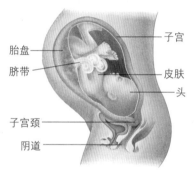

准妈妈身体变化

日益临近的分娩很容易让准妈妈忐忑不安或是极度紧张，所以调节好心情很重要，可以和自己的妈妈、准爸爸或者亲密的朋友聊一聊感受，释放一下压在心底的压力，也可以从过来人那里获得一些有用的应对急产的经验。

此时，胎动明显变少了，但监测胎动仍然是检测胎宝宝健康与否的重要手段，因此准妈妈还要坚持数胎动。此时胎动每 12 小时 30 次左右为正常，如果少于 20 次，预示宝宝可能缺氧了，如果少于 10 次则可能预示宝宝有危险，后两种情况出现都需要准妈妈及时就医。

本周，准妈妈的体重增长已达到最高峰，下腹部坠胀感加重，同时，烧心的情况会有所好转，呼吸也会变得更轻松舒畅。但是有的时候经常会有宝宝要生出来的感觉，不必担心，这种情况被称为"假分娩"，可以理解成是比较明显的宫缩现象。

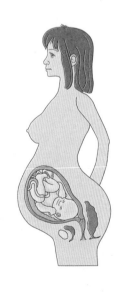

第36周特别提醒

♥ 从本周开始，每周1次产检

即将进入孕期最后1个月，也进入了各种妊娠并发症的高发期，而胎宝宝在宫内的状况也比较多变，所以产检安排得比较密集，每周都要做1次。只是最主要的任务是密切监测胎宝宝在宫内的状况，包括胎心监护、胎位检查等。如果发现胎儿宫内窘迫等异常状况，医生会要求准妈妈及时终止妊娠，准备引产。

之前检查骨盆有异常的准妈妈在这一阶段还会进行骨盆的复查，如果骨盆为漏斗骨盆，可能无法自然分娩，需要准备剖宫产。同时，出现较严重的妊娠并发症的准妈妈，如果继续妊娠风险较大，医生可能会建议引产，保护母子平安。另外，这段时间一般都会再安排多次B超检查。B超可以让医生更清楚地了解羊水及胎宝宝宫力情况，避免胎宝宝发生意外。

♥ 预防羊水早破

临产时，子宫不断地收缩，子宫口开大处的胎膜承受不了较大压力而破裂，使羊水从阴道里流出的情况被称为破水。如果在子宫没有出现规律性收缩以及阴道见红前发生羊水破裂，这种情况被称为羊水早破，它是产科常见的一种并发症。

预防羊水早破的注意事项

1 坚持定期做产前检查，7~9个月每半个月检查1次，9个月以上每周检查1次，有特殊情况随时去做检查。

2 孕晚期不要进行剧烈活动，生活和工作都不宜过于劳累，每天保持愉快的心情，适当地到外面散步。

3 不宜走长路或跑步，走路要当心以免摔倒，特别是上下楼梯时，切勿提重东西以及长时间在路途颠簸。

4 怀孕最后1个月禁止性生活，以免刺激子宫造成羊水早破。

♥ 肚子上可能会长丘疹

最近准妈妈可能会发现，肚子上面开始长小红包，起初只是在肚子下面长，现在长到上面来了，并且会有蔓延的趋势，还有一点痒，医生会强调不准挠。这是孕晚期常见的孕期丘疹，不用担心，等宝宝出生后就会慢慢消失的。

想要缓解症状，准妈妈要注意洗澡的时候不要用沐浴露、肥皂之类的清洁试剂来清洗丘疹，内衣一定要是全棉的，洗内衣的时候也不要用洗衣粉、肥皂，用热水泡一泡、搓一搓就好，并且要做到勤换洗。等症状稍好一些后，可以涂点润肤露。另外，在这里推荐一则中药小偏方来帮准妈妈缓解痒痛的感觉。

材料：苍术30克，白术30克，赤小豆50克，防风20克，竹叶20克，荆芥20克，连翘20克，黄柏20克，桑白皮30克，甘草10克。

用法：凉水浸泡20分钟后大火烧开，烧开后转小火煲20分钟左右。煲好晾凉装瓶放进冰箱，每次倒出约半碗药汁，用一块新纱布浸透，擦痒的地方。

提醒：这种中药擦拭的方法比较安全，效果也是很显著的，一般一个星期左右就不会痒了，如果准妈妈不放心可以在医生的指导下进行。

准妈妈饮食宜忌

♥ 多吃富含膳食纤维的食物，预防便秘

日常饮食中，准妈妈可以多吃富含膳食纤维的食物，如含麦麸多的粗制面粉、糙大米、玉米、燕麦、大豆，多吃白菜、芹菜、韭菜、萝卜、红薯、芝麻、胡桃以及柚子、苹果、桃等水果，可以起到预防和缓解便秘的作用。另外，中医专家也推荐了一些食疗方对付便秘：

1 煮两根香蕉，再放上适量冰糖调味。

2 30~60克生何首乌，和大米、大枣一起熬制。

3 4~5个荸荠，和大约50克的海蜇一起煮。

4 50克银耳和适量冰糖一起煮。

5 50克松仁煮到粥里，取50克蜂蜜、25克香油和100毫升开水混合。

♥ 胃口不好可以吃点零食

由于孕晚期胎宝宝压迫准妈妈的消化系统，食后饱胀感重，以致影响准妈妈的食入量。而这时期的营养需求又相当大，营养不足会直接危害胎宝宝和准妈妈。此时可以采用吃零食的办法，即常说的采用少食多餐的办法来解决。

1 葵花子

葵花子含有蛋白质、脂肪、多种维生素和矿物质，其中亚油酸的含量尤为丰富。亚油酸有助于保持皮肤细嫩，防止皮肤干燥和生成色斑。

2 核桃

核桃中含有丰富的生长素，能使指甲坚固不易开裂。同时核桃中富含植物蛋白，能促进指甲的生长。常吃核桃，有助于指甲的韧性。

3 大枣

枣中维生素C含量十分丰富，被营养学家称作"活维生素C丸"。膳食中若缺乏维生素C，人就会感到疲劳倦怠，甚至产生坏血病。

4 南瓜子和开心果

富含不饱和脂肪酸、胡萝卜素以及酶等物质，适当食用能保证大脑血流量，令人精神抖擞、容光焕发。

5 牛肉干、烤鱼片

富含蛋白质、铁、锌等，适量食用令人肌肤红润。

♥ 粗细搭配更有营养

对于准妈妈来说，粗细搭配是一种健康的饮食习惯，只有粗细搭配，才能保证摄入的营养均衡。从营养角度来讲，吃单一的精米、精面或吃单一的粗粮都不可取，最好是精米、粗粮混合着吃，对健康有益。精米颜色白、口感好，消化吸收率高。但研磨成精米时，营养素损失较多，蛋白质、脂肪、维生素损失较多，其中蛋白质、膳食纤维等都低于粗粮。如果准妈妈只吃精米，不吃粗粮，就不能全面摄取主食中的各种营养成分，造成人体必需营养成分的缺乏。

粗细搭配推荐：煮白米粥的时候加一把小米或玉米；每周至少吃1次糙米饭；早餐可以喝麦片或薏米粥；夏天的时候多喝绿豆粥等。

本周营养食谱推荐

红菇炖鸡汤

材料：野生红菇 60 克，三黄鸡 1 只，葱 2 段，姜 3 片，盐适量。

做法：❶ 将红菇和鸡洗干净，与葱、姜一起放入煲中，先用大火煮 15 分钟。

❷ 等汤沸腾后，用小火慢慢煲，如果想要鸡肉烂一点，煲的时间就长一点。

❸ 最后快出锅之前，加盐调味即可。

功效：红菇富含多种氨基酸，有滋阴活血、健脑养颜等功效。

胡萝卜牛腩饭

材料：胡萝卜 1 根，南瓜 200 克，牛腩 100 克，熟米饭、高汤、盐各适量。

做法：❶ 胡萝卜洗净，切块；南瓜洗净，去皮，切块待用。

❷ 将牛肉洗净，切块，焯水。

❸ 锅中倒入高汤，加入牛肉，烧至牛肉八成熟时，下胡萝卜块和南瓜块，加盐调味，至南瓜和胡萝卜酥烂即可。

❹ 将米饭装盘打底，浇上炒好的牛肉即可。

功效：牛肉含铁丰富，是孕妇补铁的良好选择。南瓜煮得烂一些，化开后包裹在牛肉的表面，可让牛肉的口感更好。

羊肉冬瓜汤

材料：羊肉片 100 克，冬瓜 300 克，香油、葱末、姜末、盐各适量。

做法：❶ 冬瓜去皮、瓤，洗净，切成薄片；羊肉片用盐、葱末、姜末拌匀，腌渍 5 分钟。

❷ 锅内倒油烧热后放入冬瓜略炒，加适量清水，加盖烧沸；向烧沸的锅中加入腌渍好的羊肉片，煮熟后加香油即可。

功效：羊肉性温味甘，有补虚祛寒、温补气血、开胃健力的功效；冬瓜性寒味甘，有很好的利尿消肿的功效，适合出现水肿及小便短赤的准妈妈食用。

鲜蘑豆腐汤

材料：鲜蘑菇 100 克，豆腐 1 块，青蒜段 10 克，海米 5 克，盐、香油、姜末、醋、清汤各适量。

做法：❶ 把蘑菇和豆腐分别洗净，切成小片。

❷ 锅置火上倒入清汤，放入豆腐、蘑菇、泡洗好的海米、盐和姜末烧沸，撇出浮沫。

❸ 撒上青蒜段，加入醋，淋入香油，熟后即可出锅。

功效：蘑菇益肠胃、理气，又含有脂肪、蛋白质、钙、磷等营养物质，是不可多得的保健食品，孕晚期可多食一些。

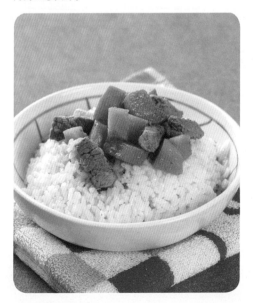

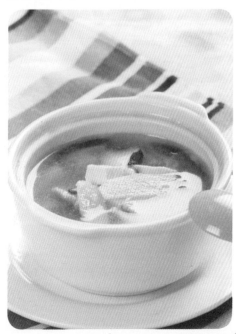

准妈妈生活宜忌

♥ 不需要提前1个月住进医院待产

在算好预产期后，没有必要提前 1 个月住进医院。因为医院的环境相对来说比家里要压抑很多，也会不自由很多，准妈妈更容易紧张不安。如果同一间病房的其他待产孕妇在分娩时遇到了突发情况，会对准妈妈造成心理阴影。另外，医院虽然天天消毒，但是医院的病人很多，即使离准妈妈很远，但难免会把细菌带给准妈妈。

提醒：有过病史的产妇或者是高龄产妇，如果有条件，建议提前 2 周住进医院，目的不仅仅是待产，还是为了方便随时进行产检和及时应对突发情况。

♥ 教准爸爸缓解产前焦虑10妙招

1 把宝宝的到来看作一种乐趣，而不光是看成一种责任和压力。

2 和妻子一起吃营养餐，让自己的身体更健康，有利于增强自信心、克服焦虑。

3 如果对于妻子生产过于担心，不妨抽出时间去医院查看一下，不要让担心存留。

4 把去医院的路线写在纸上，而且一定要事先走一遍。

5 控制情绪，这对于克服焦虑很重要。

6 在宝宝胎动时，用手摸摸妻子的肚子，感受宝宝的各种动作。

7 把焦虑写下来，大声读出来，然后团成团丢掉。

8 多看看孕产专业书籍，了解相关知识。

9 不要追求完美，这是克服焦虑的一个重要原则。

10 学会倾诉，不要把自己的情绪藏起来。

♥ 为宝宝准备用品

哺乳用品	1.奶瓶：大奶瓶1个，300毫升左右，小奶瓶3个，200毫升左右。 2.备用奶嘴两盒。 3.奶瓶刷1个，奶瓶清洁剂一瓶，奶瓶消毒锅1个。 4.专用奶瓶夹1个，奶瓶保温袋1个。
清洁用品	1.浴盆1个，水温计1个。 2.婴儿祛痱粉1盒，120克的为宜。婴儿润肤露1瓶，200毫升的为宜。 3.婴儿沐浴露和洗发露各1瓶，500毫升的为宜。 4.浴巾两条，婴儿尿片适量，一般情况下先买一包。
衣物用品	1.新生儿内衣、肚兜各4件，幼儿连体衫、婴儿帽各2件。 2.包巾或包被各2套。 3.脚套、袜子、棉背心适量。 4.婴儿衣物清洗剂、衣物柔软剂各1瓶，600毫升的为宜。
居家用品	1.婴儿床：木制的，最好带蚊帐。 2.床垫（软硬适中）、床单（纯棉、柔软）、婴儿被、婴儿枕、婴儿手推车各一份。 3.床头音乐铃（可吊挂在婴儿床上，安抚宝宝的情绪）、抓握玩具四件。

怡情胎教

♥ 自我调节情绪的另类方法

看小朋友玩耍

准妈妈可以去公园走一走，公园一般都会配备简单的幼儿娱乐设施，如滑梯、积木、沙坑、秋千、弹簧床等，每天都能吸引特别多的小朋友，准妈妈可以看着他们玩耍，心情会慢慢变得愉悦，之前的烦心事、担心的事情都会烟消云散。再想象一下，等宝宝出生后就可以带他来这里玩耍的情景，相信周围小朋友愉快的玩耍声和准妈妈愉悦的心情都会传递给胎宝宝，让他也感受到生活的美好。

孕妇之间多交流

参加孕妇知识培训班，会让准妈妈遇见很多孕妇，大家可以一起坐下来聊聊各自的情况，交流一下怀孕心得，在分享喜悦和苦恼的同时，还可以分享一下彼此的解决方法，这会让准妈妈受益良多。孕晚期的孕妇们还可以一起探讨一下此时的感觉与即将分娩的喜悦。相信，几个感同身受的人，让快乐加倍的感觉一定很温暖、幸福。

到游乐场感受氛围

如果准妈妈把家附近都走遍了，失去了新鲜感，不妨到热闹喧哗的游乐场外去走走，里面的叫卖声、欢笑声一定会感染准妈妈的情绪，门口各种各样的玩具、好吃的零食、新鲜的视觉冲击都会带给准妈妈不一样的感觉。但是，准妈妈在外围看看，感受一下欢乐的氛围就好，一定不要往人群密集的中心地带凑，以免出现不必要的突发事件。

给宝宝承诺

承诺宝宝一些事情，让他稍稍明白"信守承诺"的意义，比如答应等宝宝出生后带他去公园看花草虫鱼，去公园玩滑梯、荡秋千，去游乐场亲身体验游戏和玩具的乐趣等，准妈妈将来一定要说到做到，别以为宝宝小，没记住，这么值得期待的事情肯定早就在他心底扎根了。

提醒：做任何事情时都不要吝啬语言，把看见的、听见的、有趣的、感人的、新鲜的事情都讲给宝宝听，这就可以将怡情胎教与语言胎教相结合，给宝宝双重良性刺激。

♥ 呼吸+钢琴曲，让准妈妈放松身体

放上一段悠扬的钢琴曲，进行恰当的呼吸，能让准妈妈彻底放松身体。具体做法是：闭上眼睛，持续以平稳的节奏做深呼吸，把注意力放在呼吸的节奏上、身体的感觉上、自己的想象上。每次吸气的时候，准妈妈都是在吸进新鲜的氧，每一次吐气时，是在把体内的废气吐出，可以把每一次吸气想象成吸入大自然的清新和芬芳，把每一次吐气想象成排出的负面的情绪。

提醒：准妈妈每一次的呼吸，都是在不断地放松身体，每块肌肉、每个细胞都因为得到休养而充满活力，宝宝也随着准妈妈这种怡情自乐的放松方法，被潜移默化地影响着。

推荐钢琴曲目：李斯特《爱之梦》、朱利安·洛伊·韦伯《爸爸的歌》、费尔德《第四号夜曲》、舒伯特《鳟鱼》、韦尼奥夫斯提《浪漫曲》、波普《小夜曲》、史特拉汶斯基《俄罗斯少女之歌》、巴赫《羊儿可以安心地吃草》、巴赫《小步舞曲》、卡萨尔斯《白鸟之歌》、肖邦《流畅的行板》、柴可夫斯基《圆舞曲》等，如果准妈妈怕麻烦的话，直接买一张莫扎特钢琴曲精选也可以，因为莫扎特的大多数曲子都适合作为胎教歌曲。

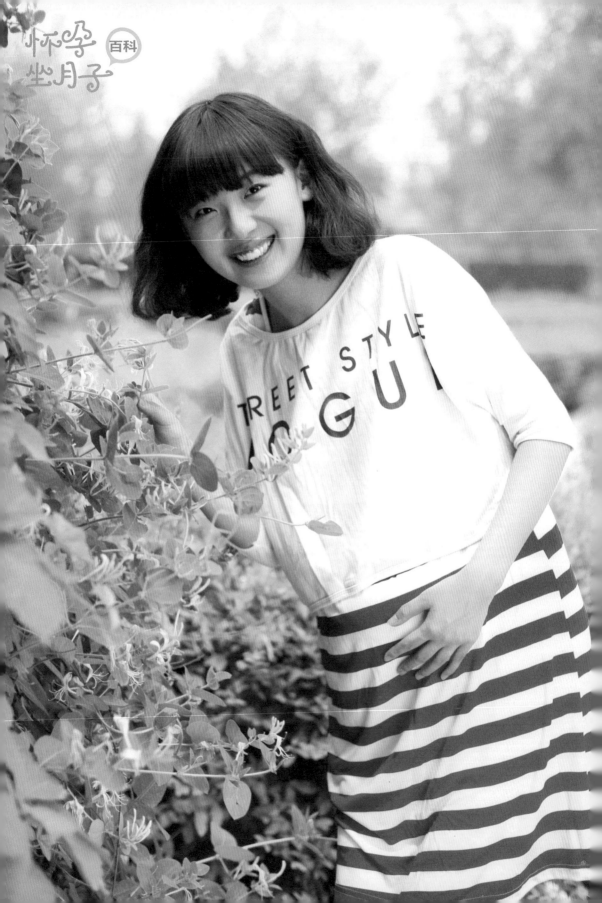

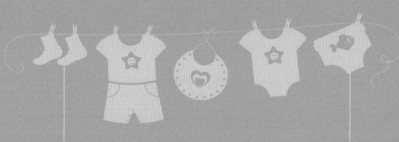

怀孕第10月

（37~40周）

迎接新生命的到来

宝宝说

妈妈 我来了

来到了这个世界

我很快乐

这里的空气很清新

这里的色彩很鲜艳

这里还有温暖的阳光和美丽的花儿

最重要的是

这里有你和爸爸的爱

37周

胎宝宝仍在马不停蹄地成长

宝宝周周看

到了最后 1 个月，宝宝虽然已经足月，但是仍然在马不停蹄地长大，母子相见的一刻进入了倒计时阶段，这趟孕之旅也接近尾声。现在，覆盖在胎宝宝身上的胎毛和胎脂就快要完全脱落，身体也显得光滑多了。胎头现在已经完全入盆，如果此时胎位不正常的话，那么宝宝自行转动胎位的机会就很小了。如果医生发现这样的情况，通常会建议准妈妈采取剖宫产。

这时候，多数胎宝宝的头发已经长得又长又密了，但是不必对宝宝头发的颜色或疏密而担心，在他出生后，随着营养的补充，头发会自然变得浓密光亮。但有的胎宝宝会遗传父母头发的特质，形成自然卷或光头等特例。

本周，胎宝宝身长约 49 厘米，体重约 3000克，有的会胖一些，有的会瘦一些，但一般只要体重超过 2500 克就算正常。

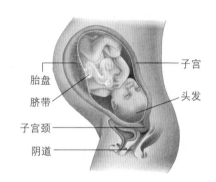

子宫
胎盘
脐带
头发
子宫颈
阴道

准妈妈身体变化

在此阶段，可能多数准妈妈已经不注意体重的增加了。此时宝宝在妈妈腹中的位置不断下降，下腹坠胀感达到顶峰，不规则宫缩频率增加。

本周，准妈妈还会不断地想上厕所，阴道分泌物也更多了，有时候感觉到宫缩频繁，并引发下腹部疼痛，可能会怀疑自己是不是快生了，其实这只是假临产现象，具体的表现是宫缩时间短且不恒定，间歇时间长且不规律，强度明显增加，经常在夜间发作，清晨消失。准妈妈不用担心，这只是在为宝宝的出生做准备。只有当正常宫缩时断时续一整天或一整晚后才成为临产宫缩。

给准爸爸的温馨提示：

事实证明，更多的宝宝喜欢在夜里出生，所以从现在开始，准爸爸夜间最好不要外出，尽量陪在准妈妈身边，最好和领导商量好避免上夜班、加班，以便临产时可以及时送准妈妈上医院。

第37周特别提醒

♥37周产检

在37周的时候，医生会给准妈妈做一个鉴定，以此来确定准妈妈将采取顺产或者剖宫产的方式来进行分娩。其中一部分准妈妈可能不适合通过阴道分娩，如准妈妈的骨盆不正；或者胎宝宝过大（4000克以上的孩子我们称之为巨大儿）；准妈妈有其他的合并症等状况，医生都会建议38周以后住院分娩。剩下的这些准妈妈们只要安心在家等待分娩即可。

♥再做一次B超

本周，准妈妈应该再做一次B超检查。检查的目的是确定胎位、胎宝宝大小、胎盘成熟程度、有无脐带缠颈等，进行临产前的最后评估。从B超上，可以清楚地看见宝宝已经长得很完美，胎头滑入骨盆，正在为出生做准备。

♥胎宝宝每周做一次胎心监护

从怀孕第37周开始，准妈妈需要每周做一次胎心监护，借助仪器记录下瞬间的胎宝宝心率的变化。这是了解胎动、宫缩时胎心反应的依据，同时可以推测出宫内胎宝宝有无缺氧。在做胎心监护的时候，除了提供静脉血、指血外，准妈妈还得贡献出一点耳血，以检测其体内激素水平是否在正常范围内，从而间接地了解胎盘功能是否正常。

♥对乳房进行按摩和护理

现在准妈妈要逐步进行乳房的护理和按摩了，因为有些准妈妈此时胀大的乳房开始陆续分泌乳汁，而分娩后妈妈要开始进行哺乳，宝宝的啃咬、抓捏会使乳房变形，为了让乳房不变形走样太过，从现在开始进行护理和按摩是最好不过的。

在清洗乳房皮肤的时候，要将皮肤皱褶处擦洗干净；把堵塞在乳头上的硬颗粒状结痂分泌物清洗掉，如果分泌物粘得很牢固，可以先用植物油（香油、花生油等）涂敷，等到变软后再清除；清洗时，用温水即可，不需要使用香皂，以免破坏乳房皮肤的自然保护层；平时还可以用热毛巾热敷两侧乳房，毛巾的温度不要过高，以防伤害皮肤。

准妈妈按摩乳房的时候，可在乳房上涂少量的乳液等滋润护肤品，以皮肤微微发红为宜，一开始可以时间短一些，慢慢熟练了可以每次按摩10~15分钟。具体按摩方法可参考下面建议。

环形按摩：双手分别放在乳房的上、下方，五指并拢，以打小圈的方式向前推进，顺着乳房的生长方向慢慢从乳根按摩到乳晕和乳头。双手顺时针移动位置后继续按摩，直到按摩过整个乳房。

螺旋形按摩：一手托住乳房，另一手食指和中指放在乳房上方，以打小圈的方式从乳根向乳头方向按摩。然后再同样按摩乳房侧面和下方。

指压式按摩：双手张开，五指放在乳房两侧，向下挤压，力道要温和，发现硬结时可以放慢速度，慢慢向前推进。

提醒：女性的乳房非常敏感，在护理和按摩时，用力要适当，避免刺激乳头，以免引起宫缩。

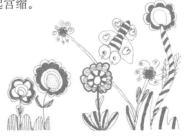

准妈妈饮食宜忌

♥ 助产的食物有哪些

本周开始，准妈妈应该适当吃些助产的食物，这类食物有加强子宫收缩的作用，可以为分娩助力，有助于顺产。食物种类有很多，如燕麦、棉籽油、韭菜、马齿苋等。燕麦滑利下趋，有明显的催产作用；马齿苋的茎、棉籽油、韭菜所含的某些成分有兴奋子宫、增加子宫平滑肌收缩的作用，从而加速胎宝宝快速产出。另外，像荠菜、海带、兔肉也是助产食物的上选；藕粉、红糖水也应纳入准妈妈助产食谱。

♥ 为分娩储备能量

分娩需要消耗身体很多能量，如果准妈妈身体的能量储备不足，就会很容易出现宫缩乏力、产力低下等症状。为了避免这种情况，从现在开始，饮食应该注重为分娩储备能量。提供能量的主要物质是蛋白质和碳水化合物，所以准妈妈的饮食里要包括足够的蛋白质和碳水化合物。

值得注意的是，储备能量不代表让准妈妈毫无节制地吃，在这个时期也不能摄入过量的热量，否则很容易出现巨大儿，造成难产。碳水化合物每天不要超过500克；蛋白质的选择尽量优质，鸡蛋、牛奶、瘦肉、鱼类、豆制品等都是补充蛋白质的良好来源，准妈妈可适当食用，但总量最好不要超过100克/日。

♥ 滋补品和保健品就不要吃了

到了第10个月的分娩期，准爸妈进入了"收获的季节"，虽说保证孕妇足够的营养至关重要，但是经过了前9个月的积累沉淀，准妈妈身体里的营养储存基本上就够用了，滋补品和保健品最好不要吃，以免进补过量，适得其反。

本周营养食谱推荐

胡萝卜苹果汤

材料：胡萝卜1根，苹果1个，鸡高汤1.5杯，盐适量。

做法：❶ 将胡萝卜去皮切片，苹果去核切片。

❷ 锅中倒入橄榄油加热，加入胡萝卜、苹果，炒软至香味散出。

❸ 倒入鸡高汤煮滚，再以小火炖煮约10分钟，以盐调味即可食用。

功效：清香爽口，帮助准妈妈补充维生素C、β-胡萝卜素、膳食纤维等多种营养。

粉丝虾皮萝卜汤

材料：青萝卜300克，虾皮50克，粉丝80克，葱3段，姜2片，盐、香油各适量。

做法：❶ 虾皮、粉丝洗净泡软；青萝卜去皮，切丝。

❷ 将萝卜丝焯水捞出；炒锅上火，加油烧热，葱、姜爆锅，加入所有食材炖至熟透，淋上香油、加入盐即可。

功效：为孕妇补充水分，同时对宝宝的皮肤有益处。

准妈妈生活宜忌

♥ 再次提醒不要坐浴

孕晚期洗澡，最好采取淋浴方式，盆浴和坐浴都不可取。因为在正常情况下，女性阴道会保持一定的酸度，以防止病菌的繁殖。这种生理现象与卵巢分泌的雌激素和孕激素有密切关系。妊娠晚期，孕激素的产生量大于雌激素，所以阴道上皮细胞的脱落大于增生，会使阴道内乳酸量降低，从而降低了对外来病菌的杀伤力。如果准妈妈长期采用坐浴，那么洗浴时流淌的脏水就有可能进入阴道，易引起宫颈炎、附件炎或外阴感染等妇科疾病，从而引发早产。因此，在这里要再次提醒准妈妈不要坐浴。

♥ 有助顺产的运动

腿部练习

动作：左腿固定站好，右腿转动 360 度，待动作复原后，换另一条腿做同样练习。

作用：促进分娩。

方法：每天早晚各做 4 次。

肌肉收缩练习

动作：慢慢下压膀胱，然后尽量收缩阴部肌肉，收缩尿道和肛门周围的肌肉。

作用：分娩时减少阴道裂伤，并避免大小便失禁。

方法：每天做 2 次，每次做 3 下，不论在站、坐、卧或行走姿势均可以。

腰部练习

动作：慢慢地吸气，手臂用力将身体的重量集中在椅背上，脚尖立起，抬高身体，挺直腰部，然后慢慢地呼气，放松手臂，脚站立恢复原来的样子。

作用：能增加会阴部和腹部肌肉的弹性，有助于胎宝宝从阴道分娩。

方法：每天早晚各做 4 次。

胸膝卧式练习

动作：把头转向一边，双手曲起平贴在胸部两旁的毯子或床垫上，双膝稍分开，与肩同宽，肩部和胸部尽量贴于毯子或床垫上，弯曲双膝，臀部高抬，形成臀高头低位，大腿与小腿成 90 度直角的姿势。

作用：借重心的改变促使胎宝宝由臀位或横位转变为头位。

方法：最好在饭前、饭后 2 小时或早晨起床及晚上睡前练习，每天早晚各做 1 次，每次 5~10 分钟。

注意的细节

1 练习中准妈妈绝对不要勉强，应该在身体无疲累感的情况下进行，不可过度练习。

2 如果患有心肺等疾病或是有早产征兆的准妈妈不宜进行练习。

3 练习过程中最好有准爸爸陪伴，如帮助老婆整理环境、准备椅子、在地板上铺毯子以及随时扶助一下准妈妈的身体等。

4 在练习中准爸爸多说一些勉励的话，使准妈妈不感到练习枯燥，能够坚持训练到底。

情绪胎教

♥ 记日记，助准妈妈缓解紧张情绪

准妈妈期待宝宝出世的心情非常迫切，尤其是进入孕晚期。这个阶段，对宝宝的担心和对分娩的恐惧会让准妈妈心情起伏波动很大，如果控制不好情绪，很容易影响产前的心情，甚至将其延续到产后，严重的会患上产后抑郁，所以一定要在最后的1个月里控制好自己的情绪。记日记就是一种不错的方法，此时多数准妈妈已经停止工作，在家待产，也就有很多空闲时间，不妨翻出之前的日记或是买一本新的日记本，来记录下这最后1个月发生的事情，可以是有趣的、感人的、烦心的、焦虑的事情。相信在写的过程中，准妈妈的心情一定会随着笔尖的"发泄"而慢慢平静。

记日记的时候，可以把想对宝宝说的话写下来，边写边联想宝宝的样子和神态，想象一下当宝宝识字明理后，把日记拿给他读一下，他一定会非常感动。有了这个"法宝"，妈妈一定会与孩子融洽、快乐地度过他的反叛期，让他在感恩、怀揣幸福中快乐地成长。

♥ 推荐给准妈妈的日记内容

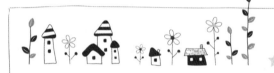

2013 年 x 月 x 日，天气晴

时间过得真快，转眼怀孕已经 37 周了，妈妈现在真的有点辛苦，因为你在我肚子里越来越大，每天动来动去的。我晚上的睡眠也不好，每天连走路都感到很累，睡觉翻身也很痛苦，总之是苦不堪言呀，但我心甘情愿，因为我知道你正在妈妈的肚子里茁壮成长，并且马上就要出生了。还好，你还有 1 个月就要和我见面，真的好期待，虽然现在累点，但也值得了，爸爸最近常常对你说："宝宝，在妈妈肚子里要乖哦，妈妈很辛苦的！"也不知道你听见了没。

最近几天，爸爸表现很好，每天都给我做饭、洗衣、热敷，睡觉的时候，都会扶我一下。我心情不好的时候，他还会给安慰我，所以宝宝，爸爸真的很爱妈妈。我们好期待你出生的那一天，从现在算起，你离出生大概还有 21 天，虽然不知道你的模样，但是这种期待感和神秘感常常会在妈妈心里蔓延，让我觉得很幸福。

现在妈妈和爸爸已经为你准备好了所有的东西，有小床、玩具、木马、儿童书籍、儿童音乐，当然是妈妈或者爸爸来读给你听，妈妈也会慢慢准备好分娩，我们俩就一起努力吧。

胎宝宝头部完全入盆了

宝宝周周看

孕 38 周，除了宝宝的中枢神经和肺部外，其余的器官、功能等都已近乎完美。

此时，胎宝宝身长约 50 厘米，体重约 3000 克。宝宝的头因为已经完全入盆，所以头部会在盆内摇摆。但不用担心，周围有骨盆的骨架在保护，这样动很安全。这样的位置也有利于宝宝有更多的空间放自己的小胳膊、小腿。

现在，宝宝的指甲几乎发育完全，长到了手指和脚趾的末端。此时，宝宝的头发已经有 2 厘米左右。当然，此时的发质和遗传没有什么关系，主要在于准妈妈在孕期中所摄入的营养。

胎宝宝原来身上那层白白的胎脂和细细的绒毛已经开始逐渐脱落，并且这些物质和其他的分泌物都将被胎宝宝随着羊水吞进肚子，形成胎便，此时皮肤开始变得光滑。

准妈妈身体变化

怀孕 38 周，准妈妈的体重仍然会增加约 0.45 千克。此时，准妈妈的脚可能会非常肿胀，这是正常的，会在分娩后自然消肿。

由于宝宝进入骨盆，所以准妈妈的膀胱受到挤压，不得不继续增加去卫生间的次数。在预示即将分娩的真正子宫收缩前，准妈妈肯定会经历几次假阵痛收缩，值得注意的是，假阵痛收缩与子宫收缩相比，是没有规律的，只要稍加运动，阵痛感就会消失。

现在，准妈妈的心情肯定是既紧张又焦急，既盼望宝宝快点出生，又会对分娩的疼痛产生恐惧。此时要保持适当、适量的活动，并且注意充分休息，还要密切关注自己的身体变化，做到及时发现临产征兆，随时准备入院，迎接宝宝的到来。

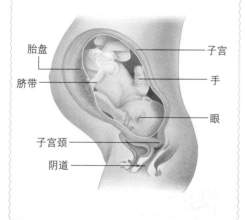

胎盘
脐带
子宫颈
阴道

子宫
手
眼

小贴士：胎动时能听到声响正常吗？

胎动时准妈妈能听到声响是正常的。此时的声响，只有耳朵非常灵敏的孕妇才能听得到，这可能是胎宝宝在打嗝或者是在咳嗽。

第38周特别提醒

♥ 本周依然要去产检

不要因为即将分娩就忽略了产检，本周准妈妈依然要去产检，这是对自身和宝宝的负责，千万不要嫌麻烦，即使知道不会有什么问题，也要通过医生的检查来获得证实。

♥ 注意观察分娩征兆

到了临产月份，准妈妈要注意产前征兆。分娩并不是突然开始的，而是逐步发展到这一步的，事先就不断地发出信号，即征兆。常见的分娩征兆有：

1 不规律的宫缩

腹部阵阵无规则的发紧，叫宫缩。宫缩间隔时间不等，可以十几分钟1次，也可以1小时以上1次，没规律，每次持续几分钟到十几分钟不等。尤其在疲劳和兴奋时，更易出现这种现象。这是临近分娩征兆之一，但与真正的产前有规律的宫缩不同，不要紧张。

2 尿频

由于下降的胎头压迫，导致膀胱存尿量少，有点尿就感到憋尿要上厕所，并非有泌尿系统疾病，也是临近分娩征兆之一。

3 阴道分泌物增多

为分娩准备，子宫颈管张开，所以分泌物增多。这些分泌物呈透明或白色黏稠状。

4 腰痛

腰痛，大腿根胀、抽筋，趾骨部痛，步履艰难，这是由于胎宝宝头部下降，压迫骨盆内神经而表现出的症状。

5 胎动次数减少

胎动较以前减少，这是因为胎头已入骨盆，位置相对固定，且宫缩使胎宝宝难以活动。每个孕妇对胎动的感觉不一样，但胎动决不应该突然消失，若不能断定是否正常，应到医院检查。

以上这些临近分娩的征兆，并非每个孕妇全部具备。个体征兆不同，程度也有差异。即使出现这些征兆，也不要慌张，不是马上分娩，也不见得马上住院。但要观察进展，做好随时住院分娩的准备。

♥ 办理《出生医学证明》时的注意事项

1 在孩子出生医院办理，可出院时办，也可出院后办。要带好户口本及双方各自的身份证原件。

2 要确定好宝宝的名字，同时宝宝的名字不能用异体字及繁体字，要细斟酌后认真填写。

3 在填写表格时，信息必须依照公安机关签发的有效证件填写，外籍人员可以用护照。

4 户口地址要按户口本首页认真填写。

5 《出生医学证明》发出后，依照规定，不可以私自涂改，并一定要妥善保管。

6 当拿到正式的《出生医学证明》后，副联不得自己剪切，需交由当地派出所处理。

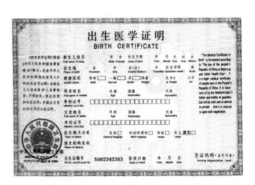

办理《出生医学证明》一定要带齐证件。

准妈妈饮食宜忌

♥ 准妈妈的临产饮食安排

从出现分娩征兆的规律性宫缩开始到分娩结束，要历时 12 个小时左右，期间会消耗巨大的能量，所以需要储蓄足够的营养。

临产前的饮食以少食多餐为主，一天安排 4~5 餐为宜，食物以易消化、少渣、可口为佳，如汤品、面条、牛奶、酸奶、粥类等都可以。不要大吃大喝，那样不利于顺产，还有可能引起腹胀和消化不良。另外，产前还需要补水，直接喝白开水，或者喝牛奶、果蔬汁，或者吃水分较多的水果都可以。

临产时，不要吃难以消化的大块固体食物和豆类食物，因为如果中途转剖宫产，大块没有消化的食物会给清胃造成一定的麻烦，而豆制品还容易产气，对顺产不利。

♥ 吃一些有助睡眠的食物

本周，多数准妈妈的睡眠质量都不好，可以通过吃一些有助睡眠的食物来改善。

牛奶：牛奶有两种催眠物质，一种是能够促进睡眠血清素合成的原料色氨酸，由于色氨酸的作用，往往只需要一杯牛奶就可以使人入睡；另一种是对机体具有调节作用的肽类，它可以和中枢神经或末梢神经的受体结合，产生舒适感，有利于入睡。

小米：含有丰富的色氨酸。色氨酸能促进大脑细胞分泌出一种使人欲睡的神经递质——五羟色氨，使大脑活动受到暂时的抑制，身体容易入睡。

葵瓜子：含有亚油酸、多种氨基酸和维生素等营养成物质，能调节人脑细胞的正常代谢，提高神经中枢的功能，加强睡眠质量。

核桃：可以改善睡眠质量，缓解神经衰弱、失眠、健忘、多梦等症状。

本周营养食谱推荐

青蒜旗鱼片

材料：旗鱼 1 条，青蒜、姜、酱油、米酒、醋、淀粉、盐各适量。

做法：❶ 旗鱼洗净，切成 2 厘米的厚片，放入碗中加酱油、米酒、醋、淀粉抓拌，并腌 5 分钟。

❷ 青蒜洗净，切斜段；姜去皮，切细丝。

❸ 锅中倒入油烧热，爆香姜丝，放入鱼片快炒数下。

❹ 加入青蒜及 1 小匙水，翻炒至汤汁收干即可。

功效：肉质鲜美，富含铁、蛋白质，有助于促进胎宝宝成长发育。

莲藕排骨汤

材料：莲藕 500 克，排骨 600 克，章鱼干 100 克，老姜 1 块，盐适量。

做法：❶ 将章鱼干先泡温水 20 分钟。

❷ 将莲藕去皮，以刀背拍过后切片备用；将排骨熬烫后备用。

❸ 将所有食材一起放入水中，以中火煮 1.5 小时后熄火，再加盐调味即可。

功效：有助产的作用，并且能安神，提高孕妇睡眠质量。

准妈妈生活宜忌

♥ 做好孩子随时出生的准备

此时的胎宝宝各方面功能都已经具备，最重要的是已经能够自主呼吸，随时都有可能出生。准爸妈要注意以下几个方面。

1 把去医院需要带的物品都集中放在一起，所有物品分类装入各个小包，然后一起装入一个大包中，陪护人要清楚都有什么物品和物品放置的位置。

2 在这个时候，准妈妈身边始终需要有人陪伴，外出时尤其如此。

3 孩子在夜里出生的可能性较大。在身边陪护的人作息要规律，早些睡觉，保持旺盛精力，以便在准妈妈有需要时及时给予帮助。

♥ 收拾好待产包很有必要

很多准爸妈在分娩来临的时候，总是手忙脚乱的，不是忘记带这个，就是忘记带那个。为了避免出现这种情况，建议现在收拾好待产包，并放在随手易取的地方。

物品分类	物品名称	必备原因
证件类物品	身份证	产妇本人或家属的，办理入院手续时需要
	准生证	为了维护宝宝的合法性，这个是必带的
	现金	住院押金5000元左右，自然生产3000~4000元，剖宫产7000~8000元，除此之外还有一些其他临时性支出，所以为了以防万一，带上10000元最合适
	医保卡和孕期的检查档案	方便医生、护士在短时间内了解准妈妈的身体状况，遇到突发情况时可及时处理
食物类物品	巧克力2~3块	巧克力营养丰富，且能在很短时间内被人体吸收和利用，补充所消耗的热量，以保持生产时的体力
	红糖1000克左右	多喝一些红糖水，对奶水和去恶露有好处
生活类物品	靠垫两三个	宝宝出生后，喂奶时使用，会让妈妈感觉更舒服
	杂志、书籍	在等待的紧张气氛中，能舒缓情绪，还可以复习一下分娩呼吸法，临时抱佛脚也不错
	衣服一套	可带一条孕妇裙或套装备用，天气冷的话最好穿连帽的外套，因为产后坐月子时，妈妈的头部不能吹风。冬天的拖鞋需要有跟的，防止产后足跟痛
	一次性内裤适量	产后恶露容易弄脏内裤，建议穿一次性内裤，买大号更实用，若要穿自己的内裤，住院几天就准备几条
	乳垫	放在哺乳文胸内，吸收溢出的奶汁
	产妇卫生巾2~3包	产妇卫生巾比普通的卫生巾要大而且长，用着方便
	吸管	一定要带，产妇活动不方便，方便喝水

音乐胎教

♥ 摇篮曲——用音乐安抚分娩之痛

摇篮曲原是母亲抚慰孩子入睡的歌曲，通常都很简短，旋律轻柔而甜美，许多作曲家如莫扎特、弗莱、勃拉姆斯等都写有这种歌曲。

摇篮曲是抒情声乐曲，描写摇篮摆动的节奏，近似船歌，以中等速度的节拍最为常见，后来演变为一种音乐创作体裁，由于摇篮曲的音乐平易、动人，常被改编为器乐独奏曲，此外也有专为器乐写的摇篮曲，以柔和为主要基调。

在此，推荐的是舒伯特的《摇篮曲》。关于这首曲子还有一个生动、有趣的小故事，可以讲给宝宝听。

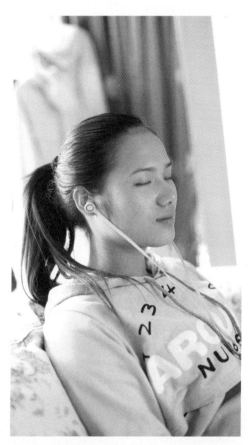

♥ "昂贵"的土豆

舒伯特是 19 世纪世界闻名的大作曲家，然而生活上却十分邋遢、不修边幅，有时候还常常衣食无着。一次他饥饿难忍，虽身无分文，但还是走进了维也纳的一家饭馆，他的目光偶然落到桌子上的一份报纸上，看到上面登着一首小诗，激发了他的灵感，于是他就配上乐曲，交给店员，想换一份最便宜的土豆来填饱肚子。可是愚笨的店员不识乐谱，想要赶走舒伯特，吵闹声惊动了店主，店主拿起乐谱看了起来，眼神不断地变化，他看了看邋遢的舒伯特，命店员准备了一份超大份的美味土豆给他。

舒伯特死后 30 年，这首乐曲的手稿以 4 万法郎的高价在巴黎被拍卖，这就是举世闻名的《摇篮曲》，要不是饭馆的店主惜才，要不是那一份"昂贵"的土豆，也许舒伯特这个伟大的作曲家，说不定已经在那时候被饿死了。

歌词欣赏

睡吧睡吧，我亲爱的宝贝／妈妈的双手轻轻摇着你／摇一摇你快快安睡／睡吧睡吧，我亲爱的宝贝／睡吧睡吧，被里多么温暖／爸爸的手臂永远保护你／世上一切幸福的祝愿／一切温暖全都属于你。

睡吧睡吧，我亲爱的宝贝／妈妈的双手轻轻摇着你／睡吧睡吧，我亲爱的宝贝／爸爸的手臂永远保护你／睡吧睡吧，我亲爱的宝贝／妈妈爱你妈妈喜欢你／一束百合一束玫瑰／等你睡醒妈妈都给你。

提醒: 听着这首简短、优美的曲子，准妈妈可以同时想象着宝宝在摇篮曲的作用下，慢慢入睡的样子，心境也会随之平和、温暖。

宝宝周周看

此时胎宝宝的所有器官已经发育成熟，身体已经做好了一切出生的准备，也不再像以前那么热衷于伸腿、玩耍，转而变成集中精力向下运动，压迫妈妈的子宫颈，想把头伸到这个世界上来。胎宝宝现在还在继续长肉，身上储备了很多脂肪，这将会有助于他出生后的体温调节。同时，宝宝身体的各器官已发育完成，肺部是最后一个成熟的器官，在出生后几个小时内才能建立起正常的呼吸模式。

本周，胎宝宝身长约 50 厘米，体重约3000 克。随着营养给予的提高，出生时体重越来越重，有的宝宝出生时体重可以到4000 克以上。通常情况下，男孩在出生的时候体重会比女孩重一些。

宝宝的活动会越来越少，不过准妈妈不用担心，这是正常现象，这预示着宝宝的头部已经固定在骨盆中，随着头部不断地下降，宝宝便会来到这个世界。

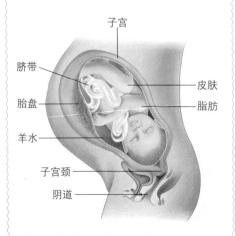

子宫

脐带

胎盘

羊水

子宫颈

阴道

皮肤

脂肪

准妈妈身体变化

此刻，准妈妈的子宫占据了骨盆和腹部大部分空间，因此要小心活动，避免长期站立、洗澡的时候突然滑倒等意外的发生。也许在这个时候，准妈妈会觉得如释重负，因为辛苦的孕育过程即将结束，也许会对即将到来的分娩而忐忑不安，但无论怎样，经历过怀胎十月后，准妈妈会更加懂得"妈妈"的含义。从现在开始，只需要好好休息，密切注意自己身体的变化，随时做好临产的准备就好。

越接近分娩的时刻，准爸妈也许就会越觉得时间过得漫长，神经时刻都处于紧绷的状态。建议准爸妈不要让自己这么紧张，当发现分娩征兆时，还有很充分的时间供准备事宜，也有很充分的时间送准妈妈去医院，可以一起享受一下最后的二人时光，一起听听音乐、看看电影，让自己的精神放松下来。

小贴士：产前吃不下东西，怎么办？

如果准妈妈在产前吃不下东西，一定要及时告诉医生，医生会根据实际情况安排准妈妈输入一些葡萄糖、生理盐水及其他必要的滋补药物，以补充营养，提供分娩所需的能量，体质虚弱的准妈妈此时可以住进医院待产。

第39周特别提醒

♥ 产检还要继续

多数准妈妈此时会选择住院待产，也有的准妈妈会选择在家待产。在家待产的准妈妈要注意，本周产检还要继续，不可停止，直到分娩。虽然宝宝随时都有可能出生，或者已经确认了分娩方式，但临产时的产检依然很重要，这方便医生根据胎盘成熟度和羊水的情况来判断准妈妈的具体、准确的预产期，并教准妈妈和家人一些应对急产和其他的突发情况的方法。有些没有确定分娩方式的孕妇还需要再做一次 B 超检查，来看看胎宝宝的发育及胎位情况，以此作为选择分娩方式的依据。

♥ 学会拉梅兹呼吸法

产期临近，准妈妈对分娩的疼痛恐惧可能越来越深，此时可以练习一下拉梅兹呼吸法。这种呼吸法的目的是将注意力集中在控制呼吸上，从而分散对分娩疼痛的关注。它能帮助准妈妈在阵痛发生时保持镇定，学会在分娩时适当用力，使产程顺利。

拉梅兹呼吸法讲究呼吸方法与分娩时身体的变化相配合，比较复杂，准妈妈可以上孕妇学习班学习，并尽早认真努力练习，这样到了临产的时候才能熟练运用。

拉梅兹呼吸法的主要方法有五种：胸部呼吸、轻浅呼吸、喘息呼吸、哈气呼吸及用力。前三种一般用在分娩第一产程时，后两种一般用在分娩第二产程时。具体该如何做，一定要详细询问医生，并要坚持每天练习，做到运用自如，因为分娩时是没有文字资料来供准妈妈参考的，就算医生想临时教给孕妇，在那种紧张、疼痛的感觉中也不会起作用。

♥ 不要一个人出门，并且不要出远门

本周开始，准妈妈要安心在家或医院待产，天大的事也没有分娩重要，一定不要因各种原因再出远门，尤其是职业女强人类型的孕妇，辛辛苦苦 10 个月，为的就是等待小宝贝降生的那一刻，所以工作上的事情就交给同事去做吧。

另外，此时准妈妈随时都有可能发生分娩征兆，由于自身不便，需要身边陪同的人及时做出正确的措施，所以一定不要一个人出门，去任何地方最好都要有家人或朋友的陪伴，哪怕仅仅是在家门口散散步，或是去附近的菜市场买菜，因为没有人知道宝宝什么时候想要来到这个世界。

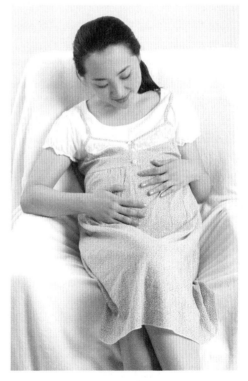

拉梅兹呼吸法可以在分娩时缓解准妈妈的疼痛。

准妈妈饮食宜忌

♥ 待产时可以吃些巧克力

巧克力被誉为"助产大力士"，因为巧克力含有大量的优质碳水化合物，能在很短时间内被人体消化吸收，产生出大量的热量，并且含有较多的锌、维生素 B_2、铁和钙等。另外，巧克力体积小、发热多，而且香甜可口，吃起来也很方便，产妇只要在临产前吃一两块巧克力，就能在分娩过程中产生更多热量。因此，待产时产妇适当吃些巧克力，对身体十分有益，越纯的巧克力越有效。

本周营养食谱推荐

蜜汁甜藕

材料： 藕 750 克，糯米 150 克，蜂蜜 50 克，白糖 200 克。

做法： ❶ 将藕洗净，切去一端藕节；将糯米用清水漂洗干净，浸泡 2 小时，捞起晾干。

❷ 藕孔内灌入糯米，边灌边用筷子顺孔向内戳，使糯米填满。将藕切成块，整齐摆入碗中，加入白糖，放入笼屉，置旺火上蒸 10 分钟，再改小火蒸 30 分钟，取出。

❸ 用清水浸泡 2 分钟，撕去藕皮晾干，切去一端藕节，待糖化取出，扣入盘内。将炒锅置火上，放清水、白糖、蜂蜜烧沸，起锅浇在藕块上即可。

功效： 藕含丰富的蛋白质、维生素等，营养价值很高，可以及时补充能量，为分娩助力。

莲子鸡头粥

材料： 糖莲子 50 克，鸡头米 50 克，糯米 100 克，鲜莲叶 1 张，桂花卤 10 克，白糖 150 克。

做法： 鲜莲叶洗净，用开水烫过待用；将糯米淘洗净后放入锅内，加入糖莲子、鸡头米及清水，上火烧开，转用小火煮成粥。粥好撤火，覆以鲜莲叶，盖上盖，5 分钟后拿掉莲叶，加入白糖、桂花卤即可食用。

功效： 滋养之品，可补益心脾。

准妈妈生活宜忌

♥ 保持适量运动

产前 1 周，如果准妈妈身体没有什么异常情况（无疾病、无胎位不正、无需剖宫产等），仍应保持适量的运动，这是为了让身体处于最佳状态，并能缓解腹部压迫腰、脊椎所带来的腰酸背痛现象。同时，持续适当的运动能为顺产带来益处，让准妈妈的肌肉时刻处于强韧的运动状态，加快分娩进度。适合准妈妈做的运动有：散步、压腿、深蹲、跪趴、伸懒腰、床上前倾身体等简单的动作。

♥ 何时住院最合适

医生一般建议出现临产征兆后再入院，但如果准妈妈有以下情况，则需要提前入院。

1 患有心脏病、肺结核、高血压、重度贫血症、糖尿病、甲状腺功能亢进或低下等疾病的准妈妈，应提早住院，由医生周密监护。

2 骨盆及产道有明显异常，不能经阴道分娩的准妈妈，或胎位不正的准妈妈，要提前住院进行剖宫产前的检查和准备工作。

3 有急产史的准妈妈最好也要提前住院，以防再次出现急产。

语言胎教

♥ 儿歌《洋娃娃和小熊跳舞》

洋娃娃和小熊跳舞／跳呀跳呀一二一／他们在跳圆圈舞呀／跳呀跳呀一二一／小熊小熊点点头呀／点点头呀一二一／小洋娃娃笑起来啦／笑呀笑呀哈哈哈

洋娃娃和小熊跳舞／跳呀跳呀一二一／他们跳得多整齐呀／多整齐呀一二一／我们也来跳个舞呀／跳呀跳呀一二一／我们也来跳个舞呀／跳呀跳呀一二一

教准妈妈对宝宝说话： 宝宝，这首儿歌好听吗？你是不是也想跳圆圈舞了，等你出生后妈妈陪你跳好吗？

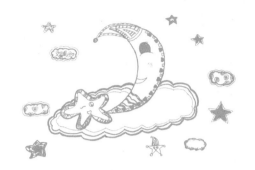

♥ 讲一个有关爱的故事

教准妈妈对宝宝说话： 宝宝，"花好月圆"这个词，读起来是不是让你感觉很美好？这个词总是被用来形容团圆和美好的生活，就像妈妈期待你出生，咱们一家三口能团圆的愿望。今天我就要给你讲一个有关"花好月圆"的故事，这个故事还被拍成了电影，如果你想看，待会咱们可以看一下。

故事欣赏：花好月圆

古代有一个皇帝，他的嫔妃们给他生了十多位皇子，他特别想要一位公主，终于皇后替他生下一位公主，非常可爱。皇帝很高兴，刚想要宣布这个消息的时候，又传来公主天生会发出一股难闻的臭味，并且无人愿意接近小公主，御医们无法找出治疗方法，皇帝跟皇后非常难过，只能暂时压制了公主有体臭这个消息。

转眼18年过去了，皇帝碍于要替公主选驸马，不得不将公主患臭之事公告天下，还下令谁能把公主的怪病治愈，就把公主许配此人。各地奇人异士纷至沓来，最终孤寂无名的花匠沈梦溪，与系出名门的神医脱颖而出，但御医们都非常瞧不起出身寒微的沈梦溪。沈梦溪努力研制香薰治疗法希望能治好公主的体臭，提炼好香源后四处找有臭味的人做试验。偶遇卖鱼少女含香，在一次次的实验中两人互生好感，沈梦溪也因此陷入两难，因为一旦试验成功他就会被选为驸马，但研制香料又是他的梦想。

与此同时，神医与太医不断破坏阻碍沈梦溪的研究，让其意外发现，将四时之花加四时之水混合一起，可提炼出最香的"冷香丸"，于是含香和沈梦溪一起到大江南北找寻四时之花与四时之水，两人共同经历风险，最后终于研制成功了"冷香丸"，二人感情也日渐深厚。到了最后给公主治疗的日子，沈梦溪大获全胜却不愿娶公主，这让皇帝很生气，想要治他的罪，结果沈梦溪意外发现含香就是天生有体臭的公主，原来她在宫中非常寂寞，却又因身上有体臭不得不隐藏在鱼市……

教准妈妈对宝宝说话： 怎么样，这个故事感人吗？我们国家在宋代有位叫苏轼的诗人说过："但愿人长久，千里共婵娟"，这正如含香公主与沈梦溪的爱情，虽经历波折却最终有情人终成眷属，妈妈相信他们从此一定会过上幸福的生活，你觉得呢？

宝宝出生后的样子

在新妈妈还是孕妇的时候，一定不只一次幻想过宝宝的样子，想象过宝宝会长得像爸爸还是像妈妈，眼睛是大还是小等，但是当看见宝宝的第一眼，可能没有想的那么美好，这时候，妈妈不要失望，因为这并不是宝宝的"真实面目"。

宝宝刚出生时，看起来肯定不如父母想象的那样漂亮，因为这时候，宝宝身上有血迹，并有一层光滑呈白色的胎脂，皮肤也皱皱的。头看起来比较大，与小身体不成比例，占身长四分之一左右。

不过，随着宝宝不断长大，一两个星期后，妈妈就会发现宝宝慢慢地长"开"了。

有的宝宝出生时头看上去比较长，可能有比较大的产瘤，这是由于产道的挤压造成的，不必担心，一段时间后就会自动恢复正常。另外，宝宝刚出生时头发多少不一，有的宝宝头发又多又黑，而有的宝宝头发又稀又少，实际上这时宝宝头发的多少并不能表明以后头发的好坏，而且这些头发在婴儿6个月左右会全部脱落而生出新的头发来。

由于产道的挤压和羊水的作用，新出生的宝宝眼睛肿胀或眼球发红，一般在1~2天后就会恢复正常，有的宝宝眼部周围皮肤出现血管痣，不必担心，4~6个月就会消失。

提醒：其实，等宝宝长到快满月的时候，就会变得越来越可爱，到时候妈妈会感觉怎么看也看不够，总想和他玩一玩、亲一亲等，这会让初为人父人母的你们乐此不疲。

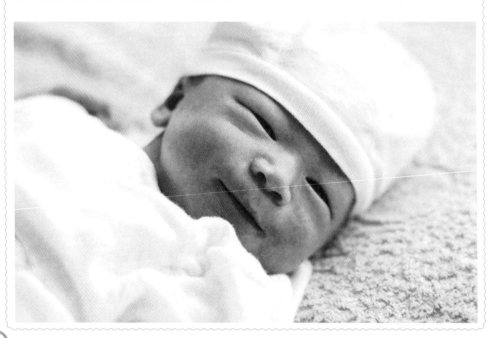

第40周特别提醒

♥ 本周做两次产检

本周，需要做两次产检，除了常规检查外，最主要的还是要检查胎宝宝的头和准妈妈的骨盆是否相称。还要通过心电图来检测一下准妈妈和宝宝的心脏是否都健康，还有胎心率、羊水量、胎盘成熟度等检查。如果是自然分娩，医生会教给准妈妈正确的呼吸法——拉梅兹呼吸法，并要求孕妇每天坚持练习；如果是剖宫产，医生会在第二次产检时建议准妈妈住院待产，以便随时检查孕妇的身体状况，并做剖宫产的产前手术准备。

♥ 做好随时住院的准备

将待产包放在显眼、易拿的位置；准妈妈一个人在家的时候要格外注意分娩前的宫缩和征兆，还要自己做一些局部按摩，以便缓解肿胀酸麻的症状。

准爸爸如果要上班，最好每天都要保证和妻子通话3次以上，还要提前将家到医院的各种路线都走上几遍，以保证到时候能以最简捷的路线到达医院；如果自家没有车，可以提前和出租车司机沟通好，以防突发情况打不到车的状况发生。

准妈妈饮食宜忌

♥ 吃饱吃好，为分娩做准备

因为分娩时需要足够的产力，而产力来源于能量，能量的最佳来源是食物。所以准妈妈在此期间一定要吃饱、吃好，为分娩做足准备。以易消化吸收、少渣、可口味美的食物为主，如面条鸡蛋汤、面条排骨汤、牛奶、酸奶等，都是为分娩储备足够能量的最佳食物。

本周营养食谱推荐

西瓜鸡蛋饼

材料：西瓜肉200克，鸡蛋3个，面粉、白糖各适量。

做法：❶ 将西瓜切块，用搅拌机打碎成汁；将鸡蛋、面粉、和西瓜汁混合，搅拌均匀，根据自己的口味加适量白糖调味。

❷ 平底锅抹薄薄一层油，开小火，将西瓜面糊倒入模具内；当饼煎至黄皮白心的时候，就可以拿掉模具，翻个面煎，煎至两面金黄即可。

功效：清甜可口、易消化，含蛋白质和维生素，并且清淡不油腻，适合胃口不好的准妈妈食用。

香葱鸡肉粥

材料：鸡肉300克，大米50克，香葱2根，盐、白糖各适量。

做法：❶ 将鸡肉洗净，切小粒，加白糖、油、盐拌匀，腌20分钟。

❷ 用大米熬粥，待粥煮至五成熟时加鸡肉粒，中火煮开。

❸ 香葱洗净，将葱叶切碎，放入锅中，转小火煮至大米开花，关火后略焖即可。

功效：在大米粥中加入鸡肉，丰富了营养，可以作为临产美食，为准妈妈补充营养和体力。

❤ 学会减轻恐惧和疼痛的小窍门

由于多数第一次怀孕的准妈妈对分娩没有正确认知，导致对分娩疼痛产生恐惧感。恐惧会让产妇紧张，紧张更加剧了对疼痛感的敏感度，从心理上加重了疼痛感，这会直接影响分娩的进程，并对心理产生影响。其实可以通过以下技巧来应对这种恐惧感：

临产前

分散注意力，和准爸爸或亲友聊一聊感兴趣的话题，并复习一下分娩的过程和相关分娩知识。

分娩初痛时

主动调整呼吸的频率和节律，可缓解由于分娩所产生的压力，增强自我控制意识。

当转移注意力不能帮助缓解不适感时

可将呼吸的频率调整为正常的 1/2，随着宫缩频率和强度的增加则可选择浅式呼吸，其频率为正常呼吸的 2 倍，不适达到最强的程度还可选用喘吹式呼吸，即 4 次短浅呼吸后吹一口气。

准爸爸触摸

分娩时准爸爸最好陪妻子一起进入产房，在妻子紧张时，触摸其紧张、紧绷的部位，并指导其放松。

分娩到一定程度时

准爸爸在妻子身边反复地表扬鼓励她，并讲解进展情况，必要时可在医生的许可下放一些舒缓的音乐。

提醒：准妈妈要相信自己一定能闯过分娩的关，当产程相对比较长时，一定不要着急、烦躁，应该充满信心，在宫缩间歇期，要争取时间休息，能吃就吃，能喝就喝。此时此刻，最能帮助准妈妈的就是自己。只要有信心，勇敢地面对子宫收缩带来的阵痛，分娩过程就能顺利进行。

❤ 准爸爸陪产，准妈妈更安心

准妈妈对分娩疼痛的恐惧有两个方面，一是在等待分娩时的恐惧，二是在分娩过程中对疼痛感的恐惧。如果准爸爸能陪产的话，可以给准妈妈以心理安慰，让准妈妈对分娩更有信心。

在待产的时候，准爸爸要通过各种方式给准妈妈以积极的心理暗示，帮助她克服对分娩疼痛的惧怕。进入产房后，在妻子疼痛时，可用爱抚、亲吻、赞美来帮助她转移注意力，这些是对妻子最好鼓励。分娩时，准爸爸可以帮妻子放松身体，使她的肘、腿、下腰、脖子都有地方支撑，并配合医生检查她身体各部位是否完全放松。

给准爸爸的温馨提示：
每次看到电视上准妈妈在产房中痛苦分娩，旁边准爸爸拉着妻子的手鼓励的画面，总是会很感动。其实，准爸爸陪产、参与生产过程，对准妈妈的感情、心理都是一种安慰，更有利于减轻分娩的痛苦、加快产程，同时目睹整个产程有利于增强准爸爸对家庭的责任感。当然，晕血的准爸爸就不要陪产了，不然到时医生不仅要照顾妈妈和宝宝，还要多照顾一个"麻烦"。

♥ 过了预产期，还没有分娩的迹象怎么办

分娩是因人而异的，延后1周，对母体和胎宝宝都没有危害。如果准妈妈过了预产期还没出现分娩征兆，应把孕早期的检查结果及胎动出现的时间、结果告诉医生，以便核对预产期。一定不要过度紧张，即使孕周准确，预产期后2周内分娩对母婴的影响也不大，但要注意胎动情况。胎动监护是妊娠晚期最好的自我监护手段，能反映宫内胎宝宝生存状况；还要加强产前检查，缩短检查时间间隔，随时与医生取得联系，告知宫内胎动情况。如果预产期推迟到两周还没有分娩征兆，部分胎盘会老化，宝宝会出现缺氧窒息的情况，应及时和医生商量是否要进行催产手术。

情绪胎教

♥ 保持期待、乐观的心态

这时已接近整个妊娠的尾声，面临最后的"冲刺"。孕妇在做好胎教的同时，要积极进行分娩前的准备，特别注意精神应激因素对怀孕的影响。尤其是那些高危孕妇，往往担心胎宝宝是否健康、能否顺利分娩。情绪高度紧张，容易导致心理上的不平衡，甚至使整个养胎、护胎与胎教的过程功亏一篑。因此，这个时候准妈妈要保持乐观的精神状态，全身心地期盼着与小宝宝见面。

♥ 宝宝出生后要巩固胎教成果

从现在起，你将真真切切地看到宝宝今后的一切变化。

巩固胎教成果可给宝宝带来有益的变化

接受过胎教的宝宝已经做好了学习和认知的准备，假如你能够巩固宝宝孕期的胎教成果，坚持给宝宝温习以前的胎教内容，会对宝宝的发育带来有益的影响，你会兴奋地看到宝宝天天都在发生令人惊奇的变化。

坚持学习

要相信，宝宝现在可以对你教给他的知识做出反应，假如你耐心地教他学习，他会很认真地听你讲，因此，你和准爸爸应坚持给他讲故事，熟悉字母、数字、汉字，教他熟悉各种各样的小动物等，温习一下此前学过的内容。在学习的时候，你不妨将以前的道具拿出来，比如闪光卡片、积木、你做的布书等，宝宝对这些东西也许非常熟悉，他会喜欢的。

小故事：早说话的苏珊

关于巩固胎教成果，斯瑟蒂克胎教法的创始人斯瑟蒂克夫人对女儿苏珊有这样的回忆：

"当时，苏珊出生只有两星期大，一天的大半时间都在睡眠中。然而有一天，她忽然说话了，她最初说的是"奶"。这是我在她出生前常对她讲的词。在她出生以后每次喂奶时，我也都是对她说："苏珊，吃奶了。"所以对苏珊来说，这可能是最使她感到亲切的词语。一般来说，幼儿开始说话最快也要到1岁左右，而出生后两个星期就开始说话，确实是令人吃惊的。"

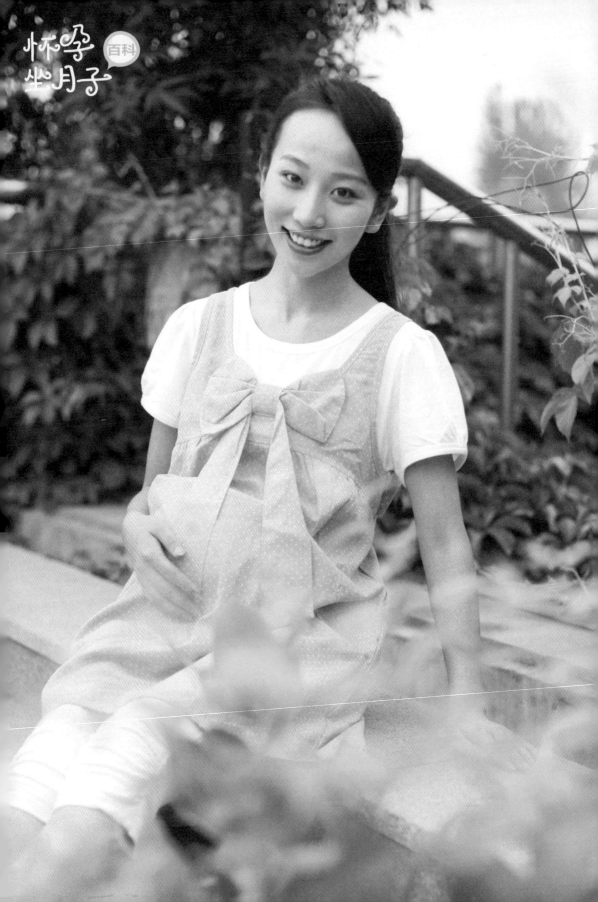

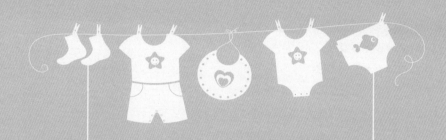

分娩
关键时刻到了

分娩的关键时刻
要怀揣幸福和希望
不要老想着那让人畏惧的疼痛
不管是顺产还是剖宫产
相信
你都是最勇敢的
"孕之旅"已接近尾声
你居然没发现？
你的头顶多了一层幸福的光圈
明晃晃地昭示着母性的光辉

自然分娩

自然分娩好在哪儿

自然分娩有很多好处：新妈妈平均出血量明显较少；身体恢复较快，一般分娩后2小时就可以下地活动，3天左右就能出院，6周左右身体就能完全恢复；在自然分娩的过程中，子宫有规律的收缩和产道的挤压能使宝宝的肺脏得到锻炼；经过产道时的挤压作用，可将宝宝呼吸道内的羊水和黏液排挤出来。

自然分娩的三大产程

♥ 第一产程(6~12小时)：疼痛高峰期，要养精蓄锐、休息、进食

第一产程指从子宫有规律的收缩开始，到子宫颈口从闭合开到10厘米为止。初产妇约需要12小时，经产妇约需要6小时。开始进入规律宫缩时，每6~7分钟有1次宫缩，每次可持续半分钟。随着产程的进展，宫缩间隔时间逐渐缩短，每次宫缩持续时间逐渐延长，强度逐渐增加，子宫颈口会缓慢打开。当宫口开到约5厘米时，宫缩变得强烈，疼痛感也会加强；子宫颈开到10厘米时，疼痛感会达到最高点。

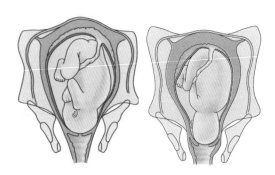

第一产程缓解疼痛的方法：宫缩间歇时，要努力使自己放松，抓紧时间休息或吃东西，并尝试转移注意力；在宫缩来临时，采取腹式呼吸，使腹部放松。

♥ 第二产程(1~2小时)：疼痛向下进展，做最后冲刺，宝宝被娩出

第二产程指从子宫口开全到胎宝宝娩出的这段时间。初产妇约需2小时，经产妇约需1小时。宫缩间隔时间缩短到1~2分钟，每次可持续50秒。产妇可能已经感觉不到间歇，持续疼痛，但明显有向下运动的感觉。这时宝宝的头部逐渐脱出骨盆，随着子宫收缩向产道出口进发。如果产妇感到有个很大的东西撑着自己，就是胎宝宝要娩出的信号——着冠。这时腹壁开始放松，很快宝宝的头、肩就会出来，紧接着，整个胎宝宝就要娩出来了。

第二产程缓解疼痛的方法：按照宫缩节奏用力，有宫缩时用力，宫缩停止后放松，保存体力；不要喊叫，默默使劲比出声更有效果，出声喊叫会让力气散掉。

♥ 第三产程(3~30分钟)：胎盘娩出，在产房休息2小时

第三产程指从胎宝宝出生到胎盘娩出的时间。这段时间比较容易度过，阵痛减轻并逐渐消失。胎盘娩出后，医生会让产妇在产房休息2个小时后再回病房，这期间可以观察出血和有无异常等情况。

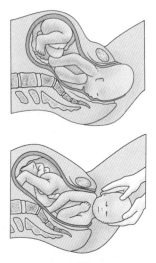

分娩时，利用腹压来用力

分娩过程中，正确用力主要是靠腹压来用力并且注意方向性。

当子宫口开全后，肛门括约肌松弛，会阴膨胀，此时应在宫缩时用力，以增加腹压增加压力。具体做法是：先吸一口气，闭紧喉头，如排便时一样用力，向下屏气增加腹压，配合宫缩力加快胎宝宝的分娩。

当胎头下降到很低的时候，最适宜运用腹压力，但是如果子宫口未开全，即使有剧烈的排便感想要使劲时，也千万不要用力，以免造成会阴撕裂或分娩后期乏力，这时候应该在宫缩时张大口呼吸，尽量放松全身肌肉。

用力的时间和次数要根据具体情况而定，前期主要是随着宫缩走，最少要用力3次，才比较有效；后期主要是看胎头下降程度，如果胎头进展缓慢但已在阴道口看到胎头，用力的时间要长一些，要一鼓作气直到胎头完全出来。

分娩时抓住机会进食

第一产程、第二产程能量消耗都很大，应该抓住机会进食。在第一产程的前半段，宫缩间隙比较长、阵痛也比较轻，这时可正常进食；第一产程后半段，宫缩时间间隔变短、宫缩强度已经难以忍受，只能在两次宫缩之间进食。进入第二产程后，只可在阵痛的间隙一口两口地吃。第三产程时间较短，能量消耗小，就不需要再吃东西了。

♥ 推荐最佳的饮品——果蔬汁

材料：苹果（雪梨）1个，柳橙（柑橘）1个，胡萝卜1根（芹菜适量），去皮生姜1块，蜂蜜适量。

做法：将苹果、柳橙、胡萝卜用开水略烫，切成丁，与姜块一起放入榨汁机中，在榨汁机中加入凉白开，将食材榨成汁，加入适量蜂蜜即可。

功效：蔬菜、水果混合榨汁，含丰富维生素、矿物质，可补充营养；姜是最佳的产气食物之一，可以为分娩助力，加快产程。

准爸爸陪产也有要求

♥ 调节情绪，学会放松自己

自己先放松，才可能帮临产的妻子放松，并给予她最大的安慰与支持。在情绪紧张时可以听听歌、看一下有关分娩知识方面的书，并给妻子解说一下。

♥ 给予积极的心理暗示

时常给自己积极的心理暗示，并把这种情感传达给妻子，让她也能积极地面对分娩过程，不惧怕即将到来的疼痛。

♥ 陪产时宜做的事情

适时给予妻子鼓励、赞美，为她增加勇气；指导她呼吸、用力，并告知分娩进程，让妻子看到"希望"；坚持进行小范围的按摩，如手、脚；一直陪着妻子直到回到病房，让她感受到你的爱和感激，这将是她最大的安慰。

剖宫产

了解剖宫产，做明智选择

剖宫产是外科手术的一种。手术时要切开母亲的腹部及子宫，用以娩出婴儿，通常剖宫产是为避免因阴道生产可能对婴儿或母亲健康造成的损害。

♥ 剖宫产前的准备

剖宫产毕竟是手术，对生理和心理都有较大的影响，所以需要提前做好准备。

心理准备	决定剖宫产后，医生会根据产妇自身条件设定手术方案，并要求家人同意签字。这时产妇和家人要多跟医生沟通了解关于剖宫产的通，以事宜，减少恐惧
生理准备	手术前，医生会给产妇输液补充营养，以免在手术中发生血糖过低的情形。另外，产妇还应该在手术前4个小时禁食，包括水和饮料；进行全身检查、采血、心电图、胸透等以确定产妇是否贫血、肝功能是否正常、心脏功能是否正常等

♥ 剖宫产之痛

剖宫产有全身麻醉和局部麻醉之分。全身麻醉在分娩中感觉不到任何疼痛，局部麻醉可能会感觉到少许疼痛。无论是哪种麻醉法，真正的疼痛在分娩之后才刚开始。所以剖宫产之痛是一种延后性的疼痛。

首先，护士会挤压伤口排恶露，如果麻醉药在此时已经失效，就会带来分娩后的第一波疼痛，不过时间不长并且可以忍受。另外，分娩后会打宫缩针以促进子宫收缩，也会引起疼痛，此时医生可能会给新妈妈用止痛泵止痛，能好受很多。还有，妈妈在翻身、上厕所、走路、大笑或咳嗽时也会有隐隐作痛的感觉，这可能是牵扯到伤口了，只要不过分，对伤口的愈合就不会有影响。所以，为了减少疼痛而选择剖宫产的想法是错的。

哪些准妈妈需要做剖宫产

自然分娩确实有很多好处，但是如果产妇的身体素质不适合自然分娩，就千万不要勉强，还是选择剖宫产为宜。

剖宫产手术适用于孕妇不能经阴道分娩，或阴道分娩会危及孕妇或胎儿的安全时。如果孕妇有以下情况，需考虑剖宫产。

骨盆明显狭小或畸形。

阴道、软产道、盆腔有特殊病变或畸形。

胎位异常，如横位、臀位。现在部分胎位也可试着自己生，严密监控，如果出现胎心率下降等异常情况再改剖宫产。

产前出血，如胎盘早剥、前置胎盘等。

疤痕子宫，如第一胎是剖宫产，一般第二胎都实行剖宫产；或曾经做过子宫肌瘤剜除术等。

高龄初产妇（35以上），容易出现宫缩乏力。

妊娠合并症或并发症病情严重者，如妊娠合并严重心脏病、糖尿病、肾病等。

做过生殖道瘘修补或陈旧性会阴3度撕裂修补术者，或有生殖器官畸形者。

先兆子宫破裂。

羊水过多或过少时，可择期引产，引产失败再行剖宫产。

如果胎儿有以下情况，需考虑剖宫产：

胎儿宫内缺氧，胎心监测会发现胎心率下降。

脐带脱垂，胎心尚好，估计胎儿能存活，但短时间内又不能经阴道分娩。

胎儿珍贵：如婚后多年不孕或不孕经治疗后才妊娠的。

剖宫产后的护理

♥ 手术后的防护措施

1 手术后刀口的痂不要揭得过早，过早硬行揭痂会把尚停留在修复阶段的表皮细胞带走，甚至撕脱表皮组织，并刺激伤口出现刺痒。

2 如果刀口痒得厉害，可在医生的指导下涂抹一些外用药如肤轻松、去炎松、地塞米松等用于止痒。

3 可以进食的时候，多吃水果、鸡蛋、瘦肉、肉皮等富含维生素 C、维生素 E 以及必需氨基酸的食物。这些食物能够促进血液循环，改善皮肤代谢功能；切忌吃辣椒、葱蒜等激性食物。

4 要保持疤痕处的清洁卫生，做到及时擦去汗液，并且不要用手搔抓、用衣服摩擦疤痕或用水烫洗的方法止痒，以免加剧局部刺激，促使结缔组织炎性反应，引起进一步刺痒。

♥ 剖宫产后前3天的注意事项

产后当天：一定注意好好休息，以尽快恢复体力，术后6小时不能枕枕头，应保持平卧以防止误吸呕吐物。产后还要多翻身，最好隔半小时就翻身1次，可促进排气，尽快恢复消化功能。

产后第2天：拔除导尿管后，要活动，可以先坐起，在床边活动，再下地活动、小便。千万不要一动不动地卧床，这样会影响下肢血液循环，发生下肢深部静脉炎；如果新妈妈小便无法排出，应及时通知医生做检查。

产后第3天：基本适应了宫缩的疼痛，这时医生会给伤口换药，可能会有小的不适。医生还会查看伤口有无渗血、有无红肿发炎，了解伤口愈合情况，新妈妈一定要配合。

剖宫产后的饮食

♥ 产后6小时：拒绝任何食物

剖宫产后6小时内，新妈妈应该拒绝任何食物，因为此时肠腔内有大量的气体，吃东西容易加重腹胀。即使是嘴唇干裂也不要喝水，可以改用棉签沾水滋润嘴唇。6小时过后，可以进食流质食物，如米汤、菜汤等。另外可吃些排气的食物（萝卜汤），促进肠胃蠕动；不要食用产气的食物（牛奶、豆浆等）。等到排气（放屁）之后，可以进食稀饭、面条等半流质食物。另外，催奶食物、大补食物（鲫鱼汤、鸡汤、人参汤等）先不要急着食用。

♥ 产后头一星期：流质食物开始，口味要清淡

产后一个星期的饮食非常重要，应以流质食物为主，口味要清淡，遵循以下原则。

1 适当补充体内的水分。新妈妈在产程中及产后都会大量排汗，再加上要给新生的宝宝哺乳，而乳汁中88%的成分都是水，因此需要大量地补充水分，喝汤是既补充营养又补充水分的最好方法。

2 以流食或半流食为主。剖宫产后，妈妈的身体处于比较虚弱的状态，胃肠道功能难免会受到影响。麻醉过后，胃肠道的蠕动需要慢慢地恢复。因此产后的头一个星期，最好以好消化、好吸收的流食和半流食为主，例如稀粥、蛋羹、汤面及各种营养汤等。

3 饮食要清淡适宜、易消化，切忌大鱼大肉，盲目进补。食盐少放为宜，但并不是不放或过少。

关于无痛分娩的疑问解答

无痛分娩都有哪些方法

我们通常所说的"无痛分娩"，在医学上其实叫做"分娩镇痛"，就是采取各种方法使分娩时的疼痛减轻甚至使之消失。这个方法，在近年越来越受广大孕产妇的欢迎。那分娩镇痛的方法有哪些呢？

1 非药物镇痛

产前教育、心理劝导、学习肌肉放松法等。

2 呼吸镇痛

学习拉梅兹呼吸法，在第一产程早期，采用胸式呼吸，要深而慢，宫缩开始和结束时用鼻子吸气、用口呼气，间歇时停止。在第一产程末，呼吸快而浅；第二产程时深吸气后屏气。也可由准爸爸或陪伴的助产士按摩下腹部、腰骶部，再与呼吸法相结合。

3 压迫止痛法

用手指压迫髂前上嵴、髂嵴或耻骨联合或用双手握拳压迫腰部、骶部。

4 电磁刺激（遵医嘱）

采用神经电刺激仪在产程中镇痛（与医生沟通）。

5 水针镇痛（遵医嘱）

在第5腰椎棘突划一纵形中线，左右旁开2厘米为注射据点，再由这两个据点向下2厘米为注射点，经皮内注射无菌注射用水0.5毫升，形成直径1.5厘米的皮丘，可缓解腹痛，缩短产程，减少产后出血。

6 药物镇痛（遵医嘱）

(1)根据产程的不同阶段可用杜冷丁100毫克肌肉注射，安定10毫克静脉注射，曲马多100毫克肌肉注射。

(2) 笑气吸入，50%的笑气+50%的氧气吸入，镇痛效果较好。

(3) 会阴局部阻滞麻醉。

(4) 连续硬膜外麻醉镇痛。

怎样自我缓解疼痛

1 学习相关的知识，有充分的思想准备，避免无谓的恐惧。

2 在待产室、产房要密切配合医生，为减轻疼痛、顺利分娩尽最大努力。

3 改变姿势对缓解阵痛有时能够获得意外效果。有的医生会推荐准妈妈进行立式分娩，这更符合人体的自然状况，可减轻疼痛的时间。

4 进行拉梅兹呼吸法，这需要准妈妈提前学会，在分娩中才可以应用。

5 补充充足的水分，深呼吸、出汗都会让水分大量流失，最好事先要有准备，如可弯曲的吸管以方便饮水。

无痛分娩要多少钱

无痛分娩的价格是根据孕妇的具体情况来决定的，在不同地区、不同医院的费用差距很大，还要考虑病人身体健康状况、手术前的检查、手术中遇到的问题以及手术后的恢复状态等相关因素，比如在术前检查发现有妇科炎症，这种情况下进行无痛分娩手术的费用就相对于正常费用高一点。

提醒：以北京三甲级医院为例，无痛分娩大概要比正常分娩（阴道分娩及剖宫产的花费在第294页）多花1000元左右，这是根据孕妇的体质和用药的价位划分的。

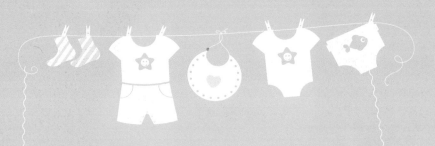

诗歌欣赏：降临

因为你的降临

这一天

成了一个美丽的日子

从此世界

便多了一抹诱人的色彩

而我记忆的画屏上

更添了许多

美好的怀念　似锦如织

我亲爱的宝贝

请接受我深深的祝愿

愿所有的欢乐都陪伴着你

到远方去　到远方去

那里

有我深厚的爱和期待

还有

你温暖的家

以及我和爸爸

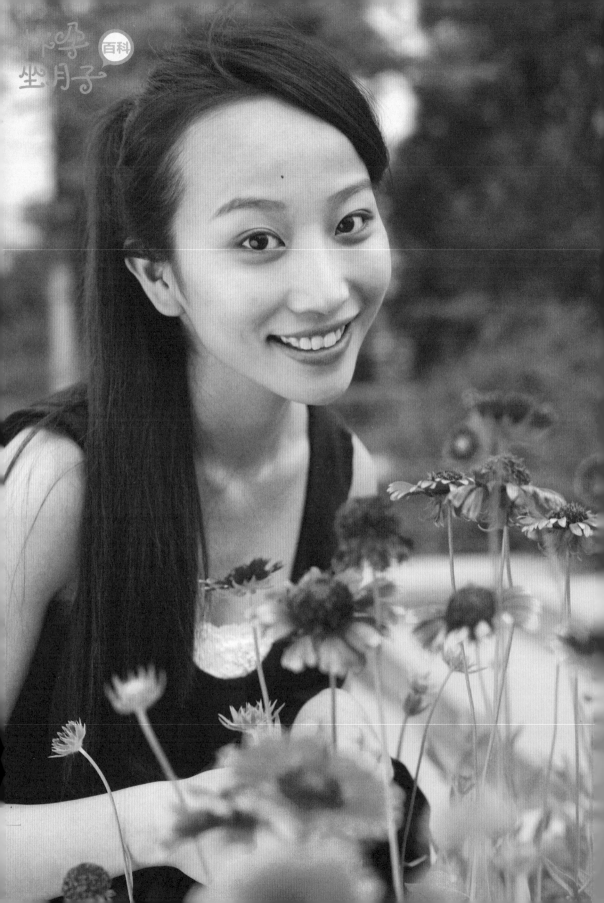

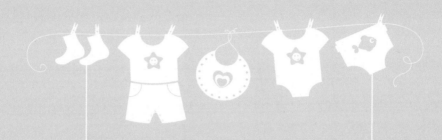

新妈妈的护理

幸福的新妈妈

眼睛一刻不眨地看着宝宝

可爱的小脸儿 可爱的眉眼

你是否已经笑得合不拢嘴

幸福此刻是否充满了你的心田

答案一定是肯定的

但是

不要认为"任务"已经结束

刚刚经历的巨大的阵痛

消耗了不少的体力

一定要好好补回来

月子里的饮食宜忌

新妈妈应知道的饮食宜忌

♥ 荤素搭配，保证营养丰富

第一次生宝宝的妈妈们，因为身体消耗特别大，在月子里又需要充足的奶水喂养宝宝，常常想当然地"狂补"，鸡鸭鱼肉顿顿不断，以为这样才能尽快恢复体力，喂好宝宝。其实，月子进补并非越多越好，而是要注重荤素搭配。

从食品营养的角度来说，不同的食品含有的营养成分种类和数量都有所不同，而妈妈们生产后所需要的营养是多方面的，偏食会导致营养成分的缺乏，严重的还会导致便秘情况的发生。鸡、鱼、蛋、肉能给妈妈们提供丰富的蛋白质和高能热量，但过多食用这些荤腥，会有碍肠胃蠕动，影响消化吸收。产后禁吃或少吃蔬菜水果的思想观念一定要纠正，适当地食用新鲜果蔬以增加矿物质和膳食纤维。另外，妈妈们还可以吃一些海藻类食品，海藻中富含的碘，能增加食欲、促进乳汁的分泌。月子食谱里添加一些类似于山药、山楂、大枣的食品，不但能起到生津开胃的作用，还能促进脾胃功能的恢复。

建议一般哺乳期每日食谱应当至少包括：

粮食 500~700 克；蛋类 200 克（大约 4个）；肉类 200~250 克；豆制品 50~100 克；牛奶 250 克；汤水 1000~1500 毫升；蔬菜 500克，其中最好以绿叶蔬菜为主。

♥ 尤其适合新妈妈食用的食物

蔬菜水果

蔬菜水果一直是新妈妈坐月子期间最好的营养来源之一，其中含有丰富的维生素 C和各种矿物质，有助于消化和排泄，还能增进食欲。由于个人的体质不一样，有些水果需要区别对待，比如体质属寒性的妈妈，要尽量少吃寒性的水果，如西瓜、梨、柿子、柚子等。

鸡蛋

鸡蛋可以说是中国的产妇在月子期间必吃的食物，含丰富的蛋白质、矿物质，消化吸收率高。吃的形式有煮鸡蛋、蛋花汤、蒸蛋羹等，但不要吃得太多，每天 2~3 个鸡蛋已完全可以满足身体的营养需求。

红糖、红枣、红豆等红色食品

这类红色食品富含铁、钙等，对血色素的提高十分有利，能帮产妇补血、去寒。但要注意红糖是粗制糖，杂质较多，应煮沸后再食用。

各种美味炖汤

美味可口的炖汤不仅营养丰富、易消化吸收，有的还可以促进食欲及乳汁的分泌，能很好地帮助产妇恢复体力。像鸡汤、排骨汤、牛肉汤、猪蹄汤、肘子汤可每天换着喝，其中猪蹄炖黄豆汤是传统的下奶食谱。

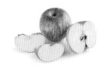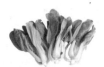

小米粥

富含 B 族维生素、膳食纤维和铁。可单煮小米或将其与大米合煮，有很好的补养效果。但不要完全依赖小米粥，因小米所含的营养毕竟不是很全面。

鱼类

营养丰富，味道鲜美，其中鲫鱼和鲤鱼是产妇坐月子期间的首选，可清蒸、红烧或炖汤，有很好的催乳效果。

♥ 食物易熟烂、易消化

食物的选择，最好以易消化、熟烂为原则；多吃些富含膳食纤维的植物性食物（如水果、蔬菜等），少吃动物性食物，尤其不要吃太多高蛋白且不易消化吸收的食物（肥羊肉、腊肉等）；肉类食品可煮至熟烂后再吃；粮食性食物应该以粥类、面条为主。另外，对于一些不易嚼烂、易成块的食物，如糯米饭、年糕、粽子、汤圆等，要尽量少吃。

♥ 不宜吃生、冷、硬的食物

由于分娩消耗大量体力，分娩后体内激素水平会大大下降，新生儿和胎盘的娩出都使得新妈妈的代谢降低，体质大多由内热变为虚寒。因此产后饮食宜温和，过于生、冷、硬的食物不宜多吃（冷饮、海鲜、生菜等）；刚刚从冰箱里拿出来的水果和蔬菜最好也要略微加热后再吃；一些凉拌的菜未经高温消毒，新妈妈产后体质较弱，抵抗力差，食用过多容易引起胃肠炎等消化道疾病，最好少吃或不吃；一些寒性的水果，如西瓜、梨等也不宜多食（夏季可以少量食用）。

提醒：分娩后吃过于生、冷、硬的食物还易引起牙龈感染并刺激口腔和消化道，有损牙齿健康。

♥ 刺激性食物不宜吃

辛辣刺激性食物可助内热，使新妈妈虚火上升，严重的可能还会出现口舌生疮、大便秘结或痔疮等症状，也可能通过乳汁使婴儿内热加重，因此饮食宜清淡，切忌刺激、油炸、烧烤类食物，尤其在产后 5~7 天内，应以软饭、蛋汤等为主。另外，也不要吃过于油腻和麻辣的调味品，如大蒜、辣椒、胡椒、茴香等。

♥ 哪些食物有回奶的副作用

妈妈在喂母乳期间，为了自身及宝宝的健康，应避免摄取某些会影响乳汁分泌的食物或个人的一些特殊嗜好，以免破坏良好的哺喂效果，如刺激性的食物、辛辣的调味料等。

♥ 新妈妈饮食宜少食多餐

月子里，妈妈要注意继续少食多餐，一天可以吃 5~6 顿饭，补充分娩消耗，并且为哺乳、抚育孩子储备些营养和能量。但是无论吃什么东西都要适可而止，不要贪吃。

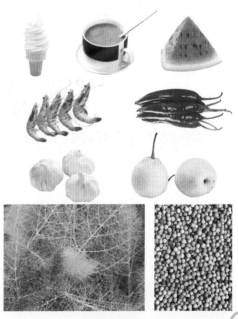

好吃的月子餐

月子餐也可以很好吃

月子餐要遵循之前说过的饮食宜忌，看上去似乎很"古板"没有新意，清淡的饮食也许会让新妈妈觉得缺少点"滋味儿"，那么可以看看下面这几个菜谱，都是用平时常见的食材，进行特别的搭配，是不是会让人眼前一亮？

鲫鱼炖蛋

材料：鲫鱼 1 条，鸡蛋 1~2 个，生姜丝、盐各适量。

做法：❶ 将鲜活鲫鱼洗净，在鱼身两侧划几道斜刀花。

❷ 煲置火上，放入适量清水烧开，下鲫鱼及少许盐，烧 3 分钟左右，连汤盛入碗内待用。

❸ 鸡蛋磕入碗内搅打均匀，上笼蒸至凝固，取出；将鲫鱼放上，浇入煮鱼原汤，撒上姜丝，淋上植物油，再放蒸笼里，上火蒸 10 分钟左右即可。

功效：鲫鱼与滋阴润燥、养血熄风的鸡蛋共制成菜，具有生精养血、补益脏腑、下乳催奶作用。

地骨皮炖猪蹄

材料：猪蹄 200 克，地骨皮 80 克，炖肉料 1 包，盐适量。

做法：❶ 猪蹄去残毛，用刀刮洗白净，洗净，焯水 1~2 遍。

❷ 将焯好的猪蹄放入砂锅中，加清水适量，再投入地骨皮。

❸ 砂锅置武火上烧沸，放入炖肉料，调入盐，改文火炖至猪蹄熟透即可。

功效：具有下奶、消痛的作用，适用于哺乳期食用。

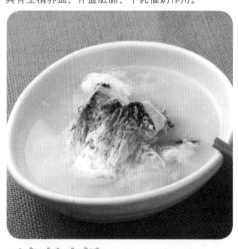

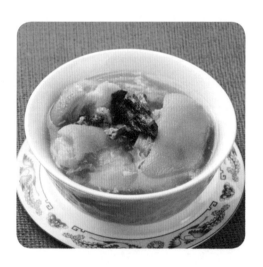

三色糙米饭

材料：红豆 60 克，糙米 80 克，新鲜淮山药 50 克，毛豆仁 50 克，桂圆肉 15 克。

做法：❶ 红豆洗净，浸泡冷水 1 小时后，再加入糙米浸泡约 1 小时。

❷ 桂圆肉、毛豆洗净；淮山药洗净，切丁；淮山药和毛豆入锅烫熟，捞起。

❸ 红豆、糙米、桂圆肉和水 1 碗入电饭锅内煮熟，取出，加入淮山药、毛豆仁拌匀即可。

功效：红豆清热利水，富含铁质，有补血、下乳的作用；糙米含丰富的 B 族维生素、钙、磷、铁，以及必需氨基酸，可消除产后的疲劳、恢复精神；淮山药补气益脾，产后服用可改善精神不济、容易疲倦的症状；桂圆肉养血安神，对产后妇女有滋补营养、改善气血虚弱现象的功效。

鸡蛋小米红糖粥

材料：鸡蛋 2~3 个，小米 100 克，红糖适量。

做法：❶ 小米淘洗干净；鸡蛋打散搅匀备用。

❷ 锅中注入清水，将小米放入锅中煮沸，煮沸后改为小火再煮约 15 分钟。

❸ 将打好的鸡蛋缓缓倒入粥中，慢慢搅拌均匀。

❹ 放入适量红糖，待红糖化后即可食用。

功效：小米、红糖、鸡蛋均可健脾益气、补血活络，对产后虚弱、恶露不净有一定的作用。

山药枸杞莲藕汤

材料：莲藕 100 克，山药 60 克，枸杞子 3 克，姜丝 5 克，盐 4 克，白糖 3 克，高汤 500 克。

做法：❶ 莲藕去皮切片；山药去皮切块；枸杞子泡入碗里备用。

❷ 锅置火上，注入高汤，放入姜丝，待汤开时，放入莲藕片、山药块、枸杞子，大火烧开，再改用小火炖 20 分钟。

❸ 最后加入盐、白糖调味即可。

功效：莲藕是月子期的最佳食物，可滋阴养血、美容养颜；山药还具有滋阴养肺、补气通脉、增强免疫力的效果。

红枣黑豆炖鲤鱼

材料：鲤鱼 1 条，黑豆 60 克，红枣 8 颗，香菜段、盐各适量。

做法：❶ 鲤鱼宰净，去肠脏；黑豆放锅中炒至豆壳裂开，洗净。

❷ 红枣洗净；鲤鱼、红枣、黑豆全部放入炖盅，加适量开水，盖好，隔水炖 3 小时。

❸ 加入盐调味，撒上香菜段即可出锅。

功效：有滋补健胃、利水消肿、补血安神、明目健脾、益肝肾之阴、通乳的功效。黑豆还能缓解产后风疼。月子期新妈妈可以常喝此汤。

芪归芝麻炖乳鸽

材料：黄芪 30 克，当归 20 克，黑芝麻 20 克，乳鸽 1 只，葱、姜、胡椒、盐各适量。

做法：❶ 将乳鸽宰杀去毛及内脏，洗净后切块；葱切段，姜切片。

❷ 黄芪、当归、黑芝麻用水冲净，与鸽肉共放炖锅中，加入葱、姜、胡椒、盐，用小火隔水炖至鸽肉烂熟。

❸ 拣去药渣后食肉饮汤。

功效：养血生发，可预防或缓解新妈妈产后脱发的现象。

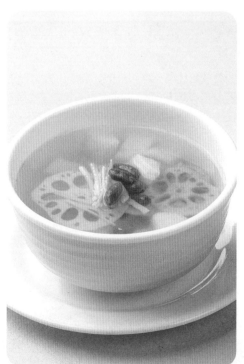

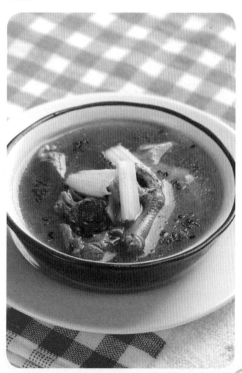

剖宫产新妈妈的月子餐推荐（1~5天）

时间	第一天	第二天	第三天	第四天	第五天
早	产后6小时，肠道排气后才能进食，可以先喝一杯萝卜水、一杯白开水、一小碗大米粥	开水冲鸡蛋一小碗	白米粥(里面掺点小米)，一个肉包子(里面塞点酒酿)	黑米粥（加枸杞子)，一个豆沙包	白米粥，一个豆沙包
中		小米粥或者是煮软烂的面条，面条汤可以用鲫鱼汤	白米粥(里面掺和点小米)、蔬菜汤、开胃小咸菜	鲫鱼汤(下奶)，一碗葱花蛋羹	猪蹄黄豆汤（内加适量青菜和面条)
加餐		温热红糖水	热煮软烂的苹果，切块	番茄疙瘩汤	半根香蕉
晚		白米粥(加几片生菜叶)、酒酿鸡蛋(放点红糖)	白米粥(里面掺和点红枣)、清炒素菜、瘦肉汤（少放盐)	黑鱼汤(恢复伤口的)、小白菜炒蘑菇、红豆银耳汤	黑鱼汤、小白菜炒木耳、白米粥(加几粒红枣)
作用	萝卜水能促进胃肠功能，预防肠胀气的发生；大米有助于恢复体力	酒酿鸡蛋里面放点红糖的目的是排恶露	从第三天开始，为了通便，最好每天吃一根香蕉。香蕉应该连皮放到微波炉里面转30秒再吃，如果没有条件，也可以放在开水中烫一下	黑米比普通大米更具营养，具有开胃益中、健脾暖肝、明目活血、滑涩补精之功效，对产后虚弱有补养作用	补血养身、下奶

怎样吃使乳汁更丰沛

♥ 循序渐进并注意烹饪方法

坐月子期间吃催乳食物应循序渐进。在刚分娩后不宜进食，因为产妇脾胃功能尚未恢复，乳腺开始分泌乳汁，但乳腺管还不够通畅，不宜食用大量油腻催乳食品；在烹调中少用煎炸，多取易消化带汤炖菜为主；食物以清淡为宜，遵循"产前宜清，产后宜温"的原则，但不能不放盐。

♥ 多吃下奶食物

想要乳汁更丰沛，产妇在坐月子期间要多吃有下奶作用的食物，如猪蹄、黄豆、莲藕、韭菜等。

♥ 炖鸡汤用公鸡

公鸡体内含有较多的雄激素，有对抗雌激素的作用，能帮助减少雌激素的含量，从而有利于发挥催乳素的作用，促进产妇乳汁的增加，达到催乳的目的。此外，由于公鸡肉中的脂肪含量少，产妇吃后可以防止发胖，还可减少母乳中的脂肪含量，防止婴儿吸乳后发生脂性腹泻。因此建议，炖鸡汤的时候用公鸡。

♥ 药膳食谱催乳汤

党参15克，北芪12克，当归20克，大枣10克；上述药材加猪蹄500克，麦蓝菜10克同煎成汤，每日1剂，分2次温服。

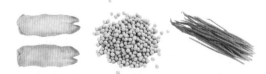

美味的催乳、下奶菜肴

生姜炖猪蹄

材料：猪蹄 2 只，姜 50 克，醋、盐各适量。

做法：❶ 猪蹄洗净切块，入沸水锅中焯烫（沸水锅中放少许料酒，以去膻味），捞出沥干；姜洗净切片。

❷ 锅中放入适量水，放入猪蹄、姜片、醋一起煮熟，加盐调味即可。

功效：本品是产妇极佳的滋补汤水，对于产后血虚、食欲减退、手脚冰凉、回奶都有很好的改善作用。兼能健胃散寒、温经补血。

牛奶鲫鱼汤

材料：鲫鱼 1 条，牛奶 50 毫升，葱、盐、料酒各适量。

做法：❶ 将鲫鱼去磷及内脏，洗净，下油锅略煎。

❷ 加葱、盐、料酒、水适量，共炖汤至乳白色时，放入牛奶，煮开即可。

功效：鲫鱼所含蛋白质质优、齐全，易于准妈妈消化吸收，常食可增强身体抵抗力，且有补虚通乳的作用。牛奶中含有丰富的钙、维生素 D 等，包括人体生长发育所需的全部氨基酸，消化率可高达 98%。很适合新妈妈食用。

蹄筋肉皮红枣汤

材料：猪肉皮 100 克，猪蹄筋 30 克，红枣（干）50 克，盐适量。

做法：❶ 将猪皮刮去皮下脂肪，洗净，切片。

❷ 猪蹄筋用清水浸软，洗净，切小段。

❸ 红枣洗净。

❹ 把全部用料一齐放入锅内，加清水适量，大火煮沸后，小火煮 1 小时，用盐调味即可。

功效：补血滋阴、催乳下奶，还能补充胶原蛋白，可美容养颜。

猪蹄茭白汤

材料：猪蹄 250 克，茭白 100 克，生姜 2 片，料酒、大葱、盐各适量。

做法：❶ 猪蹄用开水烫后刮去浮皮，拔去毛，洗净，放净锅内，加清水、料酒、生姜片及大葱，旺火煮沸。

❷ 撇去浮沫，再改用小火炖至猪蹄酥烂，最后投入茭白片煮 5 分钟，加入盐调味。

功效：益髓健骨、强筋养体、生精养血、催乳，可有效地增强乳汁的分泌，促进乳房发育。适用于产后乳汁不足或无乳。

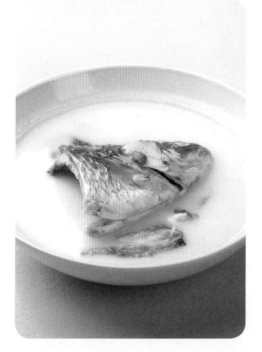

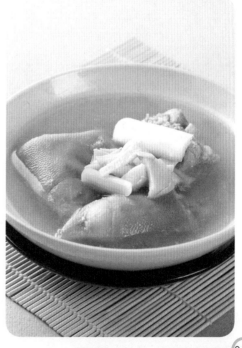

月子里的生活宜忌

坐月子的房间要温暖、舒适

不管是顺产还是剖宫产，都会消耗身体的能量，需要较长时间来恢复，所以坐月子期间应该选择一个温暖、舒适的房间居住。

首先，要是阳面的房间，这样可以保证有充足的阳光，房间里最好准备温湿度计，以冬季温度 18~22℃，夏季温度 24~26℃，相对湿度 60%~65% 为宜。

其次，房间的布置要温馨，这样可以让自己有好心情，主色调要明亮但不能花哨，因为此时宝宝的视觉功能不是很完善，太强的视觉刺激会影响他的视力。

另外，房间窗户的不要对着喧闹的马路和工地等场所，以保持房间的安静。

还有一点要注意，妈妈的床和婴儿的床都要距离窗户 2 米以上，以免受风。如果需要开空调，床的位置还不能对着空调的出风口；卧室里最好不要摆放植物，因为孩子可能对这些植物过敏，而且绿色植物在夜里会吸收氧气，放出二氧化碳，降低房间的空气质量。

新妈妈需要多休息

新妈妈产后如果休息不好，身体恢复速度就会较慢，乳汁也可能会分泌不足，影响哺乳，所以要创造条件让自己多休息。

首先，要放下家务，不要急着在孩子睡着后立刻去做家务，而是好好休息一会儿或睡一觉后再做，当然也可以把做家务这个光荣的任务交给老公。

其次，充分利用一切可以利用的工具提高效率。如果孩子吃奶慢，可购买电动吸奶器，将奶挤出来喂孩子；另外，要充分发挥家电的作用，如电饭锅、温奶器、电磁炉等。

再次，多请人帮忙。请月嫂或者请宝宝的爷爷奶奶、姥姥姥爷帮忙打理家务，还要充分发挥爸爸的作用。这时候不要担心爸爸做不好，从旁指导，慢慢锻炼即可。

提醒： 新妈妈要注意，一直躺在床上不代表休息好，体力较好时还是要下床适当活动，也可以做少量的家务，只要避免重体力活即可。

怎样缓解产后疼痛

产后要注意身体保暖，平时洗手、洗脚、洗脸注意使用温热的水，避免接触凉水。感到疼痛难忍时应及时去看医生，并在医生指导下通过按摩或药物来缓解，药物可选养血祛风、散寒除湿的中药。随着激素作用减退，耻骨痛在产后会逐渐减轻，在疼痛严重时，必须卧床休息，并采用骨盆恢复带固定骨盆，这样会有助于耻骨的恢复。有能力的新妈妈要多做产后的骨盆底肌肉运动——提肛运动，但注意不要让身体过于劳累。当手腕和手指出现疼痛时，要注意休息，停止运动，照料宝贝的事也最好暂请他人代劳。

平时要多吃虾、牡蛎等富含钙和锌的食物，少吃辛辣等刺激性食物。另外，产后还要减少上下楼梯以及走斜坡路的活动。需要走路时一定注意放慢速度，步子也不可迈得太大；手腕和拇指的疼痛，可以通过每天坚持做伸屈锻炼来得到缓解，但不要随意用力按摩疼痛处，必要时采用超短波或红外线进行理疗；产后 6~8 周若有持续症状，应尽早就医治疗。

产后8小时一定要排尿

正常情况下，产妇于分娩后6~8小时内应当解一次小便，最晚的在产后8小时也要排尿。有些产妇出现排尿困难的现象，是因为在分娩过程中，胎宝宝较长时间压迫膀胱，使膀胱黏膜充血、水肿、肌肉张力减低、收缩力差导致腹壁松弛、张力下降，排尿无力。另外，也许新妈妈不习惯躺着排尿。如果产后8小时仍未解小便，下列方法可以协助新妈妈排尿。

1 多饮水，短时间内饮水500~600毫升，可使膀胱充盈，促使排尿。

2 在下腹正中放置热水袋以刺激膀胱收缩。

3 用2支开塞露挤入肛门，刺激排便时排尿。

4 可采用刺激法刺激关元、气海、三阴交及阴陵泉等穴（需在医生指导下进行）。

月子里可以洗澡、洗头、刷牙吗

新妈妈在分娩时和产后都会分泌大量的汗液，如果长期不洗，汗液覆盖在皮肤表面，不但容易滋生细菌，还会堵塞毛孔和汗腺，阻碍身体的新陈代谢，影响健康，所以月子里可以洗澡、洗头，但是一定要注意保暖和时间。

现在室内保暖设施一般都很好，所以新妈妈在洗完澡或洗完头后，只要及时擦干身体和头发，并用干毛巾裹好头发即可。另外，洗完澡后最好及时穿上干净的衣服和袜子，洗完头后可以用吹风机（调到暖风挡）将头发吹干。时间上，洗澡、洗头的速度最好在10分钟内完成，水温还要适当，比平时稍高一些即可。

月子里牙齿会有些松动，但属于正常现象，过段时间可自行恢复，只要不过度刺激牙齿、口腔即可。最好每天用温水刷牙两次，牙刷选用软毛刷比较好，动作还要轻柔。如果长期不刷牙，大量食物残渣留在牙齿和口腔里，很容易引发牙龈感染、蛀牙等症状，所以刷牙讲究方法非常重要，千万不能长期不刷牙。

月子里怎样穿衣

1 选择棉质衣物，保暖又吸汗。产后，最常见的身体现象就是出汗多，俗称为"褥汗"，以夜间睡眠和初醒时最为明显，这是一种正常的生理现象，是身体在以出汗的形式排出孕期体内增加的水分。选择纯棉、透气性好的衣服，既能保暖又可以吸汗。

2 在炎热的夏天，最好也要穿长衣长裤和薄袜子，材质上可以选择纱质或丝质，比较凉快、透气。新妈妈在户外晒太阳时要注意防晒，并且不能让皮肤直接吹风。在空调房里一定不要让室内温度太低。冬天则要选择有保暖功能的衣服、袜子、帽子。

3 睡衣要宽松，必要时可以穿着袜子睡觉。因为妈妈睡着后也许会蹬被子，很容易着凉，最好的办法就是穿着睡衣和袜子入睡。

4 衣物一定要勤洗勤换，尤其是内衣裤。产后多汗，有时不到半天衣服就湿透了，这时千万不要怕麻烦，一定要及时换洗。可以多准备一些内衣裤和其他贴身的衣物，一旦感觉不舒服就马上换下来。洗完的衣服最好在阳光下接受暴晒杀菌。

5 如果室温较低，或者妈妈有脚跟痛、关节痛的毛病，可以穿上带后跟的棉拖鞋保护脚跟，也可以用护膝、护肘等保护关节。

性生活何时恢复

产后何时恢复性生活，要依据产妇分娩的方式、身体健康状况而定，应在产后42天到医院检查，由医生指导。一般情况下，恢复性生活的时间是在产后2~3个月，因为分娩时撑大的阴道黏膜变得很薄，容易受损伤，需要8周左右时间才能恢复。如果过早恢复性生活，就会导致伤口裂开、出血，可定期进行产后检查，让医生告知最合适的时间。另外，当产妇患有贫血、营养不良或阴道会阴部发生炎症时，会延迟会阴伤口的愈合，要及时治疗后再开始进行夫妻生活。

避免产后抑郁

♥ 产后抑郁的主要表现

1. 情绪方面常感到心情压抑、沮丧、情绪淡漠，行为表现为不愿见人，甚至焦虑易怒，每到夜间感觉会加重。

2. 自我评价降低，有压力过大、自责的感觉，或表现对身边的人充满敌意、戒心，与家人、丈夫关系不够和睦。

3. 行为上反应迟钝，注意力难以集中，做事效率和处事能力下降。

4. 对生活缺乏信心，觉得生活无意义，甚至出现厌食和失眠等症状，有的还可能伴有躯体症状，如头昏头痛、恶心、呼吸心率加快、泌乳减少等。

♥ 怎样预防产后抑郁

1. 重新自我规划。给自己新的希望和生活动力。

2. 做好为了孩子放弃一部分自我的准备。比如可能会没时间逛街、没时间旅游等，但可以利用这段时间学习新的东西来充实自己，如营养学、儿童心理、烹饪等。

3. 转移注意力，可以选择听听音乐、看一本有趣的小说，或者只是静静地看看路边的人流，转移自己的注意力。原则是千万不要封闭自己和外界的交流。

4. 多和其他新妈妈交流，新妈妈们聚在一起谈各自的宝宝是一件既有趣又开心的事。

产后多久会来月经

如果新妈妈没有哺乳，月经通常在产后6~8周内会来。哺乳的新妈妈，有的在产后12周左右可能会来月经，大多数哺乳的新妈妈通常要到18周以后才完全恢复排卵机能。

哺乳期要防止急性乳腺炎

急性乳腺炎初期表现为乳头皲裂、疼痛，哺乳时疼痛加剧，若初期妈妈惧怕或拒绝哺乳，则会出现乳汁淤积，乳房胀痛，或有肿块。局部还会出现红肿、疼痛、压痛等现象。随着病情发展，还会出现怕冷、高烧等情况。

♥ 发炎后不要停止哺乳

得了急性乳腺炎，一般不需要停止哺乳。勤给宝宝喂奶，让宝宝帮助把乳房排空，减少乳汁淤积的机会。

♥ 化脓应停止哺乳

如果乳房肿块化脓时就要暂停哺乳了，但仍可让宝宝吸吮另一侧健康的乳房。这时要注意清洗乳头、乳晕，及时用吸奶器把乳汁吸出。严重时需要吃抗生素或把脓块切开引流。记得及时看医生，以免延误病情。同时，哺乳妈妈一定要保持情绪稳定，不要急躁。

在患有乳腺炎时应少吃"发奶"的食物，以免加重病情。宜多吃具有清热作用的蔬菜水果。如绿豆、青菜、番茄、莲藕等。

新妈妈产后锻炼——助体形恢复

从什么时候开始锻炼

产后什么时候开始锻炼，要依身体的恢复情况来定。如果新妈妈平时就经常锻炼身体，并且在产后感觉良好，可以在月子期过后，早一点开始运动计划，即在产后6~8周。如果是剖宫产的新妈妈，最好增加坐月子的时间，在产后第3~5个月再开始锻炼。不管是哪种情况，都要注意量力而行，别勉强自己。

锻炼需要注意什么

产后为了快速瘦身，许多产妇会采取剧烈的运动方案，这不仅容易造成疲劳，还会损害健康，严重的甚至可能影响子宫的康复并引起出血。进行会阴侧切手术的新妈妈若做剧烈运动，有可能会使手术创面或外阴切口再次遭受损伤，所以，产后一定要避免剧烈运动，在进行运动前，热身运动与运动完后的缓和运动都不可少。

选择轻、中等强度的有氧运动，并做到持之以恒，这样才有利于减重，并能有效防止减重后体重出现反弹。包括慢跑、竞走、游泳、骑脚踏车等，时间最好持续15分钟以上。若要达到燃烧脂肪目的，应持续进行30分钟以上，或一天内累积到30分钟以上才有效果。

产后运动应注意循序渐进，切忌急于求成。如能在坐月子结束后坚持5个月左右的身体锻炼，可将身体练得结实、有弹性，并

能消除腹部、臀部、大腿等处多余的脂肪，恢复怀孕前的健美身姿，还能增强身体机能和抵抗力。但是，一定不要今天做得少，想着明天多做些补回来，或每天都进行大量运动，希望在短时间内恢复原来的好身材，这样会让身体太疲劳，影响正常的身体代谢。

产后收腹运动

♥ 第一种：转呼啦圈

转呼啦圈减肥是一个简单方便的室内减肥运动，随时随地都能玩，可以帮助肠道的蠕动，帮助消化和排便，更好的辅助瘦身并且积极帮助清除体内的垃圾，达到收腹的效果。但要注意，呼啦圈不能过重，转速也不能太快，一次性运动时间不要太长，另外特别提醒，剖宫产的妈妈在伤口没恢复之前不要转呼啦圈。

♥ 第二种：仰卧起坐

仰卧在床上，双腿正常弯曲，双手半握拳放在耳朵两侧，尽量展开双臂。做动作时，让腰部发力，上身径直起来，注意腰部不要离开地面，然后缓慢下降使身体处于原位，重复做以上动作。但要注意，做仰卧起坐时要控制好速度，不要过快，身体要尽量保持平衡。还是要特别提醒剖宫产的妈妈最好不要做这类运动。

产后健美操

♥ 做产后健美操时，要注意以下四点

1 不要勉强自己，做操的时间依身体状况而定，可逐日增加运动量。

2 做完一遍后如果感觉累，就应该在下一次的时候适当减少运动量。运动适量的感觉为：身体微微发热，略有睡意。

3 肚子发胀、生病等身体不舒服的时候，可酌情减少做健美操的时间和健美操动作的强度或干脆暂停1次。

4 早晨不要做健美操。

♥ 有效的减肥运动推荐

1 **脚踝的运动**
仰卧，可选择在床上或垫子上；左右摇摆脚踝各10次；左右转动脚踝各10次；前后活动脚踝，充分伸展、收缩跟腱各10次。

提醒：日常生活中，坐在椅子上时也可经常做这种脚踝锻炼。

2 **脚部运动**
仰卧，可选择在床上或垫子上；把一条腿搭在另一条腿上，然后放下来，重复10次，每抬1次高度增加一些，然后换另一条腿，各重复10次；两腿交叉向内侧夹紧、紧闭肛门，抬高阴道，然后放松。重复10次后，把下面的腿搭到上面的腿上，重复10次。

3 **有氧健身操**
买一张有氧健身操的光碟跟着跳，时间在30分钟左右为宜，选择在上午9~10点或下午3~5点比较好。如果新妈妈的身体没有不适感可以天做2次。

提醒：做之前要先有简单的热身动作，做完后还要有放松、舒展身体的动作。

新妈妈减肥餐怎么吃

	减肥营养餐推荐				
早	燕麦片1包，葡萄干1匙，脱脂牛奶半杯	全麦土司1片，哈密瓜1片，脱脂牛奶1杯	煎蛋饼1个，豆浆1杯	小米粥1碗，水煮蛋1个，花生面筋4~5粒	苹果1个，高纤饼干2片
中	馄饨面半碗，蔬菜汤一小碗	皮蛋瘦肉糙米粥1碗，煮青菜1小碟，小番茄10~12粒	春卷（豆芽菜、胡萝卜丝、高丽菜、豆干丝、鸡肉丝）	混合蔬菜汤（2种或以上），全麦饼干2片	鸡蛋糕2块，蔬菜汤1碗
加餐	全麦面包1个，柠檬水1杯	小馒头1个（夹少许肉松），柠檬水1杯	水果果冻3~4个（草莓、奇异果、苹果等），黄瓜1根	水果酸奶1杯，粗粮饼干2片，黄瓜1根	柳橙1/2个，全麦饼干2片抹花生酱，柠檬水1杯
晚	米饭半碗，鱼肉100克，炒青菜一小碟	香菇鸡面半碗，炒青菜一小碟	糙米饭半碗，清蒸鳕鱼50克，煮芦笋50克	小米粥1碗，番茄炖牛肉，梨1个	素水饺10~20个，苹果1个，黄瓜1根

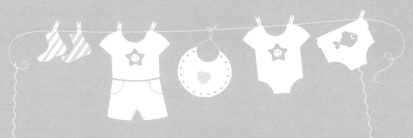

诗歌欣赏：宝宝告诉我

宝宝告诉我

美好 这就是美好

"瞧！搓个竹蜻蜓

蜻蜓打着螺旋儿飞向天空

瞧！一个小蚜虫

笨拙吃力地爬到夜色中

看着你充满爱的目光

我感觉空气都暖和了

我想

和清晨晶莹的露水

一起挽着你的手跳舞

妈妈呀

正咬着幸福的尾巴

不知所措

看你哭

其实都是在笑

妈妈呀

有了你我便有了全世界"

这些 都是宝宝告诉我的

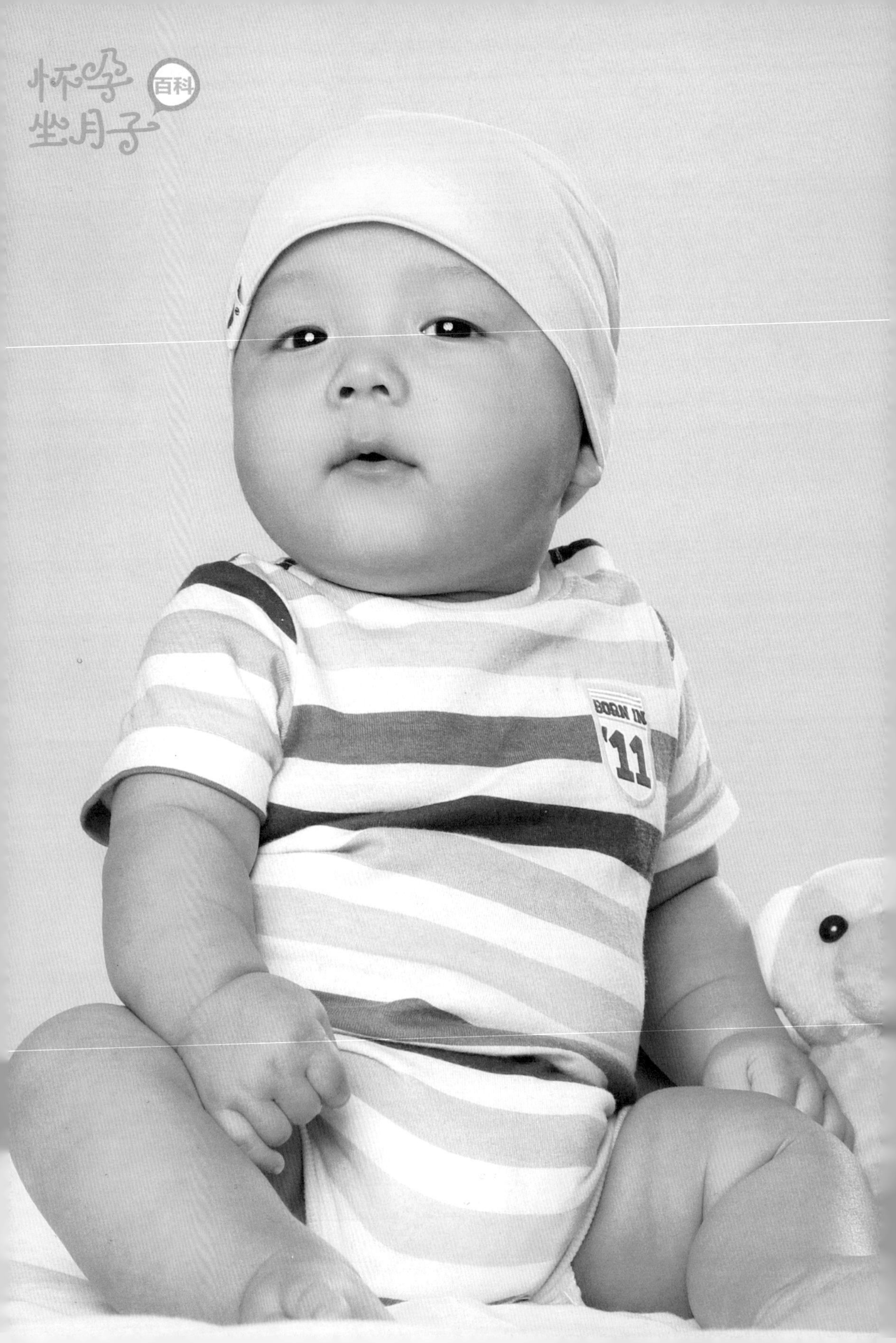
BORN IN
'11

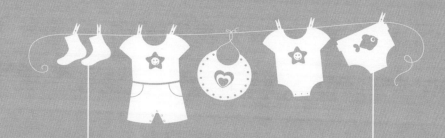

宝宝的喂养和护理

关爱新生宝宝

宝宝为什么又哭了

为什么又不吃奶了

小屁屁怎么总是红红的

怎么老是打嗝还吐奶呢

这个可爱baby纸尿裤到底要怎么用啊……

看到这里

你是不是已经一个头两个大了

一个个疑问像小蝌蚪一样在你的脑海里乱窜

最终汇成一句话

宝宝 你什么时候能长大呀

宝宝的喂养

母乳喂养

♥ 母乳喂养的好处

对妈妈的好处

母乳喂养有利于培养亲子关系，妈妈能通过这种方式享受到初为人母的满足。研究指出，母乳喂养可以减少新妈妈患卵巢癌、乳腺癌的概率，还可以促进子宫的收缩，降低阴道出血概率，预防贫血，同时能有效地消耗孕期累积的脂肪，有利于产后恢复身材，避免产后肥胖。

对婴儿的好处

此时婴儿的肠胃消化及肾脏排泄功能还没发育完全，无法承受过量的蛋白质与矿物质。对婴儿来说，母乳的各种营养搭配恰当，蛋白质与矿物质含量能自动调和成利于吸收的比例，使营养吸收更充分，又不会增加消化及排泄的负担。此外，母乳中还有促进婴儿脑部发育的氨基酸、乳糖等物质及恰当的脂肪酸比例，更容易被婴儿身体吸收。

另外，母乳喂养对婴儿良好性格的养成有积极作用。哺乳的过程中，婴儿和母亲有皮肤对皮肤、眼对眼的接触，满足了婴儿对温暖、安全及爱的需求。

♥ 哺乳的正确方法

妈妈的姿势很重要

哺乳时，妈妈可以在腰后、肘下、怀中都垫上高度适合的垫子或枕头，也可以把大腿垫高，帮助手臂支撑孩子的重量。总之，原则就是让身体的任何一个部位都不感到紧张和酸疼。对孩子来说，头躺在妈妈的臂弯里，臀部和背部都有依托，跟妈妈可以胸贴胸、腹贴腹、嘴巴正对乳头，感觉会很舒服。

提醒：哺乳时妈妈最容易犯的一个错误是身体向前倾斜，一定要注意避免，否则长此以往，妈妈的肩膀、后背容易受累而感到酸痛。

让宝宝正确含乳

在宝宝张口时，母亲要适时将乳头送入他嘴里，还应注意将乳头四周深色的乳晕一起送进去，这样宝宝闭嘴吸吮时，正好可以压迫乳晕下输送乳汁的乳腺管，达到顺利射乳的目的。只有让宝宝的口腔与乳头正确衔接，才能起到充分吮吸乳汁的效果。如果宝宝的嘴只含着乳头，吸吮时口腔会呈负压，虽然吸力很强但不能使乳汁顺利通过乳腺管，宝宝也会因此抓咬妈妈的乳房，寻求乳汁，这样易将乳头皮肤弄伤，导致乳腺炎等疾病，所以新妈妈在喂奶时一定要注意这一点。

提醒：孩子吃奶时头应向后稍仰，让鼻孔可以自由呼吸，不要让乳房堵住孩子的鼻孔。

♥ 母乳宝宝何时开始补充鱼肝油

宝宝出生后晒太阳的机会不多，因此容易缺乏维生素 D，所以在出生后 42 天，可以开始补充鱼肝油。因为维生素 D 在鱼肝油中含量丰富，给宝宝吃一些鱼肝油，能满足他体内维生素 D 的需求量，从而促进钙的吸收，这样可以预防佝偻病。

吃法：剪开鱼肝油胶囊头，挤一挤，直接滴入宝宝的口腔内。不要将鱼肝油滴在汤匙中再喂给他，因为宝宝从来不会认真"吃饭"。

提醒：不要选用橙汁鱼肝油和乳白鱼肝油，这两种鱼肝油是淡鱼肝油，维生素 D 的含量少，但维生素 A 的含量高，而宝宝此时不需要补充维生素 A。比较适合的是浓缩型鱼肝油。

♥ 哺乳期乳房的护理

保持乳房有弹性的方法

1 哺乳期要佩戴合适的胸罩，将乳房托起，不能因为需时刻哺乳而不带胸罩。

2 哺乳时不要让孩子过度牵拉乳头。每次哺乳后，可以用手轻轻托起乳房，按摩5~10分钟。

3 保持乳房的清洁，每天至少用温水清洗乳房两次，这样可以增强韧带弹性，是防止乳房下垂的好方法。

4 两侧乳房要平衡哺乳。这次喂的是左侧，下次就要喂右侧。如果孩子吃不完，可将剩余的乳汁挤出，能有效预防两侧乳房大小不一的情况。

5 导致乳房松垂的另一个重要原因是肥胖，因此妈妈应适当控制脂肪的摄入量，并适当增加水果、蔬菜的摄入。

不要用香皂洗乳房

哺乳期间，新妈妈一定不要用香皂清洁乳房，因为香皂一般呈碱性，平时过勤使用香皂清洗乳房，可逐渐碱化乳房局部皮肤，破坏其酸碱平衡环境，想要恢复就需要花很长时间。另外，经常用肥皂清洗乳房，会洗去保护乳房局部皮肤润滑的物质——油脂，同时通过化学作用洗去乳房皮肤表面的角化层细胞，使乳房局部过分干燥、黏结，严重的甚至会导致细胞脱落，损坏皮肤表面的保护层，使表皮肿胀、疼痛。

所以，哺乳期新妈妈最好用温热的清水来清洁乳房皮肤，每天早晚各一次，如果中途因哺乳产生不适感，可适当多清洗一次，但不可过于频繁。

乳头皲裂了怎么办

乳头皲裂有很多原因，在纠正了使用香皂清洁乳房的错误后，要及时纠正婴儿错误的吸吮姿势，避免由于不正确的吸吮造成反复的乳头皲裂，平时还要做好乳房局部清洁、护理，每次喂完奶后可用香油、蜂蜜调和或用鱼肝油来涂抹患处，以保持乳头湿润，还可以在哺乳后挤一点奶水涂抹在乳头上，让奶水中的蛋白质促进乳头皲裂处的修复。另外，平时应穿戴棉制的宽松内衣和乳罩。如果因乳头疼痛影响哺乳，可使用吸奶器和乳头防护罩来辅助哺乳。

♥ 哺乳期用药需遵医嘱

新妈妈哺乳期用药一定要遵医嘱。虽然大部分药物在一般剂量下都不会影响宝宝，但建议妈妈在服药前要主动告诉医生自己正在哺乳，不要擅自服药，以便让医生检查、判断并开出适合自己服用的药物，并尽量选择药效持续时间较短的药物，以达到不让药物通过乳汁传递给宝宝的目的。

哺乳期妈妈要坚持做扩胸运动

哺乳期妈妈可以做一些俯卧撑等扩胸运动，但要注意运动量适中。扩胸运动可以促使胸部肌肉发达有力，从而增强对乳房的支撑作用。产后是女性胸部保健的最佳时机。妈妈只要健胸方法得当，可以使乳房变得更加丰满、结实。但健胸运动需要长期坚持不懈，效果才明显。

人工喂养

♥ 选择合适的奶粉

人工喂养宝宝，在奶粉的选择上，以配方奶粉最为合适。配方奶粉的比例是按照母乳的组成成分配置的，而且根据宝宝月龄的不同做出了相应的调整，是除母乳外最适合新生儿的食物。选购奶粉时最好以口碑较好、历史较悠久的品牌为宜。好的奶粉颗粒、色泽均匀，颜色呈乳黄色，手感软松平滑，有流动感。如果有结块、异味，则一定不要买。

提醒：有些孩子母乳和奶粉都不能吃，需要选择一些特别配方的代乳品，如乳糖不耐受的宝宝可选择豆奶粉，苯酮尿症选择特殊配方奶粉。只要喂养方式得当，人工喂养的孩子照样能长得健康聪明。

♥ 正确的人工喂奶方法

试温

在用奶瓶给宝宝喂奶之前，须先洗净双手，取出消毒好的奶瓶、奶嘴，注意奶嘴不要随意放置，应竖直向上，不要弄脏奶嘴；将调好的奶倒入奶瓶，拧紧瓶盖。将奶瓶倾斜，滴几滴奶液在手腕上，试试温度，感觉不烫即可。

喂奶方式

妈妈选择舒适坐姿坐稳，一只手把孩子抱起来，让他的身体与水平面呈约 30 度角；

另一只手拿奶瓶，用奶嘴轻触宝宝口唇，宝宝即会张嘴含住，此时妈妈要调整奶瓶与宝宝脸的角度，约 90 度角为宜，以便奶水充满奶嘴，顺利流入宝宝的食管。

喂奶次数和量

开始要每隔 2.5~3 小时喂 1 次；几天后间隔可以长一些，不超过 4 小时即可。出生 1~2 天的孩子每次只能吃 20~30 毫升，几天后可达到 60 毫升，妈妈需要慢慢观察总结，如果这次冲 60 毫升剩下了，下次就少冲一些，如果不够，下次就多冲 10~20 毫升。

提醒：给宝宝喂完奶后，不能马上让宝宝躺下，应该先把宝宝竖直抱起，靠在肩头，轻拍宝宝后背，让他打个嗝，排出胃里的空气，以避免宝宝吐奶。

♥ 正确冲奶粉的方法

正规的奶粉，包装上都会明确标识冲调的方法和注意事项，新手父母只要按照指示去做就可以了。只是在此要提醒一点，一定不要随便改变奶粉的浓度，奶粉的浓度应该是固定的，如果太稀孩子可能会缺乏营养且容易撑大孩子的胃；太稠则很容易消化不良，且增加肾脏负担。

初生的宝宝很娇嫩，一定小心不要烫到他。

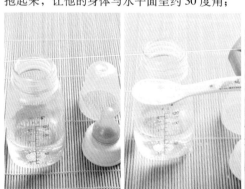
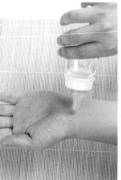
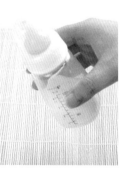

宝宝的护理

不要小看宝宝的排便

♥ 新生宝宝24小时之内要排便

胎便含有较多毒素，越早排出越好。正常的新生儿会在出生后24小时内排出胎便。如果宝宝超过24小时才排便或只排少量的便，可以通过给他做腹部按摩来促进排便，如果仍是没有效果，就要考虑是否是巨结肠，需要及时通知医生进行检查。

提醒：胎便颜色暗绿、质黏稠，染在尿布上很难清洗，最好用纸尿裤，用后即扔，很方便。

♥ 从宝宝大小便判断孩子的健康状况

正常情况下，吃母乳的婴儿大便呈金黄色糊状，偶尔伴有乳凝块，带有酸味且没有泡沫；奶粉喂养的婴儿大便呈淡黄色，大多能成形。健康的婴儿排便次数不等，初生时会多一些，可达4~6次，随后会逐渐减少到2~3次或1~2次，并最终形成每天一便的规律。无论大便次数多少，只要不是太稀或量太少，不过分干，颜色也较正常就没有问题。

另外，新生儿小便的次数也比较多，只要每天不少于10次就没有问题。正常婴儿的尿液颜色清亮，透明或者微黄，无异味。

需要特别重视的情况

如果尿色发黄，同时伴有腹泻或呕吐，宝宝有可能是脱水，需要及时补水，若无明显效果，需立刻就医。

如果排尿次数明显增加且尿量无变化，可能是疾病的信号，需要及时就医。

如果宝宝排出蛋花样、豆腐渣样或水样的大便，可能是患上了肠道疾病，一定要重视。如果排出黑而发亮的柏油样大便，说明消化道可能有出血情况。

如果宝宝大便表面有血丝，可能有直肠息肉或肛裂的情况，都需要及时就医检查。

提醒：其实，新生宝宝不适合经常去医院，如果情况不是很严重就不要带他去，可以带宝宝的大小便样本，在1~2小时内去医院让医生检查，其结果也比较准确。

无需担心的"异常"情况

1. 夏天尿布上出现粉红颗粒和冬天尿布发白都是正常现象，前者是尿酸盐结晶形成的，后者是钙物质遇冷形成的。

2. 如果宝宝大便次数少，便质较干，父母也不必担心，宝宝就是有些便秘，适当给他喝点水或者稀释果汁来润滑肠道，促进肠胃蠕动即可。

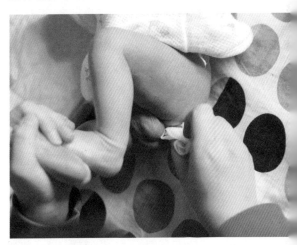

宝宝的洗护

♥ 怎样给新生宝宝洗澡

买个小浴床，洗澡时把浴床放在水中，让宝宝躺在上面，妈妈操作起来会很方便。洗澡的具体步骤如下。

1 准备洗澡水，水温在 38℃ 左右，然后放入浴床，将孩子包裹着浴巾放在浴床上，身体完全浸入水中后，再拿掉浴巾，注意让孩子头部始终在水面上。

2 用一条干净的毛巾沾水擦洗宝宝的头和脸。先洗眼睛，然后到其他部位，由脸中央向两侧擦洗，这时要注意用手轻轻按住宝宝的耳廓，盖住耳孔，以免进水。

3 换一条干净毛巾擦洗宝宝的身体。腹股沟、腋下、脚趾缝以及其他褶皱处要仔细清洗。

4 洗干净后把宝宝抱起，立刻用大浴巾包裹。待孩子身体完全干燥，就可以穿衣服了。

提醒： 一定要注意避免宝宝突然使劲地蹬腿掉下去，洗完不要忘记给宝宝全身尤其是褶皱部分涂上爽身粉。另外，新生儿不必过多洗澡，因为其皮肤娇嫩且不会分泌太多汗液，热天每天洗一次，冷天隔 2~3 天洗 1 次即可。

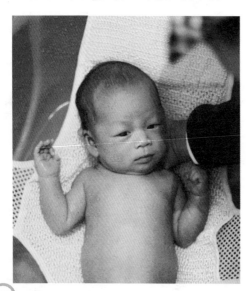

♥ 新生宝宝私处的护理方法

女宝宝的护理

女孩阴道内菌群复杂，但能相互制约形成平衡，在护理的时候尽量不要打乱这种平衡，清洁时用温开水即可。清洗前要洗干净自己的手，然后用柔软的毛巾由上而下、从前向后擦洗，先洗阴部后洗肛门，以免肛门脏污污染阴道。另外要注意只能清洗外阴，不要清洗阴道里面。

男宝宝的护理

男孩的私处也需要天天洗。清洗前检查一下尿道口有无红肿、发炎。没有异常时用温开水轻轻擦洗阴茎根部和尿道口即可，擦洗前同样要洗干净自己的双手。如果发现有红肿要及时就医。

宝宝的身体护理

♥ 口腔护理

新生儿的口腔皮肤很柔嫩，黏膜较薄，父母在做清洁时不能用太大力，以免造成伤害。在喂完奶后，给宝宝喝些温开水，可以将宝宝口腔内残留的乳汁冲刷掉一些，起到有效滋润和清洁口腔的效果。

添加辅食之后，妈妈可以在晚上临睡前用一次性的消毒棉签沾点温开水，轻轻地将宝宝的口腔清理一下，清理的时候要由口腔深处向外擦拭，只擦拭牙龈和舌前部即可，不要接触到宝宝口腔深处，以免引起宝宝呕吐及反感。每一个部位按顺序擦一次，换一个部位要换一根消毒棉签，不要来回反复擦拭，以免弄疼宝宝。

人工喂养的宝宝，如果总是吃吃停停，妈妈千万不要用奶嘴去顶宝宝的嘴，这样很容易损伤宝宝的口腔黏膜；冲调奶粉前应先在手臂或手背上试一下温度，避免奶温较高，烫伤宝宝的口腔黏膜。另外，乳牙萌出前有啃噬抓咬现象的宝宝，父母可以为其准备些磨牙棒、胡萝卜等有硬度的食物，但要有大人在旁监护。

♥ 鼻腔护理

一定不要随便捏宝宝的鼻子，宝宝的鼻腔黏膜娇嫩、血管丰富，常捏他的鼻子，会损伤其黏膜和血管，降低鼻腔的防御功能，从而使宝宝的鼻腔容易被细菌、病毒侵犯，引起鼻腔疾病。另外，宝宝的耳咽管粗、短、直，位置也比成人低，乱捏他的鼻子还会使其鼻腔中的分泌物通过耳咽管进入中耳，引起中耳炎。

在清理宝宝鼻腔的时候，最简单、安全的方法是用鼻腔润洁剂祛除鼻内分泌物（鼻涕或鼻屎）。具体做法是：将宝宝放在大腿上或平坦的地方，脸和妈妈相对，妈妈必须看得见他的鼻孔；然后打开喷嘴盖，将喷嘴小心塞入他的鼻腔，轻轻按一下，稍后用干净的纸巾对折 2~3 次后，伸进鼻腔，将液化的鼻腔分泌物擦净。另外，还可以使用温热的毛巾在宝宝的鼻子上热敷，鼻黏膜遇热收缩后，鼻腔会比较通畅，同时黏稠的鼻涕和软化的鼻屎也容易流出来，方便妈妈擦拭。

♥ 脐带护理

新生儿的脐带断面和脐窝容易被感染，严重时可能会引起败血症，所以是需要重点关注和护理的部位，父母平时要注意观察，及时发现是否有红肿、化脓现象。若没有，则只需要及时清洁即可。

清洁时用消毒棉沾 75% 的医用酒精轻轻擦拭断面和脐窝周围以及脐带即可，清洁脐带不会引起疼痛，所以父母不要蜻蜓点水，要彻底、仔细地清洁，最好把断面翻开，让里面也得到清洁。等到脐带脱落后，脐窝处经常

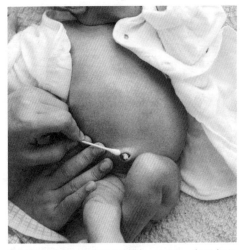

清洁脐带不会引起宝宝疼痛，所以一定要仔细清理。

会有少量液体渗出，这时用医用酒精擦拭脐窝，然后盖上消毒纱布保护即可，过几天就会痊愈。如果脐窝有发红现象，可以先用 2% 的碘酊消毒，然后用 75% 的医用酒精擦拭。

另外，孩子的衣服要经常换洗，尿布不要盖住脐带，以免脐带受污染。

♥ 臀部护理

新生宝宝臀部的护理最重要的一点是预防尿布疹。妈妈要经常给孩子换尿布,并且确保给宝宝使用尺寸适合的尿布和纸尿裤。同时还应该做到：平时用新生儿专用湿纸巾给宝宝擦擦小屁屁，并涂上婴儿爽身粉；在换上新的尿布之前，先停几分钟，等小屁屁干爽后再换，也可以用吹风机调到常温挡，吹吹小屁股，给屁屁抹上护臀膏（最好选择不含羊毛脂成分的，否则容易引起过敏），最后再给他换上干净的尿布。

另外，用过的尿布最好用滚水浸泡 30 分钟后再清洗，然后放在阳光下晒干。如果宝宝得了尿布疹，最好不要再用湿纸巾擦拭，可以换用浸了温水的柔棉布。如果尿布疹持续好几天没有好转的迹象，就需要带宝宝去看医生。

新手爸妈指南

♥ 给宝宝换尿布也要学

很多新手爸妈不会给宝宝换尿布，要多多学习。换尿布时，应抬起宝宝的双脚，将尿片向上折起，遮住污处，用加厚加湿的卫生纸巾擦去粪便，然后拿走脏的尿布；把干净的尿布折成15~20厘米宽的长条状，一端放在到宝宝的臀部下面低于腰的地方，另一端折过来覆盖在小腹上低于脐带的位置。另外，换尿布前，可以将尿布搓揉一下，使之更柔软。如果是冬天，最好能在换尿布前将尿布烤暖一点，以免宝宝腹部受凉。

♥ 给宝宝穿衣不是件容易事

给宝宝穿衣服不是件容易事，因为孩子全身每个部位都很软，又不会配合穿衣动作，还经常在穿衣时哭闹，往往会弄得父母手忙脚乱，所以给新生儿穿衣一定要讲究技巧。

穿上衣

先将衣服平放在床上，让宝宝平躺在衣服上（不要将身体与衣服对齐，身体稍稍偏下）；将宝宝的一只胳膊轻轻地抬起来，先向上再向外侧伸入袖子中；将身子下面衣服拉展、拉平；抬起另一只胳膊，使肘关节稍稍弯曲，将小手伸向袖子中，并将小手拉出来；最后将衣服带子（扣子）系好即可。如果带子（扣子）在后面就比较好办了，只要妈妈抱着宝宝从前面将小胳膊伸进去，再系上带子（扣子）即可。最好不要给宝宝穿套头的衣服。

穿裤子

妈妈的手从裤管中伸出，拉住宝宝的小脚并轻轻地将小脚丫拉出来，爸爸将裤子慢慢向上提到合适高度，最后整理一下即可。

提醒：像连身裤、背带裤、夏天的小裙子等各类宝宝的衣物均可参照上面的方法进行。

♥ 宝宝新衣盐水洗

父母可能会发现，在给宝宝新买的衣服上总会有一股异味，这是因为棉布有易皱缺点，商家为了防止衣服发皱会在衣服上涂一层化学物质——甲醛，甲醛分子在高压、高温环境下，能与棉纤维分子的交链结合，产生防皱效果。但如果处理过程不够严谨或处理后清洗不净，就会造成甲醛单体由布料中释放出来，甚至衣服本身就有甲醛。甲醛可引起宝宝流泪、咳嗽、发疹等。

食盐具有消毒、杀菌的作用，还能防止棉布褪色。因此，宝宝的新衣服在穿之前，要先用盐水浸泡10~20分钟，然后再用温热的清水洗一遍，这样就能很好地保护宝宝的皮肤了。

♥ 新手爸爸做什么

不要以为喂养宝宝只是妈妈的事，研究发现，爸爸参加喂养过程（如怎么让宝宝更舒适、判断孩子是否吃饱、给宝宝洗澡等）很重要。爸爸可以读一些关于母乳喂养的书；和妻子一起参加有关母乳喂养的辅导班；用自己的方式和宝宝玩；让宝宝坐在婴儿车里，由爸爸带着到处转转；用会发出响声的玩具逗宝宝笑或者和宝宝说话等。

小贴士：宝宝衣服的选择有讲究

宝宝的衣服应选择纯棉或纯天然纤维织品，因为此类材质的衣服摸起来手感柔软，能让宝宝感觉更舒服，还能保护他的皮肤；而天然纤维织品还能帮宝宝更好地调节体温。

♥ 父母要读懂宝宝的14种哭声

哭闹原因	外在表现	应对措施
生理运动	哭声响亮，抑扬顿挫，没有眼泪，富有节奏感，哭的时间较短	此时宝宝一逗就会笑，可以握握他的小手或用玩具吸引他
需要安抚	开始时哭声洪亮，若没人搭理，过会儿会减弱	抱抱他，亲亲他
饥饿	边啼哭边将头转向妈妈的胸部或喝奶的奶瓶，把手指放在宝宝嘴角，他会立刻做吮吸状	喂奶
口渴	哭声很烦躁，嘴唇干燥，还时不时地舔嘴唇	先用棉签湿润嘴唇，再喂水
过饱	刚吃完奶时啼哭，哭声尖锐，同时乱蹬小脚	一会就不哭了；下次喂奶酌情减量
困倦	哭声较低，断断续续，双目时睁时闭	给宝宝创造舒适的睡觉环境
太热	哭得满脸通红、满头大汗，身上也湿湿的	若衣服湿了应换干爽衣服，并用温热毛巾擦其脸、手，同时换一个薄点的被子
太冷	哭声相对微弱，脸色白，手脚冰凉，蜷缩身体	抱宝宝在怀里，等他不哭了换一个厚被子
鼻塞	突然大哭，嘴相对张开较大，并有微弱嘤咛	用温水入宝宝鼻腔，软化鼻痂，然后用棉棒轻轻卷出鼻腔中的阻塞物
解大小便	哭声较轻，两腿不停蹬被	清洗屁屁，换尿布
腹胀气	喂奶后不停哭闹	将宝宝抱起直伏在肩膀上，轻拍其后背，让宝宝打嗝，或热敷宝宝腹部并按摩
身体疼痛	本来好好的，却突发尖锐哭声	找找看宝宝身边有没有东西（针、硬食物渣滓等）扎到他了
环境太吵	烦躁不安，哭闹不停	可播放轻柔舒缓的音乐，不要在房间使用声音响亮的家电，电视音量也要调小
生病	无论如何都安抚不了孩子的啼哭，哭声尖锐	及时就医

♥ 新妈妈常犯的10个错误

常犯喂养错误	原因及正确做法	常犯生活错误	原因及正确做法
奶粉冲泡过浓	按包装说明冲配，过浓易使宝宝消化不良	固定宝宝睡眠睡姿	长期仰卧会使孩子头形扁平，要经常为宝宝翻身，这次左侧卧，下次可以平躺，再下次右侧卧
奶粉里加米汤	分开喂，否则米汤中的脂肪氧化酶可破坏牛奶中的维生素A	唤醒熟睡中的宝宝把尿	晚上用纸尿裤，不要打扰宝宝的睡眠，否则会使其睡不安稳，哭闹
过早添加辅食	辅食添加过早宝宝消化不了，至少4~5个月后才可添加	让宝宝穿厚衣服睡觉	宝宝代谢旺盛，穿太厚睡觉易出汗、缺水，穿衣要根据室温决定
过早喂鸡蛋羹	4个月时只喂蛋黄，宝宝过早食用蛋清和薄膜，容易引起过敏性疾病，如湿疹、荨麻疹等	让宝宝睡在大人中间	让宝宝睡自己的小床，可以离大人近一些，以免大人睡眠时呼出的二氧化碳影响宝宝，使其吸不到新鲜空气
用奶瓶喂固体食物	用小勺喂固体食物，否则会使宝宝失去了练习咀嚼的机会	常捏、拧捏宝宝脸蛋	不要捏宝宝娇嫩的脸蛋，以免他的腮腺和腮腺管受到挤伤而流口水

♥ 新生宝宝最常见小问题

新宝宝常见问题	外在表现和原因	应对措施
打嗝	1.宝宝突然打嗝，嗝声高亢有力且连续不断，一般是受凉所致 2.宝宝打嗝时间较长或发作频繁 3.宝宝打嗝时可闻到不消化的酸腐异味，则是由于乳食消化不良引起的	1.可以给宝宝喝点热水，并加强保暖措施 2.可在开水中泡少量橘皮，橘皮有疏畅气机作用，等到水温适宜时给他饮用 3.可轻柔按摩其腹部或在温水中加入少量山楂粉搅匀
腹胀	1.宝宝不停哭闹，到了时间不肯吃奶 2.腹胀时胀时消，食乳后明显，无呕吐，放屁后减轻，乳食正常，无日渐消瘦，可能是由于孩子吮乳时吸入了较多空气引起气压腹胀 3.便秘引起的腹胀 4.经常性呕吐或大便量很少（3~5天才解1次），且日渐消瘦。要警惕先天性巨结肠的可能	1.妈妈要让宝宝躺下，用手轻按小肚子，如果感到软软的，说明没有腹胀 2.不要给孩子吮空乳头。每次喂奶后要抱起宝宝，轻轻拍打其背部，让他打个嗝。另外要少食红薯等产气较多的食物 3.用手轻按婴儿腹部，用少许驱风油涂擦婴儿肚脐周围，或给宝宝喝温热的山楂水，将堆积在肠内的大便排出即可消除腹胀 4.需尽快到医院进一步检查
腹泻	1.着凉引起的腹泻 2.上火引起的腹泻 3.感冒引起的腹泻 4.某些疾病也会导致宝宝腹泻，如肠胃炎、寄生虫病、乳类过敏（过了新生儿期）、奶液或奶具不净导致感染等	1.不要给宝宝喝较冷的奶，也不要让他的腹部曝露在空气中，被褥、包被随天气变化要及时增加厚度；冬天换尿布之前要先烤热一下 2.平时除喂奶外，还要增加温开水的摄入，预防上火 3.只要感冒痊愈，腹泻也会随之消失 4.做好疾病预防，发现情况要及时就医
睡眠问题	1.白天睡多了，导致夜晚哭闹不睡 2.环境太冷或太热导致宝宝睡眠不安稳 3.因没有及时更换尿布，或衣服过紧使宝宝感到不舒服导致宝宝哭闹不睡 4.吃奶过多，造成腹部胀气不舒服，或吃得不够，感到饥饿引起哭闹不睡	1.可适当减少宝宝白天的睡眠时间，晚上自然就能睡得多一些 2.宝宝鼻尖有汗珠且身上潮湿，可以给宝宝换一床薄被；如果宝宝小脚发凉，可加盖棉被 3.及时更换尿布或将衣服松一点 4.轻轻拍打其背部，让他打个嗝，或及时哺乳
溢奶	溢奶是新生儿常见的现象，有时顺着嘴角往外流奶，或一打嗝就吐奶，与消化系统尚未发育成熟有关，父母不必过于担心	1.注意喂奶的速度，母乳喂养过快时可以用手呈剪刀状夹住乳头，让奶水下得慢一些 2.人工喂养时要注意奶嘴孔的大小 3.每次喂完奶后，应竖抱起宝宝，并轻拍其后背，让其打嗝，把咽下的空气排出来 4.宝宝睡觉要尽量采取右侧卧位，以防溢奶后吸入气管导致吸入性肺炎的发生
臀红	臀红是因臀部没有经常保持清洁、干燥引起的，由于宝宝臀部兜尿布的部位接触湿尿布的时间较长，大便、尿液均对婴儿柔嫩的皮肤有较强的刺激，一不注意就容易发生臀红，严重的还可能出现尿布疹	1.可以用消毒鱼肝油涂抹红臀，或用食用香油代替 2.要注意尿布的清洁卫生，换下来的尿布一定要清洗干净并放在阳光下晒干，以达到消毒灭菌的目的 3.要改用全棉尿布，保持宝宝小屁屁透气 4.家中要常备护臀软膏，每次宝宝大小便后，及时清洗宝宝的小屁屁，并用无菌小方巾擦干（不要用肥皂），然后用护臀软膏涂抹，可防患于未然